社区心理健康服务丛书
黄希庭 顾问 | 陈红 总主编

残障人士社区心理健康服务

主　编　李祚山　任志林
副主编　卜南音　陈　薪　江佳芮
　　　　罗　姝　朱小丹

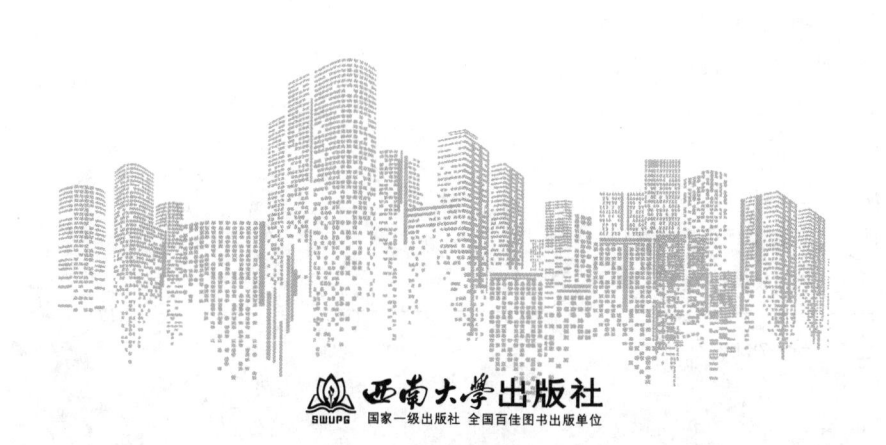

西南大学出版社

图书在版编目(CIP)数据

残障人士社区心理健康服务 / 李祚山, 任志林主编. -- 重庆 : 西南大学出版社, 2025.7. -- (社区心理健康服务丛书). -- ISBN 978-7-5697-3253-5

Ⅰ. R395.6

中国国家版本馆CIP数据核字第2025FE2193号

残障人士社区心理健康服务
CANZHANG RENSHI SHEQU XINLI JIANKANG FUWU

主　编　李祚山　任志林
副主编　卜南音　陈　薪　江佳芮　罗　姝　朱小丹

策划组稿：	雷　兮　任志林
责任编辑：	陈　红
责任校对：	杜珍辉
装帧设计：	殳十堂_未氓
排　　版：	陈智慧
出版发行：	西南大学出版社（原西南师范大学出版社）
	地址：重庆市北碚区天生路2号
	邮编：400715　市场营销部电话：023-68868624
经　　销：	全国新华书店
印　　刷：	重庆正文印务有限公司
成品尺寸：	170 mm×240 mm
印　　张：	20.75
字　　数：	348千字
版　　次：	2025年7月第1版
印　　次：	2025年7月第1次印刷
书　　号：	ISBN 978-7-5697-3253-5

定　　价：78.00元

总 序

社区是社会的基本单元,"社区是基层基础,只有基础坚固,国家大厦才能稳固"。党的十八大以来,随着社会经济的发展和人民生活水平的提高,民众的心理健康问题越来越受到社会各界的广泛重视。党中央、国务院相继出台了一系列相关文件、政策和通知,如2016年由中共中央、国务院印发的《"健康中国2030"规划纲要》,由国家卫生计生委、中宣部等22部门联合印发的《关于加强心理健康服务的指导意见》,均强调了加强心理健康服务的重要意义。

习近平总书记在党的十九大报告中明确提出"加强社会心理服务体系建设,培育自尊自信、理性平和、积极向上的社会心态"的要求。为了认真落实党中央、国务院关于社会心理服务体系建设的决策部署,打造共建共治共享的社会治理格局,推动社会治理重心向基层下移,实现政府治理和社会调节、居民自治良性互动,国家卫生健康委、中央政法委等10部门联合印发了《全国社会心理服务体系建设试点工作方案》,该方案是为了通过试点工作探索社会心理服务模式和工作机制而制定的,强调建立健全社会心理服务网络,加强重点人群心理健康服务,探索社会心理服务疏导和危机干预规范管理措施,为全国社会心理服务体系建设积累经验。工作方案的目标是,到2021年底,试点地区逐步建立健全社会心理服务体系,将心理健康服务融入社会治理体系、精神文明建设,融入平安中国、健康中国建设。建立健全党政领导、部门协同、社会参与的工作机制,搭建社会心理服务平台,将心理健康服务纳入健康城市评价指标体系,作为健康细胞工程(健康社区、健康学校、健康企业、健康家庭)和基层平安建设的重要内容。

可见,社会心理服务体系建设已成为国家重大需求和战略选择,也是满足人民日益增长的美好生活需要的必然要求。但是,我国的社会心理服务体系建设尚存在不少问题和难题,主要表现为:(1)心理服务体系构建不健全,如基层心理服务平台、教育系统心理服务网络、机关和企事业单位心理服务网络等方面;(2)心理服务人才队伍建设亟待加强,如心理健康领域社会工作专业队伍、心理咨询人员队伍、心理健康服务志愿者队伍等方面;(3)心理健康服务不够优化,如心理健康科普宣传网络、社会心理服务机构发展规范性、医疗机构心理健康服务能力和心理援助服务平台等方面。

为了响应党中央、国务院对社会心理服务体系的战略要求和决策部署,并为解决上述问题尽一份心力,西南大学心理学部、中国社区心理学服务与研究中心组织国内相关领域专家,撰写了这一套符合我国国情的"社区心理健康服务丛书",旨在更好地为相关工作人员提供通俗易懂、简易可得的开展社会心理服务的基本理论和实践指导。概括来看,本套丛书具有如下特点:

第一,鲜明的中国特色。"社区心理健康服务丛书"是我国第一套成体系、有特色的社会心理服务指南丛书,根植于中华优秀传统文化,涵盖残障人士、空巢老人、公职人员、失能老人、留守儿童、婴幼儿、社区老人、军人,以及党政干部等人群。众所周知,中国社区与西方社区截然不同,中国文化与西方文化差异巨大。优秀传统文化是中华民族的精神命脉,是最深厚的文化软实力,是涵养社会主义核心价值观的重要源泉。社会心理服务是实施中华优秀传统文化教育的重要抓手,本丛书充分挖掘中华传统文化中的社区和社会心理服务素材,培育社会居民深厚的民族情感、社区氛围素养和人文素养,充分发挥社会心理服务的综合育人效应。本丛书以心理学理论指导社会心理服务体系建设,切实提升广大居民的幸福感、获得感和生活质量。

第二,注重实用性。本丛书通俗易懂,具有突出的实用性和科普性特点。坚持预防为主、突出重点、问题导向、注重实效的原则,强调重点人群心理健康服务,注重探索社会心理服务疏导和危机干预规范管理措施。书中设置常见的社会生活情境,从社会居民的生活实例出发,引导他们自己动手和实践探索,从身边的小事做起,主动养成健全人格塑造和健全行为培育的生活习惯,从而达到培育自尊自信、理性平和、积极向上的社会心态的最终要求,为我国社会治理能力的提升和现代化提供切实可用的心理学知识和技巧。社会心理服务体系的核心内容包括建立健全社会心理服务网络、加强心理服务人才队伍建设、保障措施等。本丛书的出版,能够为实现上述目标提供理论素材和理论保障,能够为社会心理服务人才队伍建设和培训提供通俗易懂、切实可用的各类资料素材,也有助于宣传党的社会心理服务体系建设的方针政策和提高社会居民的心理健康科学知识水平。

第三,彰显国家治理能力现代化。社会心理服务体系建设不仅是新时代国家治理体系的重要内容,也是新时代社会治理能力创新的重要手段。国家治理体系和治理能力现代化的三个维度:一是国家权力掌握资源及对其进行合理配置和有效使用的能力;二是国家治理的组织架构解决政治经济社会面临的突出问题的能力;三是社会组织和个体的自治能力。一个现代化的国家治理体系必须具有具备自治能力的社会和个体,体现为社会具有良好的自我组织和自我管理能力,社会公众个体具有较强的自主性和自律性,是具有较高公共理性和法治精神的好公民。本丛书有助于推进国家治理体系和治理能力现代化,是努力建设更高水平的平安中国,促进公民身心健康,维护社会和谐稳定的理论保障和党中央政策落地的心理学途径。

希望本丛书能为我国社会心理服务体系建设、相关政策的制定和社会实践提供心理学思路和科学依据,助力解决宏观社会心理问题,建设强大的国民心理,运用心理学规律和手段实现社会的"柔性治理",使每位社会公民成为自尊自信、理性平和、积极向上的幸福进取者。

是为序。

陈红

2022年4月25日

前 言

　　截至目前,我国有8500多万残障人士,党中央、国务院高度重视残疾人事业的发展,对残障人士格外关心、格外关注。残障人士由于其生理方面的缺陷,更容易发生心理健康问题,甚至罹患心理疾病。党的二十大报告明确指出要"把保障人民健康放在优先发展的战略位置,完善人民健康促进政策"。《"健康中国2030"规划纲要》明确指出,要加大对重点人群心理问题早期发现和及时干预力度。2016年12月,国家22部门联合印发《关于加强心理健康服务的指导意见》,明确要求关注残疾人心理健康,要求积极配备和使用社会工作者,回应重点人群心理健康服务需求。为进一步提升残障人士心理健康水平,增强他们的幸福感和获得感,普及残障人士的心理健康知识,掌握心理健康的调适方法,塑造积极心态,增强他们的心理韧性,对于残障人士融入社会、实现人生价值至关重要,也关系到社会的公平、和谐与包容发展。

　　本书以满足残障人士及其家庭成员、社会工作者以及关心残障人士心理健康的工作人员的心理健康知识需求为出发点,由五个部分,共十三章内容构成。第一部分主要介绍残障人士的心理健康及其特点;第二部分介绍残障人士自身的认知健康、情绪与压力管理、意志与心理弹性、人格等;第三部分介绍残障人士的人际交往、恋爱与婚姻及性问题;第四部分介绍残障人士的职场、家庭和社区心理服务;第五部分介绍残障人士污名化及其消解以及幸福养成计划。在写作过程中,致力于以深入浅出、通俗易懂的表达形式,将专业且复杂的心理学知识转化为贴近残障人士及其家属、助残工作者等群体实际生活的内容。各章节紧密围绕残障人士心理健康的核心主题,运用案例分析、心理解读、知识讲解、心灵小结及心理自测依次叙述。从案例导入出发,以真实可感的情境引发读者共鸣与思考,接着进行深入的心理解读,剖析现象背后的心理机制,传递专业的心理学原理与方法。通过层层递进、环环相扣的方式，系统且全面地展开理论剖析与实践策略指导，助力读者全方位、深层次地洞察残障人士的心理世界，获取切实有效的应对策略与引导方法。

本书由重庆师范大学李祚山教授和西南大学出版社的任志林编辑负责整体内容体系的构建和样章审定，邀请重庆医药高等专科学校卜南音，江津中学陈薪，重庆师范大学罗姝，四川美术学院朱小丹，重庆长安汽车股份有限公司江佳芮参与了部分内容的创作。其他参与撰写的人员有付世友、龚月、万里奥、肖玉娟、陈娜、吴斯尧、王雪燕、杜蒋理、蒋雯怡、王歆懿、唐创、张濒旸和刘欣。书稿完成后，由卜南音、陈薪统稿一至七章，罗姝、朱小丹统稿八至十三章，李祚山和任志林最终审定。

在编写过程中，我们广泛参考了国内外优秀的文献资料与研究成果，虽竭力注明出处，但因资料繁多，或有遗漏，在此向所有参考文献资料作者致以诚挚谢意。尽管我们全力以赴，但受限于现有能力与知识，书中难免存在不足之处，衷心期望广大读者批评指正，督促我们在今后的修订过程中加以完善和改正。最后，本书的出版也受到了重庆师范大学市级一流本科专业建设点（应用心理学）、重庆市高校哲学社会科学创新团队"特殊儿童心理健康研究协同创新团队"、重庆师范大学应用心理学重点实验室的资助，在此一并表示感谢。同时，感谢西南大学出版社在出版过程中给予的全力支持与专业协助。

李祚山

2025年2月于重庆师范大学集贤楼

目 录

第一章 残障人士的心理健康 ... 1
    一、残疾人的概念及残疾的分类分级标准 ... 1
    二、残障人士心理健康及其标准 ... 8
    三、残障人士心理健康现状 ... 10
    四、残障人士心理健康的影响因素 ... 13
    五、学会积极应对 ... 16

第二章 残障人士的认知健康 ... 21
    一、案例分析 ... 22
    二、心理解读 ... 26
    三、提高认知能力 ... 32
    四、树立健康认知 ... 38
    五、纠正不良认知 ... 42

第三章 残障人士的情绪与压力管理 ... 48
    一、案例分析 ... 48
    二、心理解读 ... 49
    三、掌控情绪,避免"情绪陷阱" ... 56
    四、压力及其应对 ... 63

第四章 残障人士的意志与心理弹性 ... 72
    一、案例分析 ... 72

二、心理解读 ··· 75
　　三、心理弹性及其影响因素 ··· 82
　　四、培养积极的心态 ·· 88
　　五、练就坚韧的意志 ·· 91
　　六、增强心理弹性 ·· 94

第五章　残障人士的人格及健全人格的培养 ································· 99
　　一、案例分析 ··· 99
　　二、心理解读 ·· 101
　　三、性格 ·· 102
　　四、气质 ·· 105
　　五、残障人士常见的人格心理问题及调适 ····························· 108
　　六、培养健全的人格 ··· 120

第六章　残障人士的人际交往 ··· 126
　　一、案例分析 ·· 126
　　二、心理解读 ·· 129
　　三、残障人士人际交往的影响因素 ······································ 134
　　四、如何给残障人士人际交往"锦上添花" ···························· 136
　　五、残障人士人际交往能力提升 ·· 143
　　六、构建残障人士的人际交往圈 ·· 146

第七章　残障人士的恋爱与婚姻问题 ·· 152
　　一、案例分析 ·· 152
　　二、心理解读 ·· 154
　　三、培养残障人士正确的恋爱观 ·· 164
　　四、残障人士的婚姻和恋爱宝典 ·· 166
　　五、婚恋关系的角色调适 ··· 172

第八章　残障人士的性问题 …… 176
一、案例分析 …… 176
二、心理解读 …… 179
三、残障人士面临的"性困境" …… 183
四、残障人士的性探索 …… 188
五、残障儿童的性教育和性咨询 …… 191
六、残障人士的性康复 …… 195
七、家庭与社区的支持 …… 198

第九章　残障人士的职场心理 …… 201
一、案例分析 …… 201
二、心理解读 …… 203
三、清晰认知自我 …… 204
四、职场中面临的心理问题 …… 205
五、把握时代机遇 …… 210
六、掌握职业必备技能 …… 215

第十章　残障人士的家庭与心理健康维护 …… 220
一、案例分析 …… 220
二、心理解读 …… 224
三、营造良好的家庭氛围 …… 233
四、家庭成员如何助力残障人士自我成长 …… 235
五、残障家庭亲子沟通水平提升策略 …… 238
六、家庭如何帮助残障人士形成健康心理 …… 239

第十一章　残障人士的社区心理服务 …… 246
一、案例分析 …… 246
二、心理解读 …… 248

三、社区心理服务工作开展的途径 ………………………… 251
　　四、打造"有爱"的社区生态 ………………………………… 253
　　五、加快社区康复服务及居家托养服务的建设 …………… 256
　　六、提供文化生活保障 ……………………………………… 258
　　七、完善社区心理服务体系 ………………………………… 262

第十二章　残障人士的污名化及其消解 ……………………… 266
　　一、案例分析 ………………………………………………… 267
　　二、心理解读 ………………………………………………… 271
　　三、残障人士去污名化的策略 ……………………………… 279
　　四、家人朋友去污名化的策略 ……………………………… 283
　　五、社区及社会去污名化的策略 …………………………… 286

第十三章　残障人士的幸福养成计划 ………………………… 293
　　一、案例分析 ………………………………………………… 294
　　二、心理解读 ………………………………………………… 296
　　三、觉察到打开幸福之门的敲门砖 ………………………… 303
　　四、健康的生活习惯造就幸福的基础 ……………………… 308

参考文献 ………………………………………………………… 316
　　中文文献 ……………………………………………………… 316
　　英文文献 ……………………………………………………… 318

第一章　残障人士的心理健康

内容简介

党的二十大报告提出,要完善残疾人社会保障制度和关爱服务体系,促进残疾人事业全面发展。关注残障人士,不仅是社会文明进步的重要标志,而且也是中国特色社会主义事业的重要组成部分。残障人士是一个特殊的社会弱势群体,根据第七次全国人口普查及中国残疾人联合会发布的数据显示,我国各类残障人士总数已超过8500万,约占据了总人口的5.89%,关联到2亿多家庭人口。

由于生理或心理方面的缺陷、社会刻板印象的存在,残障人士的心理健康水平较低。因此,在重视对残障人士进行物质帮助的同时,还要多关怀他们的内心世界,特别是心理健康问题。本章主要介绍关于残疾人的基本概念,残障人士心理健康的含义、标准、现状、影响因素和应对方式,力求帮助残障人士树立正确的心理健康观念,构建有利于身心健康的认知和行为方式,以更好地满足和实现残障人士对美好生活的需要。

一、残疾人的概念及残疾的分类分级标准

(一)残疾人的概念

依据《中华人民共和国残疾人保障法》中的定义,残疾人是指在心理、生理、人体结构上,某种组织、功能丧失或者不正常,全部或者部分丧失以正常方式从

事某种活动能力的人。

(二)残疾的分类分级标准

残疾的类型分为多种,包括视力残疾、听力残疾、言语残疾、肢体残疾、智力残疾、精神残疾和多重残疾。各类残疾按残疾程度分为四级:残疾一级、残疾二级、残疾三级和残疾四级。根据第六次全国人口普查的我国总人口数,以及第二次全国残疾人抽样调查中我国残疾人占全国总人口的比例和各类残疾人占残疾人总人数的比例,推算出2010年末我国残疾人总人数为8502万人。各类残疾人的人数分别为:视力残疾1263万人;听力残疾2054万人;言语残疾130万人;肢体残疾2472万人;智力残疾568万人;精神残疾629万人;多重残疾1386万人。各残疾等级人数分别为:重度残疾2518万人;中度和轻度残疾5984万人。

1.视力残疾

视力残疾指由于各种原因导致双眼视力障碍或视野缩小,而难能做到一般人所能从事的工作、学习或其他活动。视力残障包括盲和低视力两类。世界卫生组织规定双眼中视力较好的那只眼最佳矫正视力低于0.05即为盲。低视力是指患者即使经过治疗或标准的屈光矫正后仍有视功能损害,其视力小于0.3到光感,或视野半径小于10度,但仍能应用或有潜力应用视力去做或准备做各项工作。

视力残疾均指双眼而言,若双眼视力不同,则以视力较好的一眼为准。如仅有单眼为视力残疾,而另一眼的视力达到或优于0.3,则不属于视力残疾范畴。视野以注视点为中心,视野半径小于10度者,不论其视力如何均属于盲。按视力和视野状态分级,其中盲为视力残疾一级和二级,低视力为视力残疾三级和四级。视力残疾分级见表1-1。

表1-1 视力残疾分级

级别	视力、视野
一级	无光感~<0.02或视野半径<5度
二级	0.02~<0.05或视野半径<10度
三级	0.05~<0.1
四级	0.1~<0.3

2. 听力残疾

听力残疾指各种原因导致双耳不同程度的永久性听力障碍,听不到或听不清周围环境声及言语声,以致影响其日常生活和社会参与。

按平均听力损失,及听觉系统的结构、功能,活动和参与,环境和支持等因素可将听力残疾分为四级(不佩戴助听放大装置):

(1)听力残疾一级

听觉系统的结构和功能极重度损伤,较好耳平均听力损失大于90 dB HL,不能依靠听觉进行言语交流,在理解、交流等活动上极重度受限,在参与社会生活方面存在极严重障碍。

(2)听力残疾二级

听觉系统的结构和功能重度损伤,较好耳平均听力损失在81~90 dB HL之间,在理解和交流等活动上重度受限,在参与社会生活方面存在严重障碍。

(3)听力残疾三级

听觉系统的结构和功能中重度损伤,较好耳平均听力损失在61~80 dB HL之间,在理解和交流等活动上中度受限,在参与社会生活方面存在中度障碍。

(4)听力残疾四级

听觉系统的结构和功能中度损伤,较好耳平均听力损失在41~60 dB HL之间,在理解和交流等活动上轻度受限,在参与社会生活方面存在轻度障碍。

3. 言语残疾

言语残疾是指各种原因导致的不同程度的言语障碍,经治疗一年以上不愈或病程超过两年,而不能或难以进行正常的言语交流活动,以致影响其日常生活和社会参与(3岁以下不定残)。言语残疾包括以下7种:

(1)失语。是指由于大脑言语区域以及相关部位损伤所导致的获得性言语功能丧失或受损。

(2)运动性构音障碍。是指由于神经肌肉病变导致构音器官的运动障碍。主要表现为不会说话、说话费力、发声和发音不清等。

(3)器质性构音障碍。是指构音器官形态结构异常所致的构音障碍,其特征为腭裂及舌或颌面部术后造成的构音障碍。主要表现为不能说话、鼻音过重、发音不清等。

(4)发声障碍(嗓音障碍)。是指由于呼吸及喉器质性病变导致的失声、发声困难、声音嘶哑等。

(5)儿童言语发育迟滞。是指儿童在生长发育过程中其言语发育落后于实际年龄的状态。主要表现为不会说话、说话晚、发音不清等。

(6)听力障碍所致的言语障碍。是指由于听觉障碍所致的言语障碍。主要表现为不会说话或者发音不清。

(7)口吃。是指言语的流畅性障碍。常表现为在说话的过程中拖长音、重复、语塞并伴有面部及其他行为变化等。

按各种言语残疾不同类型的口语表现和程度,脑和发音器官的结构、功能,活动和参与,环境和支持等因素分级:

(1)言语残疾一级

脑和/或发音器官的结构、功能极重度损伤,无任何言语功能或语音清晰度小于等于10%,言语表达能力等级测试未达到一级测试水平。

(2)言语残疾二级

脑和/或发音器官的结构、功能重度损伤,具有一定的发声及言语能力。语音清晰度在11%～25%之间,言语表达能力等级测试未达到二级测试水平。

(3)言语残疾三级

脑和/或发音器官的结构、功能中度损伤,可以进行部分言语交流。语音清晰度在26%～45%之间,言语表达能力等级测试未达到三级测试水平。

(4)言语残疾四级

脑和/或发音器官的结构、功能轻度损伤,能进行简单会话,但用较长句表达困难。语音清晰度在46%～65%之间,言语表达能力等级测试未达到四级测试水平。

4.肢体残疾

肢体残疾指人体运动系统的结构、功能损伤造成的四肢残缺或四肢、躯干麻痹(瘫痪)、畸形等导致人体运动功能不同程度丧失以及活动受限或参与的局限。肢体残疾包括:

(1)上肢或下肢因伤、病或发育异常所致的缺失、畸形或功能障碍;

(2)脊柱因伤、病或发育异常所致的畸形或功能障碍;

(3)中枢、周围神经因伤、病或发育异常造成躯干或四肢的功能障碍。

按人体运动功能丧失、活动受限、参与局限的程度分级(不佩戴假肢、矫形器及其他辅助器具)。肢体部位说明如下:

(1)肢体残疾一级

不能独立实施日常生活活动,并具备下列状况之一:

①四肢瘫:四肢运动功能重度丧失;

②截瘫:双下肢运动功能完全丧失;

③偏瘫:一侧肢体运动功能完全丧失;

④单全上肢和双小腿缺失;

⑤单全下肢和双前臂缺失;

⑥双上臂和单大腿(或单小腿)缺失;

⑦双全上肢或双全下肢缺失;

⑧四肢在手指掌指关节(含)和足跗跖关节(含)以上不同部位缺失;

⑨双上肢功能极重度障碍或三肢功能重度障碍。

(2)肢体残疾二级

基本上不能独立实施日常生活活动,并具备下列状况之一:

①偏瘫或截瘫,残肢保留少许功能(不能独立行走);

②双上臂或双前臂缺失;

③双大腿缺失;

④单全上肢和单大腿缺失;

⑤单全下肢和单上臂缺失;

⑥三肢在手指掌指关节(含)和足跗跖关节(含)以上不同部位缺失(一级中的情况除外);

⑦二肢功能重度障碍或三肢功能中度障碍。

(3)肢体残疾三级

能部分独立实施日常生活活动,并具备下列状况之一:

①双小腿缺失;

②单前臂及其以上缺失;

③单大腿及其以上缺失;

④双手拇指或双手拇指以外其他手指全缺失;

⑤二肢在手指掌指关节(含)和足跗跖关节(含)以上不同部位缺失(二级中的情况除外);

⑥一肢功能重度障碍或二肢功能中度障碍。

(4)肢体残疾四级

基本上能独立实施日常生活活动,并具备下列状况之一:

①单小腿缺失;

②双下肢不等长,差距大于等于50 mm;

③脊柱强(僵)直;

④脊柱畸形,后凸大于70度或侧凸大于45度;

⑤单手拇指以外其他四指全缺失;

⑥单足跗跖关节以上缺失;

⑦双足趾完全缺失或失去功能;

⑧侏儒症(身高小于等于1300 mm的成年人);

⑨一肢功能中度障碍或两肢功能轻度障碍;

⑩类似上述的其他肢体功能障碍。

5.智力残疾

智力残疾指智力显著低于一般人水平,并伴有适应行为的障碍。此类残疾是由于神经系统结构、功能障碍,使个体活动和参与受到限制,需要环境提供全面、广泛、有限和间歇的支持。智力残障包括在智力发育期间(18岁之前),由于各种有害因素导致的精神发育不全或智力迟滞;或者智力发育成熟以后,由于各种有害因素导致智力损害或智力明显衰退。

按0～6岁和7岁及以上两个年龄段发育商、智商和适应行为分级。0～6岁儿童发育商小于72的直接按发育商分级,发育商在72～75之间的按适应行为分级。7岁及以上按智商、适应行为分级;当两者的分值不在同一级时,按适应行为分级。WHO-DAS Ⅱ分值反映的是18岁及以上各级智力残疾的活动与参与情况。智力残疾分级见表1-2。

表1-2 智力残疾分级

级别	智力发育水平		社会适应能力	
	发育商(DQ) 0~6岁	智商(IQ) 7岁及以上	适应行为(AB)	WHO-DASⅡ分值 18岁及以上
一级	≤25	<20	极重度	≥116分
二级	26~39	20~34	重度	106~115分
三级	40~54	35~49	中度	96~105分
四级	55~75	50~69	轻度	52~95分

6.精神残疾

精神残疾指各类精神障碍持续一年以上未痊愈,病人的认知、情感和行为障碍,影响其日常生活和社会参与。18岁及以上的精神障碍患者依据WHO-DASⅡ分值和适应行为表现分级,18岁以下精神障碍患者依据适应行为的表现分级。

(1)精神残疾一级

WHO-DASⅡ值大于等于116分,适应行为极重度障碍;生活完全不能自理,忽视自己的生理、心理的基本要求。不与人交往,无法从事工作,不能学习新事物。需要环境提供全面、广泛的支持,生活长期、全部需要他人监护。

(2)精神残疾二级

WHO-DASⅡ值在106~115分之间,适应行为重度障碍;生活大部分不能自理,基本不与人交往,只与照顾者简单交往,能理解照顾者的简单指令,有一定学习能力。监护下能从事简单劳动。能表达自己的基本需求,偶尔被动参与社交活动。需要环境提供广泛的支持,大部分生活仍需要他人照料。

(3)精神残疾三级

WHO-DASⅡ值在96~105分之间,适应行为中度障碍;生活上不能完全自理,可以与人进行简单交流,能表达自己的情感。能独立从事简单劳动,能学习新事物,但学习能力明显比一般人差。被动参与社交活动,偶尔能主动参与社交活动。需要环境提供部分的支持,即所需要的支持服务是经常性的、短时间的,部分生活需要由他人照料。

(4)精神残疾四级

WHO-DAS Ⅱ值在52～95分之间,适应行为轻度障碍;生活上基本自理,但自理能力比一般人差,有时忽略个人卫生。能与人交往,能表达自己的情感,体会他人情感的能力较差,能从事一般的工作,但学习新事物的能力比一般人稍差。偶尔需要环境提供支持,一般情况下生活不需要由他人照料。

7.多重残疾

多重残疾又称"综合残疾",它指患者存在上述6种残疾类型中的两种或两种以上的残疾,其程度随各项残疾表现状态而定,通常情况较为严重。多重残疾按所属残疾中残疾程度最重类别的分级确定其残疾等级。

二、残障人士心理健康及其标准

(一)心理健康与残障人士心理健康

心理健康的概念在近代由比尔斯推动普及。20世纪初,比尔斯于耶鲁大学毕业后不久,遭受了来自生活和工作多方面的压力,导致精神失常,被送进一家精神病医院,接受全面的精神康复治疗。治疗的过程是痛苦的,许多比较极端的治疗方法对他的身心造成了极大的伤害。当比尔斯从医院康复后,他将在精神病院接受的残忍和痛苦的治疗经历写入了 *A Mind That Found Itself* 一书中。此书一出版便引起了人们对心理健康的重视,心理健康逐渐作为一个新的心理学概念进入人们的研究视野中。

然而多年来,学术界对于心理健康的概念并没有一个统一的界定,不同时代、不同学派在不同的社会背景下对心理健康的定义各有侧重。早期西方心理学家对心理健康的定义是:个体心理在自身和环境条件下可以实现的最佳功能状态,并不意味着绝对的完美。目前,国内较为一致的观点是把心理健康界定为:在生理状态比较良好的基础上,个体的自我和谐与外部社会环境的和谐体现出来的个体主观幸福感体验。这种主观幸福感体验包括两个方面:一是从消极方面进行界定,是指个体不存在明显的身心症状;二是从积极方面进行界定,是指个体存在明显的积极心理品质。

纵观国内外研究者关于心理健康的概念界定,不难发现,虽然不同研究者的研究角度不同,但他们研究的基本理念却是一致的。心理健康是一个相对概念,从健康到不健康只是程度的问题,并不是绝对的,一个人的心理状态,其实是一个连续变化、非跳跃性的过程。同时,关于心理健康的研究也已经从早期的有无症状向具有积极的心理品质方面进行了转化。

残障人士作为特殊群体,社会大众对其心理健康进行了积极关注,但过去还未有学者专门对其定义进行阐述。任能君等认为,残障人士心理健康是指残障人士在内外环境的允许下,能保持各类心理活动正常、关系协调、内容与现实一致和人格处在相对稳定的状态。其中有一个条件,即内部环境与外部环境的交互作用。内部环境是指机体内部生物环境,包括生理和心理;而外部环境是指客观的自然环境和社会环境。众所周知,内部环境与外部环境对个体的影响是交互的,因此内部环境与外部环境不断变化和作用就会导致残障人士的心理状态不断发生改变,从而形成不稳定的状态。根据这个定义,可以认为残障人士的心理健康是一种积极的状态或者是一种动态向上的过程。只有当内外环境协调一致的时候,才容易保持心理与行为、人格相对稳定的状态,即心理健康的状态。

(二)残障人士心理健康的标准

残障人士心理健康是指其在内外环境允许的条件下,能保持各类心理活动正常、关系协调、内容与现实一致和人格处在相对稳定的状态。任能君等认为残障人士的心理健康标准应包括以下一些内容。

1.勇于正视残疾现实并能接纳自己

自从有了人类就有了残疾,残疾对于残障人士来说是一个残酷的现实,是无法选择、不能回避的现实。心理健康的残障人士勇于接受残疾现实,正视残疾现实,对生活中因残疾而带来的各种困难泰然处之,善于接纳自己,对自己充满自信。

2.保持积极乐观的情绪状态

心理健康的残障人士从不悲悲戚戚、凄凄惨惨地暗自垂泪或唉声叹气,一筹莫展,怨天怨地怨"命运"不济,自暴自弃;也不会像阿Q那般用自欺欺人的"精神胜利法"自我麻醉。而是对未来充满期待,持有积极肯定的态度,积极克服残疾所带来的困难和障碍。

3.有自强自立的信心

心理健康的残障人士不会过度依赖他人,而是对未来充满自信,不断地学习新东西,力求获得一技之长,以便在生活和工作中能运用自如,从而实现自强自立,尽可能做一个对社会有贡献的人。

4.具有良好的人际关系

心理健康的残障人士坚信只要自己看得起自己,不卑不亢,不活在别人的眼里,与人相处时总是客观地了解和评价他人,积极与他人进行真诚沟通,往往能够得到别人的理解和认同,从而建立起融洽、和谐的人际关系。

5.能制定可行性目标

心理健康的残障人士能正确了解自我、体验自我和控制自我,对现实环境有正确的感知,能平衡自我与现实、理想与现实的关系,能根据自身的实际情况制定可行性目标。

6.能主动参与社会生活

人的本质属性是社会性。心理健康的残障人士能积极参与外界的各种活动,充分体现自身价值,增强自信,同时能够丰富自己的精神生活,及时调整自己的行为,以便更好地适应生活环境。

三、残障人士心理健康现状

(一)残障人士的心理健康水平

残障人士是一个特殊的社会弱势群体,根据第七次全国人口普查及中国残疾人联合会发布的数据显示,我国各类残障人士总数已超过8500万,约占总人口的5.89%,关联到2亿多家庭人口。残障人士由于生理等方面的缺陷,生活方面的不便,以及某些社会刻板印象和公众偏见的影响,往往更容易在心理上产生困惑和障碍。

残障人士的心理健康水平相比于健全人较低,心理问题的检出率普遍较高。主要表现在具有更大的心理压力,更高的抑郁、焦虑发生率,更高概率产生轻生想法或行为等。以视力障碍者为例,自身视力缺陷所造成的行动能力下降将会增加视障个体对他人帮助的依赖,进而影响其自尊以及自我效能感,导致较低的心理健康水平。

对残障学生群体的调查也显示出类似的结果。残障学生往往具有敏感、脆弱、自卑及自尊心强的心理特点,在人际敏感、抑郁、焦虑、敌对等项目上的得分往往高于健全学生,躯体化、强迫、偏执是残障学生最普遍存在的心理症状。例如,对听障学生而言,自身身体的缺陷、听力和言语表达上的障碍使得他们比健听学生面临更多的困难和挑战,更可能产生自卑感,出现心理冲突,在学习适应、人际关系、情绪稳定等方面表现出更多的问题(周婷,2024)。总体来看,残障学生的心理健康状况明显差于健全学生,心理问题检出率明显高于健全学生。

残障人士的心理健康水平与残障发生时间和残障的类型及程度关系密切。一般来说,残障发生的年龄越大,残障人士的心理健康水平和生活满意度越低。与患有早发性残障或生活早期没有经历过身体损伤的人群相比,晚年致残者更难适应身体残障和身体老化的双重压力(郑程浩,2022)。随着年龄的增长,残障人士的基础健康问题叠加、活动能力受限、认知功能下降,可能导致心理健康水平随之降低。

残障人士的心理健康状况受其残障类别和程度的显著影响。视觉是人体最大的获取外界信息的系统,视觉的缺陷很大程度上会减少信息的获取并引发对于未知情境的应激与担忧,使视障人士产生如内疚、焦虑、悲伤和抑郁等心理,进而影响其心理健康水平。在残障程度上,全盲学生表现出比低视力学生更严重的恐惧症状和更高的人际关系敏感度(张悦歆,2020)。听障人士由于听力和语言功能障碍,可能会出现社交能力发展受阻、情感发展存在偏差、社会适应能力较差等心理健康问题,比听力正常的同龄人更容易抑郁,更易具有攻击性、对立违抗性障碍、行为障碍(曾丹英,2021)。与单项残障相比,具有多重残障类型的个体心理健康水平则更低。

(二)残障人士心理不健康的表现

由于生理或心理上的障碍,残障人士的受教育程度、社会活动范围以及社会关注度的层面等都会受到一定的限制和影响,使得残障人士的心理特点除了具有普遍性之外,还具有自身的特殊性。残障人士心理不健康的表现有以下几点。

1. 无穷无尽的孤独感

每个人都会感到孤独,对残障人士来说,不能适应周围的环境,又渴望身体残损得到补偿,从而产生比健全人更大的心理负担,因此其孤独感也更为强烈和持久。残障人士在生理上或心理上有某种缺陷(如言语残障人士有语言障碍;肢体残障人士和视力障碍人士有行动障碍;智力残障人士的智慧能力有明显的障碍;行为或人格偏离者由于社会适应能力较差,很容易受到挫折),活动的场所相对较少,交流的对象相对有限,久而久之就会产生孤独感。随着年龄的增长,孤独感会日益增强。

2. 强烈的自卑心理

这是残障人士普遍存在的一种情感体验。残障人士在生理或心理上的缺陷,使他们在学习、生活和就业上面临诸多的困难。如果残障人士无法从亲属及其他社会关系中得到足够的支持和帮助,甚至遭到厌弃或受到歧视,就会产生强烈的自卑心理。与健全人相比,他们在婚恋、家庭等问题上遇到不顺心的事情,更容易导致自卑感加重。

3. 严重的挫折心理

后天致残的残障人士,往往会产生特别强烈的受挫感,难以从挫折的打击中振作起来,有的甚至整体精神面貌和性格会发生改变。

4. 喜欢怨天尤人

部分残障人士难以接受残障的事实,从而抱怨父母、抱怨领导、抱怨命运。由于找不到生活的意义,觉得自己存在的价值不大,认为人海茫茫,唯我多余。

5. 过于敏感且自尊心强

残障人士容易过多地关注自己，对别人的态度和评论格外敏感，尤其是反感别人对自己带有贬义、歧视或侮辱性的称呼。如果有人做出损伤他们自尊心的事情，他们往往难以忍受，当场流露出愤怒情绪或在冲动之下采取手段加以反击。特别是当有人做出对残障人士进行侮辱和捉弄的恶劣行为，很快就会引起他们的反击。

6. 情绪反应强烈且不稳定

这种特点在许多残障人士身上都较为明显。例如，听力语言障碍患者情绪反应强烈，多表现于外，频率高，容易上火和发怒，易与他人发生冲突；而盲人的情绪反应则多隐藏于内心，不将情绪表现出来，爆发性情感较少。

7. 频繁的焦虑和抑郁

后天致残的残障人士一般很难接受残疾的现实，心理学上称之为"否认期"，在此期间，残障人士几乎都会产生不同程度的焦虑和抑郁。上述焦虑症状，在健全人身上也有不同程度的表现，但在残障人士身上表现得尤其显著。

8. 渴望被同情

残障人士致残之后，往往在自卑之中产生自怜，希望获得人们的同情与帮助。如果没能得到周围人的帮助与支持，可能会产生更加强烈的自卑心理和反社会心理。

四、残障人士心理健康的影响因素

案例引入

2004年的夏天，正在享受一年级暑假的我，跟全家一起期待着舅妈肚子里新生命的诞生。8月中旬，小俊出生了，是个可爱的男孩，短暂的欣喜之后，家人脸上却有一抹愁容——原来表弟小俊患有先天性耳廓发育畸形，他的左耳由无耳廓形态的小块软骨团和外形较正常但向前上方移位的耳垂所构成。简单地说,小俊的左耳没有外耳道,且有听力障碍。

尽管如此,小俊的父母和亲人并没有对他产生嫌弃,而是格外心疼这个小生命,经过和医生的沟通之后,决定在小俊年龄稍大的时候去做耳廓再造术。

因为父母离异,小俊从小生活在爷爷奶奶家,和大多数天真无邪的小孩一样,小俊拥有一个幸福、快乐的童年,整天嘻嘻哈哈,偶尔调皮捣蛋。由于爷爷奶奶格外心疼小俊,即使小俊做错事,他们也不忍责罚。

可是当小俊小学四五年级的时候,印象中那个开朗爱笑、喋喋不休的表弟不见了,小俊变得沉闷、爱发呆,学习成绩也处于班级中下水平。小俊的爷爷奶奶也察觉到了不对劲,猜测可能是班上的同学嘲笑他的"小耳朵"。

步入中学后的小俊,更加沉默寡言了,他喜欢穿帽衫用帽子遮住头部,或是用头戴式耳机遮住他的耳朵。偶尔相聚,只有在家人的主动搭话下,才声音低沉、语速飞快地说几句话。和大多数青春期的男生不同,小俊并不爱好体育运动,而是喜欢宅在家里一个人玩电脑。

小俊曾到北京做过两次耳廓再造手术,取了一块肋骨为他制作"耳朵",但与天生的耳朵相比还是有肉眼可见的差距。小俊的蜕变或许也来自繁重的学业压力、不完整的家庭生活、青春期的发育等等,但是从他的种种表现来看,他最在意的还是那个"小耳朵"。

通过上述案例可以看出,自小俊懂事起,便因为生理方面的缺陷而自卑,或许是自己照镜子的时候觉得不美观,或许是同学们有意无意地提起,又或许是走在路上感受到的异样的目光。小俊的心理问题主要来自以下几个方面。

(一)个人因素

小俊是天生小耳畸形导致听力水平存在一定障碍,在成长过程中,随着自我意识的不断发展,越来越在乎自己的外表,尤其是耳廓发育畸形对其外表产生的影响,再加上同学们偶尔的嘲笑,难免会让其产生难过和自卑心理,觉得自己不如其他同学。特别是进入懵懂的青春期,变得越来越敏感,使其孤独感和自卑感不断放大。

（二）家庭因素

小俊从小在爷爷奶奶身边长大，由于生理原因和父母离异，爷爷奶奶格外心疼这个孙子，所以有时候小俊做错了事，他们也不忍责罚。小俊将这溺爱归因于自己的听力障碍，觉得爷爷奶奶是可怜他是个残障人，才对他这么好。父母感情的破裂对小俊的心理成长无疑是雪上加霜，家庭功能的残缺使他更加没有安全感，成长中的烦恼无人诉说，只能通过逃避来保护自己。因此他逐渐变得沉默、自闭、不愿意和别人接触，而内心却极度空虚与无助。任能君等人的研究发现，离异家庭的孩子安全感较低，在感情上会觉得不安、寂寞、伤感及混乱。有些年龄小的儿童会因父母不在一起而感到羞耻，怀疑是因自己的残障才导致父母离婚的，从而形成内疚感。

（三）学校与社会因素

对于涉世未深的小俊来说，学校也算一个他面临的小社会。在他小学四五年级的时候，曾有一位班主任老师，当着全班同学的面，指着小俊说："你以后注定不会有什么出息。"自此之后，性格内向的小俊变得更加沉默寡言了，与人交流四目相对时眼神也立马躲闪。心理学中有个理论叫罗森塔尔效应，亦称"皮格马利翁效应""人际期望效应"，是一种社会心理效应，指的是教师对学生的殷切希望能戏剧性地收到预期效果的现象。由美国心理学家罗森塔尔和L.雅各布森通过实验发现。1968年的一天，罗森塔尔和L.雅各布森来到一所小学，说要进行7项实验。他们从1~6年级各选了3个班，对这18个班的学生进行了"未来发展趋势测验"。之后，罗森塔尔以赞许的口吻将一份"最有发展前途者"的名单交给了校长和相关老师，并叮嘱他们务必要保密，以免影响实验的正确性。其实，罗森塔尔撒了一个"权威性谎言"，因为名单上的学生是随便挑选出来的。8个月后，罗森塔尔和助手们对那18个班级的学生进行复试，结果奇迹出现了：凡是上了名单的学生，个个成绩有了较大的进步，且性格活泼开朗，自信心强，求知欲旺盛，更乐于和别人打交道。实验者认为，教师因收到实验者的暗示，不仅对名单上的学生抱有更高期望，而且有意无意地通过态度、表情、体谅和给予更多提问、辅导、赞许等行为方式,将隐含的期望传递给这些学生,学生则给老师以积极的反馈;这种反馈又激起老师更大的教育热情,维持其原有期望,并对这些学生给予更多关照。如此循环往复,使这些学生的智力、学业成绩以及社会行为朝着教师期望的方向靠拢,最终使期望成为现实。由此可见,在个体成长的过程中,学校教育起着至关重要的作用,而教师是教育活动的主导者,对学生起着示范和榜样作用。前面所提到的这位班主任老师无疑是导致小俊孤僻敏感的因素之一。

其实对比大多数残障人士的状况来说,小俊已经算是非常幸运的了。有一只完整正常的耳朵和右耳正常的听力,左耳虽然不如右耳,但也还是留存了一定听力;在家人的关爱下健康成长,父母有一定的经济能力使他接受良好的教育并带他做了耳廓再造术,让他看起来和普通人区别较小。尽管如此,小俊的心理健康状况亦不容乐观,耳朵的缺陷使他产生了较严重的自卑心理,常因害怕别人看不起自己而不愿与人来往,只想与人疏远。

五、学会积极应对

人本主义心理学家罗杰斯曾说过:"人生最重要的,是拥有制造快乐的能力。"人生犹如一条漫漫长路,没有人不会遭遇坎坷,但一味自卑难过,陷入自我否定,往往得不偿失。学会直面阴影,与自己和解才是生活最高的智慧。

(一)相信自己的力量

与自己和解的本质是一个与自己重聚的过程,如果一个人缺乏对自我正确的认知,那么他将生活在对人生不断地否定中。心理学家罗伯特·默顿提出一种叫作自我实现预言的观念。如果残障人士深信自己能够自强自立,那么即使在就业过程中面临重重困难,也能积极乐观地面对,最终寻找到适合自己的发展机会,实现社会价值。因此,应经常对自己进行积极暗示:"我可以的,我能做到的!"

(二)停止自我攻击

自我攻击是指个体通过以牺牲自身健康为代价,来达成自我情绪宣泄与解脱目的的一种行为模式。这种行为会对生理、心理造成双重损害。残障人士如果在生活中遭受不公平待遇,会觉得"一定是我自己的问题,是我做错了什么,他们才会不喜欢我"。这是自我否定转化为自我攻击的典型例子。通常这种情绪和行为所造成的后果,会比本身经历的磨难所带来的影响更大。残障人士应明白,残障不是自己的错,更不能因残障而打压和攻击自己,从而慢慢失去自信。

(三)追求自我实现

自我实现是指个体的各种才能和潜能在适宜的社会环境中得以充分发挥,实现个人理想和抱负的过程,亦指个体身心潜能得到充分发挥的境界。通过研究发现,心理健康者之所以不易受到焦虑与恐惧的影响,是因为他们对自己及他人都能抱着接纳的态度。他们虽然也有缺点,但因为能够接受自己的缺点,所以他们较一般人更真诚、更不防卫,也对自己更满意。

残障人士虽然存在一定缺陷,但是可以通过努力克服自身障碍,积极参与社会生活,摆脱心理阴影,接纳自己的现状并立下目标,争取最大限度地发现自身的潜能以达到自我实现。

❋ 心灵小结

1.对自己进行积极的心理暗示。心理学家巴甫洛夫认为暗示是人类最简单、最典型的条件反射。从心理机制上讲,它是一种被主观意愿肯定的假设,由于主观上已肯定了它的存在,心理上便竭力趋向于这项内容。因此,应给予自己积极的心理暗示,告诉自己我能行。

2.找到生活的意义与价值。每个人都有不同的生活意义和目的。你可能会为了得到一种被需要的感觉而奋斗,也可能为了保持良好的状态而不懈努力。生活的意义是驱使我们前进的目标。

3.寻求专业的帮助。如果你一直在努力改善心理和情绪状态,但在家庭、工作或人际关系中仍然没有达到最佳状态,那么你应当寻求专业的帮助。

心理自测

请仔细阅读以下每一道题目,然后根据您的实际感觉,选择最适合您本人情况的选项并打上"√"。其中,"1"表示完全不符合,"2"表示不符合,"3"表示一般符合,"4"表示符合,"5"表示完全符合。

残障人士心理健康量表

题目	完全不符合	不符合	一般符合	符合	完全符合
1.我感觉到自己和健全人一样是一个有价值的人	1	2	3	4	5
2.我总希望自己成为一个对社会有用的人	1	2	3	4	5
3.我觉得应尽量少依赖别人	1	2	3	4	5
4.我感到大家都愿意接近我	1	2	3	4	5
5.我觉得自己每天都很快乐	1	2	3	4	5
6.我对自己的生活处境感觉比较满意	1	2	3	4	5
7.我感觉到我有许多好的品质	1	2	3	4	5
8.我总希望能发挥自己的潜力	1	2	3	4	5
9.我能化解我与家人之间的矛盾冲突	1	2	3	4	5
10.我对人热情大方	1	2	3	4	5
11.我的生活丰富多彩,非常充实	1	2	3	4	5
12.我感觉到在一个新的环境中,我也能很快适应	1	2	3	4	5
13.我对自己持肯定的态度	1	2	3	4	5
14.我觉得自己不比别人差	1	2	3	4	5
15.我总希望能够自食其力	1	2	3	4	5
16.和家人在一起我能感受到快乐	1	2	3	4	5

续表

题目	完全不符合	不符合	一般符合	符合	完全符合
17.我能用幽默的方式化解各种尴尬	1	2	3	4	5
18.我的事业、家庭和前途充满着希望	1	2	3	4	5
19.即使对那些不理解残障人士的人,我也愿意同他们交往	1	2	3	4	5
20.我总是想很快把事情做完	1	2	3	4	5
21.在讨论某一问题时,我感觉到配偶是理解我的	1	2	3	4	5
22.我认为世上没有做不成的事情	1	2	3	4	5
23.我和健全人一样幸福	1	2	3	4	5
24.我能从工作中获得满足感	1	2	3	4	5
25.我希望自己能够赢得更多的尊重	1	2	3	4	5
26.为了家庭的幸福,我会不懈地努力	1	2	3	4	5
27.我满意和配偶一起度过的时间	1	2	3	4	5
28.每到一个新的地方,我很容易同别人接近	1	2	3	4	5
29.我在亲戚、朋友中还是比较有威信的	1	2	3	4	5
30.我是一个勇于承担责任的人	1	2	3	4	5
31.我很喜欢参加社交活动	1	2	3	4	5
32.现在是我一直以来最幸福的时光	1	2	3	4	5
33.我感觉到社会给我们提供了很多的机遇	1	2	3	4	5
34.我能从工作中得到我自己所需要的东西	1	2	3	4	5
35.在工作中,我实现了自己的价值	1	2	3	4	5

评分标准:

本量表由35道题组成,包括5个维度,分别是F1(人际和谐与社会适应)包含第4、9、10、11、12、17、19、20、22、28、29、30、31题,F2(积极自我概念)包含第

1、2、3、7、8、13、14、15题,F3(幸福感体验)包含第5、6、18、23、32、33题,F4(爱情婚姻满意度)包含第16、21、25、26、27题,F5(乐于工作)包含24、34和35题。

将每个维度题项的得分相加,得到各维度的原始分,然后对照常模转化为标准分,本量表采用标准10分常模计分,平均数为5.5,标准差为1.5。3分以下(含3分)属于低分,8分以上(含8分)属于高分,4~7分为中间状态。

残疾人心理健康量表常模

因素	1	2	3	4	5	6	7	8	9	10	M	SD
F1	13~17	18~23	24~29	30~35	36~40	41~45	46~51	52~57	58~62	63~65	40.09	9.08
F2	8~11	12~14	15~19	20~23	24~26	27~30	31~34	35~38	39	40	26.27	6.19
F3	6~7	8~10	1~13	4~161	7~192	0~212	2~24	25~27	28~29	30	18.57	470
F4	5~6	7~9	10~12	13~14	15~17	18~19	20~21	22~23	24	25	16.65	4.04
F5	3	4	5~6	7~8	9	10~11	12	13	14	15	9.37	2.76

(量表来源:李祚山,《残疾人心理健康服务体系建设》,科学出版社,2020年)

第二章 残障人士的认知健康

内容简介

认知与我们的生活息息相关。听音乐、看电影、理解歇后语等等这些看似习以为常的事情,正是由于认知的参与才显得如此轻松。总的来说,认知是指人们认识外界事物的过程,包括感觉、知觉、记忆、思维等一系列心理过程。个体的认知过程与其认知能力密切相关,残障人士除了与健全人共有的特点外,还有着其独特的认知特点和心理表现。并且,由于残障的类别、程度以及致残发生的时间(如先天致残或后天致残)差异,其认知特点也不同。

认知健康是指个体的认知功能处于正常或良好的状态,能够满足其日常生活的需要。认知健康是影响残障人士生活质量的一个重要因素。一方面,残障人士树立健康的认知观,有助于提高心理韧性,学会自我心理调适。另一方面,健康的认知有助于残障人士提升生活适应力,提高生命意义感,更好地参与到学习、生活之中。本章介绍了残障人士的认知特点、常见的不良认知特征及其原因,帮助残障人士认识日常生活中的不合理认知信念并学会与之对抗的方法。帮助残障人士掌握提升认知能力的技巧以及对抗不合理认知的心理应对方式,从而提高残障人士的认知健康水平。

一、案例分析

案例一

瞿某,1984年出生于安徽某市,成骨不全症患者,从小丧失了靠双腿独立行走的能力。一年级时,瞿某比同班同学大了两三岁,再加上老师为了避免误伤而叮嘱同学不要跟他打闹,起初的几个月里大家都对他"敬而远之"。瞿某自尊心强,为了证明自己,靠着在家里练出来的绘画实力打开了社交圈,也在口耳相传中成了"别人家的孩子"。但当时的他并不高兴,总觉得这种表扬是基于自己身体的残疾,别人对自己的期待和标准都很低,自然容易达到,因此抵触情绪严重。上初中之后由于长时间感冒、手腕骨折等导致情绪不稳定,无法适应学校的生活,无奈之下瞿某在初二时退学了。退学后的很长一段时间,瞿某因为病痛的折磨,同时感觉到父母似乎失去了对他的期待,开始习惯性地认为残障人士会受到"歧视",于是意志渐渐消沉。

此时,互联网成为瞿某与外面世界的唯一连接,瞿某通过网络自学了Flash动画,赚到了人生的第一桶金。但他并不满足于此,期望能开启更多生活的可能性,也希望能够开始独立生活。终于在2016年,瞿某说服了父母,来到北京之后开始独立生活。也就是在这段时期,瞿某第一次接触到了共生舞这种舞蹈形式。共生舞要求同一个主题下,在即兴的音乐中通过简单的指令让不同身体条件、特征的人互相接触,在共同的空间里一起跳舞。对于瞿某这样的身体情况来说,跳舞是非常危险的,但他却非常乐于尝试。因为病痛而被压抑的好动基因在跳舞过程中得到了释放,从一开始只敢在轮椅上舒展手脚,到后来可以到地上翻滚做动作,他不仅没有感到不适,反而很喜欢自己沉浸于舞蹈时的专注和认真。在平时的生活中,基本只用耳朵和眼睛来接收他人的信息,用嘴巴或者文字来表达自己,而在共生舞里却是用触觉、体温、力量、动作来接收和表达,舞者通过体温、肤质、呼吸、力度来分辨身边的人,每个人都能让木讷沉睡的身体感觉到激活和唤醒。

在一次舞蹈创作中,出于对舞伴的信任,瞿某同意了健全人舞伴趴在他身上做出舞蹈动作的想法,最终完美完成了这个动作。这次成功带给瞿某很大的鼓舞,他表示:"跳舞时,我和别人没什么两样,我第一次认可自己的身体,进而喜欢自己的身体。通过跳舞,我原本不堪一击的身体也变得更加有力量。瓷娃娃只是我身体的表现,而我是思想和身体的总和。和小时候一样,我不希望大家欣赏我是因为我是个会画画又会跳舞的残障人士,而希望他们因为我的努力、我的热爱而承认我的特殊。"

(改编自:刘柳,《轮椅上起舞,镜头前作画》,"中国残疾人杂志社"公众号,2022年)

案例二

梁某,男,30岁。从小品学兼优,在自己的刻苦努力下考入重点大学。大学毕业后,由于能力出众,短短几年时间就从公司的普通职员晋升到部门负责人。但一场车祸打破了他原本美满充实的生活。由于被飞出的铁块砸伤,梁某左腿截肢。事故发生之后,梁某脑海中反复出现车祸现场的画面,夜间难以入睡,入睡后经常被噩梦惊醒,日益变得消沉、敏感多疑。一方面很容易因为他人的一个眼神、一个动作,导致心理波动。怀疑从前的同事、朋友都是来看自己笑话的,因此拒绝他人的探视,也不愿意出门。难以与父母心平气和地交流,虽然知道父母是关心自己的,但总忍不住对他们发脾气。另一方面不愿意配合进行康复治疗,对康复持消极态度,认为自己已经是个"废人",进行康复治疗没有任何效果,不可能让自己的腿再长出来。

车祸后,梁某一度无法接受自己被截肢的事实,父母劝说其安装义肢,梁某极其抗拒,甚至多次因为此事与父母发生争吵,执意相信自己有独立行走的能力,认为安装义肢等于承认自己是个"残废"。一看到"残疾""残废"等字眼内心都会觉得无比痛楚,觉得人生无望,晚上经常躲在被子里偷偷哭泣。哀叹自己在本应该成家立业、赡养父母的年纪,却成了父母的累赘。再想到自己一辈子要在轮椅上度过,大小便都不能自理,这样活着还有什么意义,还不如一死了之。

但家人的无私付出,朋友的贴心帮助,康复师的指导和关怀让梁某逐渐走出了低谷。"受伤不是自己的错,但不好好生活就是自己的错了""父母已经为自己付出了太多,不应该再让他们为自己担心了""高兴是一天,不高兴也是一天,为什么不选择高兴地度过呢?"梁某开始将这些话挂在嘴边。经历了近一年的艰难康复和心态调整,他做到了积极融入社会。通过学习专业医疗知识,梁某现在在当地一家康复中心工作,利用自己的康复经历鼓励患者、服务患者,在工作中实现了自己的价值。

案例中的翟某和梁某分别属于先天致残和后天致残,他们都曾面临着如无法像同龄人一样正常生活,找不到人生发展方向等问题,由此产生了自我挫败感和消极的自我认知。但他们凭借对生活的热爱,获得了成功的体验,找到了自己的价值所在。也在这个过程中,树立了信心、克服了自卑,转变了自己之前的消极态度,开辟了属于自己的人生新天地。案例中,翟某和梁某的心理变化表现在以下几个方面。

一是认知失调。认知失调的概念最早是由费斯廷格在20世纪五六十年代提出的,它是个体自身的认知与行为出现矛盾的时候,产生的一种情绪状态,通常会伴随紧张、焦虑、烦躁等消极情绪。案例一中的翟某由于自身遭受的创伤影响,心理较为敏感,在自己的绘画作品得到了老师和同学的认可后,本应该感到高兴,但是他却认为这种表扬是基于自己身体的残缺。因为残障,所以别人对自己的期待和标准都很低,自己稍微做出成绩其他人便会觉得很了不起,其实是一种对自己的"怜悯"。梁某,虽然知道父母是关心自己的,但是总忍不住对他们发脾气,事后又觉得自己不该对父母这样,这种认知失调的状态让梁某备受煎熬。梁某经历车祸后,经常进行自我贬损,认为残障之后的自己一无所有,也没有继续奋斗的机会和必要。梁某不愿安装义肢的阻抗情绪,与自身确实需要辅助工具以减少对他人依赖的现实需求相互矛盾,导致他在"拒绝义肢"和"无法独立"的冲突中感到痛苦,产生了失调感。

二是自我价值感的获得。自我价值感是指个体看重自己,觉得自己的才能和人格受到社会重视,在团体中享有一定地位和声誉,并有良好的社会评价时所产生的积极情感体验(林崇德等,2003)。自我价值感高的个体通常表现为自信、自尊和自强;反之,自我价值感较低的个体容易轻视和否定自己,从而产生自卑感。案例一中的翟某在上学期间还未建立起对自己的认同感,对残障人士的身份持有消极态度。翟某认为自己是班级里的"吉祥物",自己是因为残障的标签才被认为优秀,且作为激励他人努力的对象而存在。因此,对自己的成绩持否定的态度。但随着参加绘画、舞蹈等活动,翟某逐渐从中体会到了获得感和成就感。翟某开始接受、认可,进而喜欢上自己的身体,舞蹈也使他原本不堪一击的"瓷娃娃"身体变得更加有力量。正如他所说的"和小时候一样,我不希望大家欣赏我是因为我是个会画画又会跳舞的残障人士,而希望他们因为我的努力、我的热爱而承认我的特殊"。案例二中的梁某在康复后,将自己的康复经历运用到工作中,以此来鼓励其他有着相同经历的人积极参与康复,帮助他们重拾生活的信心。翟某和梁某正是在努力和热爱的过程中,实现了自我价值,体验到了自我价值感。

三是感觉器官的调动。作为一名成骨不全症患者,对翟某来说外界处处充满了危险,小时候经常被一抱一颠,就骨折了。在练习舞蹈的过程中,翟某决定不再坐在轮椅上,而是充分利用自己的并不灵活的肢体,到地面上自由翻滚,踩着节奏舞起来,尽可能多地活动身体能动的部位。翟某说道:"跳舞时,我觉得自己跟别人没有不一样,也能支撑别人。"通过充分调用自己的感觉器官,用触觉、体温、力量、动作来接收和表达信息,利用体温、肤质、呼吸、力度来分辨身边的人,让木讷僵硬的身体在舞蹈中得到激活和唤醒。这种对感觉器官的调动和对自己身体的掌控,使翟某体会到了前所未有的控制感。在这个过程中重新认识自己,也更加了解自己的身体,学会用自己的身体去表达自己和接纳世界。

认知健康是个体心理健康的重要部分,保持心理健康的首要方法就是保持健康的认知,其中包括对自我、他人以及社会的认知。良好的认知品质能够提高个体的心理素质,从而促进心理健康。健康的认知一方面有助于残障人士充分利用自己的感觉、知觉、记忆、思维、想象过程,发挥自身优势,弥补自身缺陷,更好地参与到社会生活中。另一方面,也可以提升残障人士的生活适应力,提高生命意义感,在社会中实现自我价值。残障人士作为一个特殊群体,由于自身经历的特殊性,在社会适应、自我认知方面容易出现偏差。特别是对于后天致残者来说,接受自己残障的事实要承受巨大的心理压力和痛苦,因此帮助残障人士树立健康认知,增强认知弹性,提高心理韧性,对残障人士参与正常的生产生活,实现自我价值,促进社会和谐、稳定具有重要意义。

二、心理解读

(一)残障人士认知特点

1.感知觉特点

感觉是人脑对事物的个别属性的认识,依赖于先天生理器官,是人的全部心理现象的基础。而知觉是在实践活动中发展起来的,是客观事物直接作用于感官而在头脑中产生的对事物整体的认识(彭聃龄,2018)。知觉的发生依赖于过去的知识和经验,如果所感知的事物同过去的知识经验没有联系,就难以确认该事物的属性。视力障碍者由于视觉丧失,尤其是先天性视力障碍者,缺乏空间概念和视觉形象,难以形成完整的图像知觉。对环境的适应性变化使他们具有更强的对听觉信息的感知和加工能力。视力障碍者具有比"明眼人"更好的纯音音高区分能力(Arnaud et al.,2018)、听觉切分能力(Boroujeni et al.,2017)。

听力障碍者和言语障碍者由于听觉、言语功能的缺损,多靠视觉器官获得信息,视觉相对敏感。但由于其获得周围环境的知觉信息不全面,影响到知觉的全面性和完整性,难以形成完整的内容感知。孤独症(又称自闭症)患者的感知障碍具体表现为难以从整体上把握其所处的环境,而是专注于某些细节,导致其感知能力上的困难。例如,孤独症患者在受到感官刺激时可能会表现出超低或超高的敏感性,造成视觉、触觉、嗅觉、听觉上的扭曲。孤独症儿童和正常儿童的感知觉存在明显的差异,如他们对痛觉、寒冷、炎热等的觉知表现得极敏感或是极迟钝。在知觉转换方面,孤独症儿童在听转动觉、视转动觉、视转言语方面的能力均低于普通儿童,但是在听转视动方面的能力高于普通儿童(卢秀美等,2021)。大脑功能的缺陷会对智力障碍者的感觉和知觉等低级心理机能产生一定影响。尽管许多智力障碍儿童并不存在器质性损伤,但其感受性却比同龄普通儿童差,这在听觉感受性和对声音的辨别能力上有所体现(白学军,2013)。此外,智力障碍者的知觉恒常性比普通人差,把同一事物放在不同的环境之中,他们往往难以辨认。例如,智力障碍者在黑板上认得的字,在课本上可能就认不出来了。

2.记忆特点

记忆是在头脑中积累和保存个体经验的心理过程。用信息加工的术语来讲,就是人脑对外界输入的信息进行编码、存储和提取的过程。人感知过的事物,思考过的问题,体验过的情感或从事过的活动,都会在头脑中留下不同程度的印象,其中一些印象成为经验能够保留相当长的时间,在一定条件下还能恢复,这就是记忆。记忆与个体的各种心理活动相联系,对个体的发展有着重要意义。

视力障碍者由于视觉受限,擅长运用听觉和触觉信息,对事物的加工程度较深,相比正常人,在数字记忆、语义记忆等方面也存在记忆优势(孙宇等,2016)。听力障碍者和言语障碍者主要以形象记忆为主,图像记忆能力较好,但在记忆语言、概念等内容时却受到阻碍,记忆具有直观形象的特点。听力障碍者记忆直观形象的事物不仅速度快而且保持时间较长,但是记忆文字材料较为困难,一般以无意记忆为主,有意记忆能力较差,逻辑记忆能力较弱。听力障碍儿童由于无法正常接收声音和言语信息,因此其言语工作记忆会受到一定损伤(Arfé B et al.,2015)。智力障碍者的记忆主要表现为以下两个特点:第一,识记速度缓慢、保持不牢固、再现困难或不准确。例如,智力障碍者学习新知识时,往往需要多次地重复,才能习得,因为其遗忘速度非常快。上半课教的内容,下半课必须复习。第二,记忆的组织能力较差,智力障碍者难以采用分类等形式,在理解的基础上进行记忆,因此记忆量小。

3.思维特点

思维是借助语言、表象或动作实现的对客观事物的概括和间接的认识,是认识的高级形式。它能揭示事物的本质特征和内部联系,并主要表现在概念形成、问题解决和决策等活动中。视力障碍者由于没有视觉信息的干扰,形成了爱思考、善思考的习惯,相应的抽象思维和逻辑思维比较发达。听力障碍者和言语障碍者更加注重事物的外部特征,较长时间停留在形象思维阶段,因而形象思维发达,逻辑思维和抽象思维的发展相对较差,在社会认知中表现出更多的刻板、固执性倾向。在对听障儿童的研究中发现,听障儿童在面对复杂任务时,难以将注意力聚焦在关键信息上,表现出思维抑制困难(曾桐奥等,2020)。

智力障碍者的思维特点主要表现在思维长期停留在直观形象阶段,缺乏分析、综合、概括的能力,并且思维刻板,缺乏目的性和灵活性。孤独症患者的思维特点主要包括刻板认知、思维处理过程中的独立性与非关联性、去表情化、单线程处理等。其中刻板认知是孤独症患者较为明显的特征之一,具体表现在物品摆放位置、回家路线等方面的刻板化,难以变通,思维呈单一式发展。

4. 语言发展的特点

语言是一种符号系统,同时也是运用这种符号系统来交流思想的行为。语言活动具有异常复杂的脑机制,它和大脑不同部位的功能具有密切的联系。视力障碍者的听觉能力较发达,记忆能力较好,能记住丰富的词汇,促进了其语言能力的发展。不难发现,许多视力障碍者在生活中都给人一种语言生动、说话有条理、健谈的印象。由于听觉和语言功能的密切联系,语言的发展需要个体具备正常的听觉能力,而能否听懂言语是判断听觉功能状态的重要指标。因此,听力障碍者的语言发展特点存在个体差异,这些差异与个体听力损失的程度、听力残疾发生的年龄、原有的语言水平、入学的年龄、接受教育的程度等多种因素有关。在语言与文字的关系中,都是语言先于文字。而先天听力障碍者则与此相反,因为作为听觉感知对象的语言被视觉感知对象的文字取代了。听力残障者由于言语缺陷,相关的阅读理解、书写能力发育也会受到相应影响。在语言理解和生成方面,听力障碍者表现出呆板和不灵活的特点。

孤独症患者的语言特点表现为对于言语韵律信息的产生和理解方面的缺陷,使得他们不能依托断句、声调变化等理解语义内容,也限制了其言语表达方面的能力,造成他们说出的话不能被他人所理解。智力障碍儿童大脑发育受到损害,对他们的语言发展也造成了不同程度的损害。一般来说,智力障碍的程度越严重,语言发展的水平也越低。智力障碍儿童在语言发展上主要表现为语言发展迟缓,词汇量少。部分智力障碍儿童两三岁才能说一些简单的词,到五六岁才能说一些简单的句子。与正常儿童相比,他们掌握的词汇量要少得多。正常儿童入学时,一般已掌握了2500~3000的词汇量,有的甚至能够达到5000~6000个。而同龄的轻度智力障碍儿童只能掌握几百个词,并且大多是名词、动词、代词等,基本不会使用连词、副词、形容词等。

(二)残障人士常见的不合理认知信念

残障人士由于自身的特殊性,具有敏感、偏执的特点,易产生各种不合理信念。残障人士常见的不合理认知信念如下。

1.否认现实

残障人士最大的心理问题就是不能面对自己的残疾,不能正确面对"我"是残障人士而别人是健全人这个落差,总是怨天尤人,觉得不公平。对于后天致残者来说,心理上往往很难适应。听到"残疾"等字眼都会觉得难以接受,表现出刻意回避,拒绝承认自己截肢等事实。通过拒绝接受残疾的现实,以逃避自己内心的焦虑和恐惧,希望以此种方式维护自己的自尊心。尽管这种方法可以在短时间内麻痹自己,但难以帮助自身以良好的心态面对接下来的生活和重新树立起对生活的信心。

2.糟糕至极

"糟糕至极"是埃利斯的ABC理论中提出的不合理信念之一,是一种把事物的可能后果想象、推论为非常可怕、非常糟糕,甚至是灾难性结果的非理性信念。持有这种信念的个体容易陷入极度消极的情绪中,导致生命意义感降低,严重者可能出现自伤、轻生等行为。在思想上,反复陷入生活无望的苦恼之中,认为自己的生活毫无希望,人生毫无意义,否认生活有积极的方面,是不合理认知中的"糟糕至极"的典型表现。

3.夸大或缩小

主要表现在个体夸大自己的失误和缺陷,而贬抑自己的成绩或优点。仅有一点小失误,就做出关乎整个人生价值的结论,是一种常见的认知歪曲。例如,认为自己伤残后就是个"废人",自己的人生将一无所成,属于典型的夸大自己失能影响的表现。这种表现与个体自身存在的认知偏差有关,认为残疾本身带有一种消极含义,意味着无能、缺乏竞争力和无法自立。基于这种"宿命论"和"无用论",残障人士会在无形中消磨自己的意志力,觉得自己就是"无用人"中的一个。

4.期望失衡

残障人士的期望失衡主要表现在两方面。一是过高期望导致的自我苛责,部分残障人士受社会或家庭压力的影响,过度追求与健全人无差别的表现,忽视自身客观限制,强行承担超负荷任务,失败后易陷入自我否定或抑郁;二是过低期望引发的消极回避,因长期遭受歧视或挫折,将残障等同于"无能",主动放弃尝试机会,形成"我注定做不到"的固化认知,加剧社会隔离与自我价值感丧失。

5.认同延迟

疾病和致残的社会事件发生后,残障人士面临着身体状况和社会角色的转变。首先,是接受来自躯体上的各种不良刺激,如:疼痛和各种躯体不适、感觉和功能丧失、心理和行为的适应不良。其次,是社会功能的(部分或全部)丧失,如:无法完成以往的工作、生活无法自理,需要高度地依赖家人或护理师。对于后天致残者来说,需要适应自己身体、生活上的各种转变。例如从原来的职场精英变为连吃饭、穿衣都需要他人协助的人,这样的转变常常导致个体对生活的控制感缺失。认同延迟的残障人士会对吃药、治疗等康复活动非常抗拒,认为这些活动反复提醒了其遭受的创伤,甚至认为这些活动对于其来说是一种变相的惩罚。

(三)残障人士出现不良认知的原因

1.生理因素

由于自身身体的缺陷,在与他人的交往中,残障人士可能会不自觉地将自己的身体状况与健全人做对比,在不断比较的过程中不自主地放大了自己的身体缺陷,从而引发不良认知。例如,觉得自己的身体与健全人有很大的区别,把自己现在的生活状态都归结于自己的身体缺陷,感到自己就是低人一等,在心理上出现自卑、过度敏感、怨天尤人等负面情绪。在这种情况下,残障人士会有很强的心理防御。个体在成长和发展的过程中,会努力去抵御某种心理上的危险,以消除这种内心体验到的不愉快,这种主动的努力过程就是心理防御。心理防御机制本身是中性的,其效果取决于使用方式和情境。

2.性格因素

性格涉及个体对待现实的态度和行为方式,是现实生活中社会关系的反映,具有直接的社会意义。不同的残障类型会使残障人士形成不同的性格特点,从而影响其态度和认知,进而对其心理健康造成不同影响。一般来说,视力残障者性格内向,有丰富的内心世界,情感体验深沉而含蓄。听力障碍者在人际交往过程中通常伴有丰富的面部和肢体动作。他们性格相对外向,情感反应强烈,情绪强度高但持续时间短,思维上常表现出执拗、偏激等特点。肢体残障者的性格特点主要表现为敏感、内向、坚强。残障人士虽然不能控制先天的遗传因素和后天的意外因素,但是有能力通过掌握和改变自己的性格,重新塑造自己的人生。面对残障,有人终日郁郁寡欢、潦草度日。也有人顽强拼搏、奋勇争先,夺得金牌。例如,在残奥会赛场上,来自世界各地的运动员在努力展现对体育运动热爱的同时,也向世界展示着残障人士的拼搏精神和坚强意志。发挥积极的性格优势和展现坚强的意志品质,有助于残障人士树立健康认知,促进心理健康发展。

3.家庭因素

残障人士由于自身的缺陷,难以快速融入正常的社会生活,这在很大程度上制约了他们的生活和学习。在这种情况下,家庭环境就显得尤为重要。正确的教养方式、和谐良好的家庭氛围,对残障人士的认知健康和身体康复有着重要作用。许多家庭在对待残障家人时,可能存在以下一些情况导致残障人士产生不良认知。一种是对残障人士过度关怀,使其处于一种被保护、被同情、被施舍的情境里。例如,一些家人由于怕别人歧视、嘲笑残障人士,对他们采取隔离保护的方法,不让他们接触社会。久而久之,可能导致残障人士自主意识差、自我价值感低,形成社交回避心理,不利于残障人士的健康成长。另一种是家人对残障人士漠不关心,放任自流,认为其是家庭累赘与负担,使残障人士产生一种被嫌弃、遗弃的感觉。如在日常生活上苛待残障家人,甚至伴有辱骂、殴打等行为。这些行为都可能使残障人士加剧自我否定,不利于其拥有积极正向的情感情绪体验以及建立良好的自我认知,用积极健康的心态投入到社会生活中。

4.社会因素

残障人士由于自身的特殊性,在社会活动参与中处于相对弱势的地位,长期如此对其个人自我认知及社会认知都有着不利影响。一方面,作为社会中典型的特殊群体,除了自身的缺陷外,还面临着社会中许多有形或无形的障碍,使残障人士在社会中的基本尊严和权利得不到应有的重视和充分的保障,从而限制他们参与社会生活的广度和深度,甚至有社会边缘化的趋势,这样的不平衡和社会压力容易影响残障人士的生活和心理健康。另一方面,社会对残障人士的接纳和关注程度也影响着残障人士的社会认知,影响其社会融入和社会参与的程度。中文的"残"与"废"总是如影随形,因残而废的观念根深蒂固于人们脑海之中长达几千年。"残=废=无能"的思维定势长期以来严重地损害和歪曲了残障人士的形象,残障人士也往往因此遭到主流社会的排斥,不被大众群体所认可和接纳。在就业方面,由于存在社会偏见和社会排斥,残障人士在劳动力市场中经常受到不公平的待遇。比如,同工不同酬问题等,进一步拉大了残障人士与主流社会的差距,在二者之间建立了一道无形的障碍。通过增加社会大众和残障人士之间的了解与互动,有助于促进残障人士认同感、归属感的形成,对残障人士的认知健康有着十分重要的作用。残障人士的生存发展状况也在一定程度上反映着一个社会的进步和文明发展的程度。因此,通过维护和保障残障人士享有同其他公民平等的权利,帮助其形成良好的自我认知,树立自尊自信、自立自强的形象,有助于残障人士在更大程度上平等参与社会生活,回归社会主流。

三、提高认知能力

(一)运用感觉补偿

视觉、听觉、触觉、嗅觉等是人类的重要感觉通道。感觉补偿指的是当某种感觉系统的机能丧失后,个体须依赖其他的感觉通道,以弥补所缺失的机能。

失去视觉后,视力障碍者需要充分发挥听觉、触觉、味觉等才能获取周围环境的信息,因此视力障碍者的这些感觉比普通人更为灵敏,以此补偿视觉的缺失。例如,通过听觉判断距离、方位等信息,通过触觉感知物体的大小、形状、温度等外部属性,通过动觉获得身体运动过程中的身体反馈信息等等。通过感觉的补偿作用,视力障碍者能够完成跳舞、体操等各种复杂的运动;听力障碍者可以使用手语交流;肢体残障者可以通过练习,用脚代替手的功能帮助生活,甚至进行艺术创作。总的来说,大脑像是一个精密的仪器,利用所有可利用的资源,并将其进行整合,从而形成完整的感觉。但感觉补偿的过程并不是完全自发产生的,需要个体付出相应的努力。因此如何采用科学的方法和积极地创造条件,最大限度地弥补感觉缺陷和发挥补偿功能是残障人士康复中所面临的艰巨任务。必须针对个体的不同情况制订相应的康复方案,才能做到最大限度地发挥残障人士的潜能。可从以下方面进行。

1.创设丰富的感官环境

在日常生活中,尽量创造丰富的外部环境条件,刺激残障人士的感知觉,培养听觉、嗅觉、触觉等感觉器官的敏锐度。利用感觉补偿作用,使残障人士的感知觉缺陷得到一定程度的弥补,通过灵活运用其他感觉器官来替代受损的感觉器官,能够更好地适应生活和学习。在接触外部社会的过程中,体验丰富的外界环境,感受来自外界环境的多种多样的刺激,锻炼自己的感知觉器官。同时,积极地参与社会交往,通过体验多样的社交情境,锻炼自身表达能力,培养人际沟通和交往能力。

2.合理利用反馈

在练习的过程中,可根据反馈信息及时调整,这种反馈可能是来自自己,也可能是来自他人。无论反馈来自哪里,在调整—反馈—再调整的过程中,个体能够逐渐掌握方法和技巧。因此,应采取循序渐进的方式进行练习,逐渐增加练习的难度和强度。细心感受每一个步骤和阶段的变化。同时,也可以尽量避免练习过于激进,导致自己的恐惧感加重,产生挫败情绪。试着积极地鼓励和肯定自己的进步,努力克服恐惧、自卑等消极情绪,增强自信心。在产生消极情绪时,进行适当的心理疏导,接受他人的关怀和支持,总结经验教训,在挫折中进步和成长。

3.生理补偿与心理补偿相结合

在促进生理补偿发展的同时,应关注自己的心理补偿状态。心理补偿指的是一种心理适应机制,即为克服自己生理上的缺陷或心理上的自卑,而发展自己其他方面的长处、优势,赶上或超过他人的一种心理适应机制。正是由于这一心理机制的作用,许多残障人士克服了自卑心理,在艺术、体育、商业等领域取得了成功。但不良的心理补偿,则会让人迷失自我,从而影响身心健康。把生理补偿与心理补偿相结合,将自己的缺陷转化为特长,在发展感官能力的同时,促进认知健康,点燃生命之光。

(二)提高注意力

想象你正坐在沙发上发呆,远处突然有爆炸声响起,你的头部不自觉向爆炸声传来的方向转去,这正是注意的作用。注意是指心理活动对一定对象的指向和集中,在注意的过程中,你会选择性地加工某些刺激而忽视掉其他刺激,同时需要调动你的感觉、思维、记忆系统一起参与进来。由于人的感知能力是有限的,在同一时刻只能感知环境中的少数对象,需要心理活动有选择地指向我们想要注意的对象,因此注意力有着高低之分。对于智力障碍者、孤独症患者等,可以进行相应的注意力训练提高注意广度和注意能力,以此培养专注力和自我控制能力,提升认知健康水平。其他残障人士可以从视觉注意力、听觉注意力等方面入手,培养专注力和抗干扰能力。

注意力能够通过后天的训练得到提升,通过培养专注力和抗干扰能力能够有效提升注意力的稳定性,使个体能够长时间专注于当前的事情。例如长途汽车司机需要保持数小时的注意力开车,医生能保持几个小时甚至十几个小时的注意力进行手术。由此可见,注意力可以通过后天的锻炼得到提升,残障人士在生活中可以有意识地训练自己的注意力。需要注意的是,在开始训练前,个体要放松自己的身体肌肉和面部表情,使身体处于一个舒服且自然的状态,专注于当下,脑海中不要出现多余的想法和画面,将杂念予以排除。可以采用呼吸放松法、想象放松法等方法予以辅助。放松之后再开始注意力训练,能够起到事半功倍的效果。在训练时,应遵循以下原则。

(1)在一个相对独立的、没有干扰的空间进行。

(2)在做一件事情时,把桌上的其他无关物品收起,以免对自己造成干扰。

(3)在固定的时间去做某件事并养成习惯。

(4)由简入难,从一个简单目标开始,再逐渐增加难度。如,在某一个时间只听窗外的鸟叫声,逐渐过渡到同时听鸟叫声、车流声、人流声等。

(5)尽量独立一次性做完一件事情,不要中途停止。

(三)提升记忆力

记忆力训练有助于提升残障人士的专注力、理解力、创造力,对其学习、工作、生活有非常多的好处。特别是对于孤独症患者、智力障碍者等人群,记忆力训练可以促进其思维的发展。可通过以下方法提升记忆力。

1. 理解记忆

理解是记忆的基础,通过对概念进行深层次加工,将其记得更牢靠。提升理解记忆的技巧有:

(1)对记忆的东西归纳和分类。记忆的容量一般为7±2个组块,对记忆内容进行分类有助于扩大记忆容量。

(2)编码。例如采用编顺口溜等方式,对记忆内容进行深层次的加工,使个体在提取记忆内容时能够更加容易。

2. 及时复习

根据艾宾浩斯遗忘曲线,遗忘是一个先快后慢的过程。也就是说,刚刚记忆的内容被遗忘的速度是最快的,然后遗忘的速度会逐渐放缓。因此,对刚学的知识及时复习和巩固,是强化记忆痕迹,防止遗忘的有效手段。对于部分残障人士来说,可能难以长时间记住信息,需要更多的时间和精力来学习和记忆知识。及时复习可以提高信息保持能力,通过定期复习和重复学习,可以加深记忆,更好地保持所学知识,减少遗忘的可能性。

> **拓展阅读**
>
> 测测你的工作记忆
>
> 首先,请你花费30秒左右的时间看下面这串数字,并试着记住这些数字:
>
> 1 3 2 3 7 4 8 2 5 9 6
>
> 接下来,请你合上书。在纸上写出8个你知道的动物,然后请你再试着回忆之前的那串数字,必须按照顺序来回忆。你可以把这些数字写在一张纸上。如果你希望更有挑战性,可以试着以倒序的方式回顾这些数字(即先回忆倒数第一个,然后倒数第二个,以此类推)。请开始试试看,等你完成后再打开书看看自己的回忆对不对。
>
> 对比一下所能回忆的数字,能回忆的越多,说明你的工作记忆越好。尤其是,如果你能按照顺序回忆出这些数字,说明你有很好的工作记忆。大多数人能够按顺序回忆出这些数字的一半,极少数人能够全部按顺序回忆出来。

3. 多种记忆手段相结合

利用碎片时间记忆能够有效加深记忆。具体训练的方法有:

(1)多感官结合。同时利用多种感觉器官参与记忆过程,如大声朗读、边听边写来强化记忆,提高记忆效率。

(2)利用最佳时间。一般来说,由于没有前摄抑制和倒摄抑制的干扰,每天起床后和睡觉前为最佳记忆时间,利用这些时间进行记忆的效果最好。

(3)联想记忆。通过相似的特征或形态来帮助记忆。

4. 适当休息

让大脑得到充分休息是加强记忆的必要条件,应避免长时间的机械记忆,其不仅记忆效率不高,而且容易让人产生疲惫感。睡眠是将短时记忆转变为永久记忆的重要过程,世界卫生组织建议3~4岁的儿童每天保证10个小时以上的睡眠时间,如果此阶段没有得到充足的睡眠,就极有可能导致儿童的正常生长发育受到阻碍,而且还会造成免疫力低下。保持良好的精神状态,才能让机体发挥正常的功能,大脑也才能够正常运作。

(四)培养创造力

创造力,是人类特有的一种品质。指的是一种能够产生新思想、新发现和创造新事物的能力,它也是成功地完成某种创造性活动所必需的心理品质。创造力既可以表现在生活中的一个小妙招,也可以体现在具有跨时代意义的科学成就中。高创造力的人能够投入大量的时间和精力在他们感兴趣的领域中,并从中获得快乐和满足。

创造力与智力、知识、个性有紧密的关系,也可以说,是这三者共同作用的结果。从智力层面,创造力属于较特殊的智力品质,是智力发展的结果。据科学研究发现:创造力高的人,智商多在100~130之间。低智力的人难以有创造力,而高智力的人未必都有高创造力。因此,高智力是高创造力的必要条件,但不是充分条件。从知识层面讲,知识是创造力的前提,知识的丰富性、知识结构的合理性和对已掌握的知识的灵活运用对产生创造力来说都至关重要。从人格层面来讲,创造力与人格有着极为密切的关系。真正有作为的创造者,大多具有良好和复杂的人格特点。富有创造性人格的普遍特点为:有强烈的好奇心;有广泛的兴趣,也有专一的兴趣;喜欢独立思考,善于提问题;有责任心;有创作的激情。相反,有些人格因素可能会阻碍创造力的发展,比如过度胆怯、过分的自我批评、从众、内心狭隘、刻板等。

残障人士的创造力也是无穷的,前提是需要给他们一个机会。例如,在特殊教育事业中,许多存在智力、社交、言语、动作等方面障碍的儿童在艺术方面表现出高度的创造力。在音乐、美术、文学等需要创造力的领域,也不乏残障人士的身影。残障人士在培养和提高创造力的过程中,既建立了自信心,也有助于扩宽其就业方向,提升生活幸福感。以下是一些培养创造力的有效方法。

(1)丰富知识经验。

(2)激发求知欲和好奇心。

(3)重视思维的流畅性、变通性和独创性。

(4)培养发散性思维。

(5)参加具有创造性的活动。

四、树立健康认知

(一)保持积极心态

1.提高自我认同感

简单来说,自我认同是指个体对自己的认知和评价,通过个体对自我接纳和自我认可的程度予以体现。自我认同的一个重要方面是自我了解,也就是对自我的正确认知和对理想与现实能力的掌握。包含了以下内容:"我是谁,我的本质是什么?""我是怎么样的人,我的个性、特长与能力如何?""我想做怎样的人,我的愿望和理想是什么?""我应该做怎么样的人,我的道德和价值观是什么?"等等。

自我认同感的确立,对残障人士的自我价值感、生命意义感的建立起着重要作用。首先,残障人士应该客观公正地认识自己,正视自己的缺点和不足,学会接纳自己,看到自己的潜能所在。其次,勇于发现和发挥自己的优点,肯定自己的价值,以此为基点找寻自己存在的意义以及未来的发展方向。需要注意的是,自我认同感也是一把双刃剑,过度的自我认同感也可能导致自负。自我认同并不是一蹴而就的事情,从自我怀疑到自我认同,很可能是一段反复、重复的过程。自我认同是个体在与社会的交互过程中逐渐发展,并随着自身年龄、经验、阅历不断地丰富和完善,最终形成的一套完整评价体系。当个体建立了自我认同,就建立了属于自己的人生观、价值观和世界观,能够客观地认识自己和看待外部世界,确立自己的人生方向和目标并向之前进。

2.学会积极的自我暗示

期望定律告诉我们,当我们对某件事情怀着强烈期望的时候,我们所期望的事物就会发生。自我暗示正是运用这一定律,通过将某种观念暗示给自己,从而影响自己的情绪和行为,属于心理暗示的一种。自我暗示在生活中的运用很多,比如在面试之前暗示自己"没什么大不了的,不用太紧张",在遇到生气的事情时暗示自己"不要发怒""气坏自己又何必"等等,在一些情况下往往可以起到缓解紧张和焦虑、稳定自我情绪的作用。自我暗示可以默不作声地进行,也可以大声地说出来,还可以在纸上写下来,更可以歌唱或吟诵。要点是需要多加重复练习,来抵消固有的思维。在自我暗示的时候,注意用积极的语句替换消极的语句,例如将"我不会失败",替换为"我一定能做到"。试试下面的自我暗示语,体验一下自己内心的变化。

我可以制订一个计划应对这件事。

我还有家人、朋友在支持和帮助我。

这还在我控制范围内。

没关系,这种现象是正常的。

事情并不全是这么糟,我至少还有/还可以……

这还不算最糟糕的事儿。

起作用了,我做到了。

我为自己的进步感到高兴。

(二)养成健康习惯

1.有规律地生活

任何生命活动都有其内在节律性,规律的生活节奏能够促使个体的身体状态和心理状态保持稳定。如果生活缺乏规律性,身体不能得到足够的休息,长此以往可能造成情绪和健康问题。有规律地生活,既有助于残障人士掌握自己的生活节奏,也有助于增强对自己生活的目标感和控制感。规律生活可以尝试从以下几点做起。

(1)定时睡觉、定时起床。

(2)饮食规律,三餐定时定量。

(3)定期锻炼身体。

(4)制定计划和目标。

2.培养兴趣爱好

当自己情绪不好的时候,不妨找一些业余爱好,如绘画、唱歌、运动等。当个体真正投入其中的时候,会发现之前的烦恼自然而然地减少了很多。通过培养兴趣爱好,积极主动发挥躯体功能,既有助于提高残障人士的生活质量,也有助于提升其自我价值感和生命意义感。挖掘自身潜力的同时,也丰富了自己的精神文化生活并保持健康的社交关系。残障人士在培养兴趣爱好时,可以充分结合自己的优势。听力障碍者,可以尝试书法或绘画;视力障碍者,可以发挥自己的听觉能力,尝试唱歌、演奏乐器等活动。培养良好的兴趣爱好,不仅可以提升自己的才能,还能在其中营造良好的人际关系,让生活变得充实且精彩。在这个过程中,不少人还做到了从兴趣到专业。例如,马奕菲2岁时因眼疾双目失明,5岁学钢琴,9岁学小提琴,16岁在2022年冬残奥会闭幕式上,演奏北京冬奥会主题曲《雪花》。马奕菲虽然看不到这个世界,但能从声音、温度、氛围里体会音乐的丰富多彩;她尽管身处黑暗,却被来自音乐的温暖环抱!

3.融入社会交往

社会交往是社会构成与发展的基础,建立健康的社交有利于个体身心健康及社会功能的发展,有助于社会文化的传播。随着我国残障人士数量的增加,残障人士的社会融入已经成为在构建社会主义和谐社会及实现中国梦过程中亟待解决的社会问题。社会融入程度通常是衡量个体心理健康水平、社会适应能力的综合指标,良好的人际关系是残障人士身心健康和发展的重要内容和基础条件。

人本主义心理学家马斯洛将人的需求归为5种,分别是:生理需求、安全需求、社交需求(归属与爱的需求)、尊重需求以及自我实现需求。社交需求(归属与爱的需求)的满足,需要个体与其他人建立起感情的联系或关系,比如结交朋友、追求爱情等等。一些残障人士具有自卑感、孤独感等心理特点,存在封闭自我、不愿与他人交谈、回避与他人接触等行为表现,因此参加的社会活动较为有限,久而久之容易脱离社会交往,归属与爱的需求得不到满足。对于诸如孤独症儿童这一类群体来说,社会交往还是其康复训练的重要环节。与同伴交往是孤独症儿童除了学校教育和家庭成员互动之外的重要的社会化途径。通过社会交往培养孤独症儿童的社交意识,提高社交能力,建立正确的社会互动关系,从而使其能够实现最优发展。

(三)学会整理思维

1.日记法

个体可以通过日记表达并外化自己的想法、感受及需求等私人领域的内容,日记法也是一种梳理自己思维的方式。这是因为书写日记的过程比口头表达的速度慢得多,可以降低个体的信息加工速度。并且,在以书写的形式表达时,能够使原来碎片化的感觉、回忆、想法等变得具有连续性和组织性。从每天都可能遇到的琐碎小事,到失恋、失业、失去健康等等这些人生挫折,个体可以用写日记的方式去直面它。在这个过程中去记录和消化,通过将自己的内心独白外化,可以更理性地分析自己的思维和认知是否合理。

所以,无论是生活中再琐碎的不开心,还是压力大到让你感觉无法承受,请找个安静的环境,一张桌子,一张纸,一支笔。然后,把自己的所想、所感,都一一写下来。只需要记得一点:往深层次挖掘自己最真实的感受。这件事情给你带来什么感觉?什么东西对你而言是最重要的?这么做真的对吗?写下这些也许自己平常从未认真思考的事情之后,自己也会变得更加理性和平静。因为个体在压抑自己思维和情绪的时候,难以客观冷静地去看待和处理问题。通过日记的方式记录下来,既有助于个体情感的释放,也有助于个体细致深入地分析自己认知中存在的不合理之处,从而加以纠正。

2.自我对话

自我对话是个体与自己进行对话的一种方式,它可以是出声的自言自语,也可以在心里默默进行,通过自我对话能够实现思维乃至行为的改变。其实我们每天都在进行大量的有意识或者无意识的自我对话,有时是内心深处的一个想法,有时是脱口而出的某句话,但我们并没有去深究这些对话的具体意义。利用自我对话的力量,可以让人冷静下来,也可以让人振作起来。自我对话有积极和消极之分,经受过创伤的个体容易受到消极的自我对话的有害影响,这种自然发生的消极自我对话,久而久之可能形成一种惯性思维,导致个体产生不合理认知。个体要学会有意识地将一些积极的话语运用到自我对话中,替代消极的自我对话,从而鼓励自己,提高自我认同感。

> **拓展阅读**
>
> 书写怎样保障一个更健康、更快乐的未来
>
> 之前那些令自己感到不堪重负的问题被书写在纸上之后，变得更加简单并且更加可以掌控了。书写会帮助我们解决问题。一旦问题被解决了，就没有必要再想了。
>
> 我们希望你已经相信简要地书写或者阐述那些重要的感情经历，可以在接下来的数周和数月之内改变人们的身体和心理健康。全世界的数百项研究已经表明了把我们的情感创伤转化为文字的魔力。我们现在要转向一个既困难又很重要的问题：它是如何起效的？书写为什么能够产生这样有意义的作用？虽然我们已经在之前提及过相关的元素，但这件事情值得我们更多地去关注。
>
> （摘录自：詹姆斯·彭尼贝克、约书亚·史密斯，《书写的疗愈力量》，机械工业出版社，2018年）

受社会文化的影响，人们似乎习惯压抑自己的想法和情绪。古人云："忍泣目易衰，忍忧形易伤。"可见过分压抑自己会对身心健康产生极大的危害，而选择合理的方式来表达自己内心的真实想法和感受，是一种很好的关爱自己心灵的方式。在对话之前可能感觉自己脑海中混乱不堪，通过与自己对话的方式，既可以让积压已久的想法和情绪宣泄出来，也可以反思自己思维的合理性与正确性。一方面，在自我对话的过程中逐渐梳理脑海中的事情，尝试平复自己的情绪，并认识到自己思维中的不合理成分；另一方面，自我对话可以让个体重新评估自己的价值和意义，从而感受到价值感和控制感，并减弱自身心理上的不适。在自我对话的过程中使自己得以净化，从不良认知当中回归理性的自己。

五、纠正不良认知

（一）树立积极归因

积极归因倾向于将成功归因于内部因素，而将失败归因于外部因素，从而

促进积极情绪、自尊和适应性。通过采用积极的归因方式,构建更积极的认知,帮助残障人士识别和挑战消极的自我评价和归因,从而增强其自尊心、自信心,增加积极情绪,更好地适应生活中的挑战和困难。

1.承认自身努力和成就

残障人士应该学会承认自己的努力和成就,而不仅仅是关注残障带来的困难和挑战。这意味着要看到自己所取得的进步和成就,并将其归因于自己的努力和毅力。当个体相信成功是由于自己的能力和努力时,能够增强自尊和自信,感受到更多的积极情绪。例如,一位轮椅击剑运动员赢得了比赛,他将这一胜利归因于自己的专注训练和体育技能。这位运动员可能投入了大量的时间和精力来训练自己的体能和技术,不仅参加了专业的训练课程,并且坚持了严格的训练计划。尽管面临着身体上的限制,他通过自己的毅力和决心克服了困难,最终取得了比赛的胜利。他认识到自己的训练成果和技能水平是赢得比赛的关键因素。

2.寻找积极的解释

通过寻找积极的解释来树立积极的归因,有助于提高残障人士的适应能力和认知健康水平。当个体将失败归因于运气、机遇或其他人的行为等外部因素时,他们可能会感到更少的自责和负担,从而减少负面情绪的出现。当面临挑战或失败时,单一地将结果归于自己的缺陷,而不是外部因素的影响,可能会导致自责、自我怀疑或自我批评。将失败或挑战视为学习和成长的机会,而不认为是自己的能力不足或是个人缺陷的表现,有助于提升个体的自信心和自我认同,增强对未来的信心和希望。把注意力更多地集中在自己的进步和努力上,而不是仅仅专注于结果。一方面,关注自己的努力和付出,无论结果如何,都可以为自己的努力感到自豪。另一方面,寻找事件或结果中的积极意义和目标,并将其视为自己的努力和成就。例如,这一次的失败是为了下一次的尝试做好充分的准备,从失败中积累经验,并获得成长。

3.肯定个人的价值和能力

认识到自己的独特性和价值,并将成功归因于自己的内在特质而不是外部因素,将有助于残障人士树立积极的归因。残障不会定义自己的全部,而只是生活中的一部分,自己还拥有许多其他方面的优点和能力。认识到自身的内在优点、特质和能力，肯定自我价值。例如，一个盲人学生成功通过了一门考试，他将这个成功归因于自己的努力学习和坚持不懈的态度。在备考期间付出了很多努力，包括使用盲文、音频资料或者借助辅助技术来学习，采取了复习、做笔记、参加辅导班等各种积极的学习策略，并花费了额外的时间和精力来克服视觉障碍所带来的挑战。他对自己的学习成果感到自豪，并且相信自己的努力是取得成功的关键。通过强调自身的内在优点、特质和能力来树立积极归因。这包括认识到自己的独特性和价值，并将成功归因于自己的内在特质而不是外部因素。

4.增强可控性

可控性是指个体认为他能够控制或改变事件或行为原因（Weiner B，1985）。如果一个人认为成功或失败是可以控制的，他可能会更积极地行动以取得成功。相反，如果一个人认为成功或失败是不可控制的，他可能会感到无助和沮丧。个体对事件的感知程度，即他认为自己能够控制或影响事件的程度，对心理健康有着巨大影响。残障人士感到对于某些事件缺乏控制，尤其是涉及他们的残障特征或限制时，这可能导致无助感和挫败感。感受到自己有一定的可控性可以减少残障人士的无助感和消极情绪。当他们认为自己能够对自己的生活做出一些积极的改变或决定时，会减少对未知和不确定性的恐惧，从而降低焦虑和抑郁的风险。并且，可控性可以增强残障人士的自主性和自我效能感，使其相信自己有能力改变生活中的各个方面，从而更有信心面对挑战和克服困难。

(二)改变认知方式

人之所以会固守认知，是因为接收到的信息太过单一，仅仅关注自己所认可的内容。长此以往，形成了固有的思维模式和认知方式。改变认知方式是很好的面对创伤事件的方法，通过重新评价应激源自身的性质和重构对于应激反应的认知，扩宽思维领域，尝试从另一个角度来看待自身的处境。具体可以从以下几方面进行。

1.换位思考

换位思考是人际交往中的一种心理体验过程。它客观上要求我们将自己的内心世界,如情感体验、思维方式等与对方联系起来,站在对方的立场上体验和思考问题,从而与对方在情感上进行沟通,为增进理解奠定基础。在生活中,我们常常因为自己片面的思维陷入认知困境,容易将自己的想法强加到别人身上。假如我们能换一个角度,站在他人的立场上去思考问题和解决问题,会得出怎样的结果呢?最终的结果将会是彼此都多了一些理解和宽容,拉近和改善了人与人之间的关系,收获了友谊和支持。而这一切正是从换位思考做起,从自我反思开始的。正如大仲马所说:"烦恼与欢喜,成功和失败,仅系于一念之间。"换一种角度,是换一种心态,更是换一种境界。从狭窄的视角去看,只会感到忧虑、焦躁、悲观,但从更广阔的视角来看,也许能感受到轻松、愉快、乐观。所以客观地看待自己,学会逆向思维,会让我们不那么执着于"为什么不幸的总是我?""我怎么什么都做不好?"等不客观、不理性的想法。

2.着眼当下

"你感到沮丧,是因为你活在过去。你会感到担忧和焦虑,是因为你活在未来。但是当你感到满足,开心和平和时,你才是活在当下。"不念过去,不惧未来,生活中的许多烦恼,往往都源自沉浸过去、忧虑未来。我们也许常常会想:"要是以前……该多好""要是没有……就好了""等到……的时候"。正所谓弃我去者,昨日之日不可留,过去的事情已然过去,不可挽留。个体在困顿于过去和未来的时候,往往错失了当下拥有的资源和机遇。把握当下,全身心地投入到当下的生活中,将自身所有的能量都汇集于现在,是一种全身心地投入自己人生的生活方式。当个体存在于当下,关注眼前的风景,不为过分遥远的未来担忧,只为清清楚楚的现在努力,才能活得更加充实自在。

3.防止情绪化思考

回忆自己是否有过这样的情况:因为一点小事儿就大发雷霆,事后又总是觉得自己不该那样;因为别人的一个眼神或者一个动作,就马上回想自己是不是做错什么了。每天经历情绪频繁的跌宕起伏,常常由当时的情绪主导自己的想法和行为。情绪化思考,其实是一种将事情过分简单化的方式,用情绪代替思考往往带有偏激性、武断性,对人对事持有非黑即白的态度,似乎一件事情只有绝对的正确和错误,忽略了任何事物都是存在相对性的。习惯性地被情绪化所控制，使个体难以用理性思维帮助自己进行思考和决策。在做出某些决定时，过于凭借和依赖自己当时的情绪，有可能让自己做出不当、冲动甚至严重的行为，从而追悔莫及。可以说，避免情绪化思考，是一种利人利己的思考方式。

4. 避免反刍思维

反刍思维是一种消极的反应风格，表现为对自身负面情绪、产生原因以及不良后果过分关注并反复思考，但并不积极地去思考如何解决现实问题。思维反刍是一种不良的反应风格，与悲观、自责、过分依赖，以及消极的归因方式关系密切。具有高反刍思维的个体在面对负性生活事件，或者感知到孤独、压力、绝望等消极体验时，存在认知僵化，并且缺乏对未来生活的信心。对听力障碍大学生的研究发现，对反刍思维的长期干预可以有效降低听力障碍大学生的自杀意念水平（范志光，2020）。残障人士在生活中，可以将"享受快乐"和"积极应对"作为核心，把握"好事抽象化，坏事具体化""好事主体化，坏事客体化"的要点，从而消除消极的反刍思维，习得积极的思维模式和应对方法。

❋ 心灵小结

1. 保持心理健康的首要方法就是保持健康的认知，认知健康直接影响着个体的生活质量、社会参与度和幸福感，良好的认知健康也有助于增强残障人士的自尊心和自信心。当更好地认识到自己的能力和潜力时，能够提高自我价值感，更有信心面对生活。

2. 通过建立自我认同和积极归因，逐步接受自己的残障身份，将生活中取得的成功归因于自己的努力和能力，而不是被动地接受外界的判断和评价。

3. 努力发展学习、记忆、决策和问题解决能力等，更好地提升自身心理韧性和适应能力，有效应对生活中的变化和挑战。

❋ 心理自测

请仔细阅读以下每一道题目，然后根据您的实际感觉，选择最适合您本人情况的选项并打上"√"。

应对方式问卷

题目	不采取	偶尔采取	有时采取	经常采取
1.通过工作学习或一些其他活动解脱	0	1	2	3
2.与人交谈,倾诉内心烦恼	0	1	2	3
3.尽量看到事物好的一面	0	1	2	3
4.改变自己的想法,重新发现生活中什么重要	0	1	2	3
5.不把问题看得太严重	0	1	2	3
6.坚持自己的立场,为自己想得到的斗争	0	1	2	3
7.找出几种不同的解决问题的方法	0	1	2	3
8.向亲戚朋友或同学寻求建议	0	1	2	3
9.改变原来的一些做法或自己的一些问题	0	1	2	3
10.借鉴他人处理类似困难情景的办法	0	1	2	3
11.寻求业余爱好,积极参加文体活动	0	1	2	3
12.尽量克制自己的失望、悔恨、悲伤和愤怒	0	1	2	3
13.试图休息或休假,暂时把问题(烦恼)抛开	0	1	2	3
14.通过吸烟、喝酒、服药和吃东西来解除烦恼	0	1	2	3
15.认为时间会改变现状,唯一要做的便是等待	0	1	2	3
16.试图忘记整个事情	0	1	2	3
17.依靠别人解决问题	0	1	2	3
18.接受现实,因为没有其他办法	0	1	2	3
19.幻想可能会发生某种奇迹改变现状	0	1	2	3
20.自己安慰自己	0	1	2	3

评分标准:

问卷由20道题组成,由积极应对和消极应对两维度组成。其中,"0"表示不采取,"1"表示偶尔采取,"2"表示有时采取,"3"表示经常采取。

积极应对维度总分为1~12题的得分相加。分数越高,表明个体越倾向于使用主动解决问题、寻求帮助等积极策略。消极应对维度总分为13~20题的得分相加。分数越高,表明个体越倾向于使用逃避、压抑情绪等消极策略。

第三章　残障人士的情绪与压力管理

内容简介

情绪是一种复杂的心理现象,它包含情绪体验、情绪行为、情绪唤醒和情绪刺激等复杂成分。情绪具有适应功能、动机功能、组织功能和信号功能。残障人士在经历创伤之后,如果负面情绪难以得到释放,容易引发心理亚健康问题。残障人士面临"六个方面"的压力,一是身体和健康的;二是对伤残、疾病诊断过程和治疗效果的满意度;三是独立性、隐私性和控制性方面;四是生活目标和未来规划方面;五是与家人、朋友以及同事的关系上;六是经济效益。提升心理能力,做好情绪管理,是构建残障人士自我效能、心理健康和生活幸福感的关键。残障人士可以通过认知调节、合理宣泄、心理放松、行为调节、理性升华等方式进行情绪调适。

本章就如何让残障人士学会了解情绪,掌控情绪为目标,帮助残障人士建立心理健康机制,迈向健康的心理状态。增进残障人士沟通能力,提升残障人士心理功能,使其做好情绪管理与压力调适,充满力量地面对生活中的不如意,用崭新的角度来看待世界,实现更高的自我价值。

一、案例分析

案例

小美,女,36岁,在一次意外中造成下肢残疾,但上肢能力完好,小美的日常起居如穿衣、吃饭、看电视等都由丈夫帮助才能完成。家中虽有轮椅,但常年搁置,丈夫从此也成了小美家中行走的"交通工具",每当家人无法陪伴时,小美就会莫名感伤,觉得大家不理解她,丈夫也因此被长期束缚于家中。丈夫曾希望小美到专业机构进行康复训练,小美对此十分抗拒,觉得家人不想管自己,嫌弃伺候她麻烦,自己出去会被正常人嘲笑,会感受到压力。即使社区残联提供免费的康复器材和康复服务项目,小美也不愿接受,甚至通过摔东西表示不满。自从事故发生后,小美的性格和情绪就慢慢发生了变化,特别容易生气且情绪不稳定,对未来的生活也开始缺乏自信。

(改编自:任能君、李祚山,《残疾人心理健康与调适技巧》,重庆大学出版社,2009年)

案例中的小美因为事故,经历了从健全人到残障人士的身份转变,这种突然的变化让她难以接受自己的新身份,情绪上发生了巨大变化,产生了烦躁、焦虑、抑郁等不良情绪,同时承受着很大的心理压力。小美的心理压力来源具体包括以下三个方面:一是自身身体的残疾。自己身体残疾后,行动不便,日常起居都由丈夫帮助才能完成,因此自我控制感较低。二是家人对自己的看法,家人想让其参与康复训练,但小美认为这是家人想"摆脱"自己,同时也害怕进行康复训练会被他人嘲笑,因此不愿接受。三是未能掌握合理的情绪管理策略,如小美通过摔东西等方式,难以有效地表达和宣泄情绪,使得不良情绪累积,心理压力增大。

二、心理解读

(一)残障人士情绪心理的特点

1.情绪反应强且不稳定

情绪是一个独立的心理过程,并对其他心理活动具有组织作用。当人们处在积极、乐观的情绪状态时,更容易注意事物美好的一方面,愿意接纳外界的事物;当人们处在消极的情绪状态时,则容易失望、悲观,放弃自己的愿望,甚至产生攻击行为。情绪反应指在某种情绪状态下人体内部的生理变化与人体外部的表情动作变化,部分残障人士表现出情绪反应强且不稳定。但不同类型残障人士在这一特点上所表现的方式也有所不同,如听力障碍者情绪反应强烈,而且多表现于外,容易与别人发生冲突;视力障碍者情绪反应多隐藏于内心,虽然情感体验很激烈,但情绪表现却不十分明显,而且爆发性情感较少。上述案例中的小美,在事故发生后,就表现出情绪变化大,情绪反应强烈的特点。

2.情绪的内隐性

有时候残障人士的情绪外部表现和内心体验并不一致,甚至恰恰相反。残障人士有意识地掩饰自己的真实情绪,这是由于残障人士自尊心较强或心理闭锁所引起的。他们对于内心感受、真实想法、自身经历等不肯轻易吐露,表现出内隐、含蓄的特点。

一方面,这种内隐性表现在情绪表达的抑制。由于担心自己的情绪表达会受到他人的误解和评判,残障人士倾向于抑制自身情绪。但长此以往,抑制可能导致内隐情绪的积累和强化,使情绪问题更加复杂和难以解决。上述案例中,小美在生活中总是感觉自己不被他人所理解,也不轻易吐露自己的想法。从而出现闭锁的心理特点。

另一方面,表现在情绪体验的复杂性。残障人士的内隐情绪具有较高的复杂性。他们可能因为自身的残疾而产生自我否定和自卑情绪;但同时他们又可能在与他人的互动中感受到被关爱和支持的温暖。这些矛盾的情绪体验在潜意识中交织,增加了情绪调节的难度。

3.情绪易于心境化

心境化是指情绪反应相对持久稳定,情绪反应的时间明显延长,这种延长表现在两个方面:延续作出反应和延长反应过程。例如,一个人在受到批评后,可能不会当场发作,但事后会因此闷闷不乐好几天。残障人士内心比较敏感,他们的情绪活动一旦被刺激激发,即使刺激消失或变化,情绪状态有所缓和,但情绪的持续时间会较长,转变成一种心境,对后续的活动产生影响。如残障人士的自卑、无助、抑郁、焦虑等情绪都具有心境化的特点。

心境化的情绪状态会使残障人士更容易陷入心境相合性记忆偏差,即更容易回忆起与当前情绪相符的负面经历,从而进一步加剧消极情绪。例如,一个处于低落心境的残障人士可能会不断回忆起自己遭受歧视或挫折的经历,进而陷入更深的悲观情绪中。

长期的心境化情绪可能导致残障人士在社交和行为上出现退缩。例如,持续的焦虑或抑郁心境可能使残障人士不愿意参与社交活动,并减少与他人的互动,从而进一步孤立自己。案例中的小美,自从车祸发生后性格和情绪就慢慢发生了变化,特别容易生气且情绪不稳定。小美的负面情绪被激发之后,持续时间较长,并未能得到很好地宣泄和处理,使得她逐渐对未来生活缺乏自信,因而对待生活的态度也会发生转变。

(二)残障人士常见的情绪问题

1.抑郁

张某,男,59岁,视力残疾。7岁的时候被确诊为"视神经萎缩"和"视网膜色素变性",到30岁时彻底失明。医生的话如晴天霹雳,张某在此后的很多年里都没有开心地笑过。内心总是涌起一种酸楚,那时他经常一个人坐在屋檐下默默流泪,情绪异常低落,这个突如其来的变故还让他想到了死。在彻底失明后的第三天,痛苦不堪的他来到屋后的悬崖边,准备结束自己的生命,幸好被妻子及时发现和开导,才没造成遗憾。

(摘录自:任能君、李祚山,《残疾人心理健康与调适技巧》,重庆大学出版社,2009年)

张某因为失明,很多年都没有开心过,持续的心情低落、郁闷、沮丧使得他患上抑郁症。抑郁是一种有碍于健康且十分常见的负面情绪,也是残障人士常见的情绪困扰。按照ICD-10国际公认标准,心情低落、郁闷、沮丧持续两个星期以上,并且妨碍学习、生活和社会,一般称为抑郁症。抑郁症的外部表现一般有"六无":无兴趣、无希望、无助感、无动机、无价值感、无意义。轻则会出现早醒、便秘、厌食、消瘦、失眠、性功能减退、精神萎靡等,重则会产生强烈的自杀意向。

张某的案例凸显了残障人士经历失明所产生的复杂情绪反应,这一过程不仅是生理上的逐渐适应,更是心理上巨大的情绪挑战。视力的丧失让他失去了原有的生活自理能力,同时也剥夺了他与外界正常互动的能力,这种能力的丧失引发了强烈的无力感和挫败感。他内心涌起的酸楚和孤独,反映了他对未来生活的不确定性和对过去生活的怀念,而这种情绪的积累最终导致了他情绪的异常低落,患上抑郁症,甚至产生了结束自己生命的想法。

残障人士产生抑郁情绪的原因有以下几个方面。一是受残疾的等级与健康状况的影响。残疾的等级程度与自身健康状况的好坏直接影响残障人士的情绪状况,从而影响抑郁症的发生。健康状况好,残疾程度较低的残障人士可以参加一些社会活动,获取一定的经济收入,受到家庭和社会的重视,抑郁发生的机会较少。患有某种疾病,残疾等级程度较高,生活不能自理,也较少参与社会活动,没有获取经济收入的能力,增添家庭的负担,这样的残障人士的抑郁发生机会较大。二是经济条件的因素。经济上能够自立者,其抑郁发生率一般较低。三是年龄的因素。随着年龄的增长,残障人士逐渐适应了社会的大环境,对社会上的一些歧视也逐渐能够坦然接受,其抑郁发生的概率也较低。四是环境因素。残障人士对环境因素敏感,特别是家庭、亲人对自己的态度和关爱。因此,家庭和亲人要在生活上关心他们,思想上引导他们,切忌把他们当成包袱,在言行上伤害他们。

2.焦虑

刘某,男,49岁,因为车祸失去了双腿。他原来是家里的顶梁柱,妻子是家庭主妇,有两个孩子,一个在上初中,一个在上高中。他无法从事原来的工作,妻子不仅要照顾他和孩子,还要每天去工作。刘某自己却什么都不能做。在家待着时常感觉心慌,烦躁,夜晚入睡困难,常常被噩梦惊醒。

刘某因车祸失去双腿,从家庭的顶梁柱突然变成需要被照顾的对象,这种身份的转变让他经历了巨大的心理冲击。他原本是家庭的经济支柱,如今却无法继续工作,家庭的经济和照顾负担全部落在妻子身上,这种无力感和自责让他深感痛苦。他觉得自己成了家庭的负担,这种认知进一步加剧了他的心理负担,导致他出现暴躁情绪。从心理学角度来看,刘某正处于创伤后的适应阶段,他的自责、无助和焦虑情绪反映了他对自我价值的怀疑以及对未来的不确定感。此时,他需要家庭的理解和支持,妻子和孩子的陪伴与鼓励能够帮助他缓解焦虑,重建自信,调整心态,走出心理阴影,重新找到生活的意义和价值。

焦虑是因为对威胁性事件或情况的预料而产生的一种高度忧虑不安的状态,神经过敏,高度紧张,并伴有烦恼、害怕、紧张等情绪体验,严重者会影响生理和心理功能障碍。一般程度的焦虑者,大多会产生痛苦、担心、嫉妒、报复等情绪,夸大自己的缺点,忧心忡忡,垂头丧气,而且还会对自己产生怀疑;而严重焦虑者往往会非常激动、非常痛苦,他们喊叫、做噩梦、报复心极强、食欲缺乏、消化和呼吸困难、过度肥胖,而且容易疲劳。最严重时,生理也会受到影响,如心跳加速、血压升高、呕吐、冒冷汗、精神紧张、肌肉僵硬。在现实生活中,残障人士相比于健全人来说,不仅会对一些影响自己的重大事件产生焦虑,还容易对生活中的一些小事情产生焦虑情绪,焦虑源比健全人要多,残障人士的焦虑可以被界定为一种弥散性焦虑。表现为一种无明确原因的、过度担忧的状态。其实,焦虑是人类在面对危机时的自然情绪反应,作用在于提高警觉,使人采取行动去避开危险和处理当前困难,以便渡过险境。适度的焦虑情绪可以提高学习和工作的效率,然而,若这种情绪长期持续又没有得到适当处理的话,不仅无助于处理生活问题,甚至会损害身心健康。过度的焦虑情绪对人的精神生活有严重的破坏作用,长期发展下去会导致焦虑症。

3. 迁怒

湖南省衡阳市珠晖区一名残障人士携带汽油来到珠晖区副区长邹传云的办公室,将汽油泼洒在邹传云和自己身上,点燃焚烧。两人当场被严重烧伤,邹传云从二楼办公室破窗跳下呼救,这名残障人士也从二楼阳台跳下。残障人士叫罗贤汉,今年37岁,尚未结婚。邻居们反映,罗贤汉童年因患小儿麻痹症,导致腿部残疾,行动不便,所以一直靠"老爷车"(即三轮摩托车)代步,并以此载客谋生,政府每月还给他130元的最低生活保障金。一位姓谢的邻居说,2003年开始,衡阳市城区取缔"老爷车"运营。此后,罗贤汉的"老爷车"因无牌无证,连续三次被有关部门没收。2003年下半年,罗贤汉开了多年的"老爷车"被交警没收,但得了一些补偿。春节前,罗贤汉东凑西借又买了一辆"老爷车",但开了没几天,就被没收了。前不久,一位邻居看他可怜,便把自己一台闲置的"老爷车"借给罗贤汉,但6月3日这台车又被交警扣下。由于自己的谋生工具屡次被交警扣押,罗贤汉难以控制自己内心的愤怒,失去理智,在冲动之下,走上了与执法人员同归于尽的不归路,该事件发生后,大家深感震惊和意外,也很难过。据该区负责人介绍,这事发生的第三天原本是该区残联安排罗贤汉去一家化工企业面试的日子,可是想不到他两天前竟做出了这样的事情,令人不禁扼腕叹息。

(摘录自:时代商报,《区政府前自焚烧伤副区长》,新浪新闻,2004年)

"迁怒"是指个体将内心的愤怒情绪转移并释放到无关的人或事物上,这是一种常见的心理防御机制。当人们在心理或行为上遭受挫折时,由于没有足够的能力反击使自己受挫的人,或者因挫折来源不清而无明确攻击对象时,会在局外人身上发泄愤怒情绪。人们一般选择比自己软弱且不同于自己或不认识的人作为发泄对象,这种现象便是迁怒。例如,案例中的罗某因多次遭遇"老爷车"被没收,生活陷入困境,内心的愤怒和无助不断累积,最终在冲动之下迁怒于政府官员,造成了严重的后果。这种迁怒情绪是一种不良的心理因素,常常使一些无辜的人成为"替罪羊",无论挫折来自哪里,人们都倾向于将怒气转移到其他人身上。迁怒实质是一种短暂的应激反应,行为往往带有盲目性和冲动性,独断地认为自己的不幸是由外部原因和别人造成的,将怒气和不满迁移到别人身上,做出一些伤害周围人的行为。

迁怒行为不仅会对他人造成伤害,也会进一步加剧残障人士自身的心理问题。一方面,迁怒可能导致自己陷入更深的自责和内疚中,觉得自己无法控制情绪,从而加重自卑感和无力感。另一方面,迁怒可能破坏与他人的关系,进一步加剧孤独感和被社会边缘化的心理。此外,迁怒行为还可能掩盖了残障人士内心真正的需求和问题。例如,他们可能因为缺乏足够的社会支持和心理疏导,而无法正确表达自己的困境和诉求,只能通过迁怒这种极端方式来发泄情绪。这种行为虽然在短期内可以缓解情绪压力,但从长远来看,却无助于问题的解决,甚至可能引发更多的社会矛盾和心理创伤。

4.冷漠

陈某,男,24岁,18岁因为车祸失去了双腿。自从发生车祸后,他每天在家里郁郁寡欢,仿佛对什么都失去了兴趣,对家里发生的事情也漠不关心,父母跟他说话,他都懒得搭理。一天他自己摇着轮椅去公园,在路上看到一辆汽车撞倒了一位老人后扬长而去。他看到可怜的老人倒在血泊之中,就想到了自己遭遇的车祸,自己都遭遇了不幸还管别人做什么。他边想边摇着轮椅走了,过了一会儿才有人看到受伤倒地的老人,拨打了120,可是已经错过了最佳的抢救时间,老人因此死亡。

冷漠是一种对人和事物漠不关心、无动于衷的消极情绪,是对内心压抑的情绪情感的一种消极逃避反应,也是一种对挫折的消极防御方式。具有这种情绪的人虽然表面上看起来平静、冷漠,但内心往往有强烈的痛苦、孤寂和压抑感。如果失去生活的动力和信心,这时冷漠便会乘虚而入。"冷漠"在残障人士的心理健康中扮演着复杂的角色,它既是心理创伤的结果,也可能成为进一步加剧心理问题的因素。对于残障人士来说,如果在生活中不断地受到打击,则容易产生习得性无助,对别人的意见表现得漠不关心,无论是赞扬还是批评都无动于衷,甚至全盘否定自己存在的价值。

案例中的陈某,18岁因车祸失去双腿后,生活轨迹被彻底改变,逐渐陷入一种对生活失去兴趣、对他人漠不关心的状态。这种冷漠并非简单的不关心,而是一种深层的心理防御机制。面对身体的残疾和生活的困境,他内心积累了大量的负面情绪,却无法找到合适的出口,最终选择了压抑和回避。冷漠不仅影响了陈某与家人的关系,使他对外界的关心无动于衷,还进一步加剧了他的心理孤立感。这种孤立感让他在面对社会时更加退缩,甚至在目睹老人被撞倒的事件时,他选择了逃避,而不是伸出援手。这种行为背后反映出的是他对自身价值的怀疑以及对社会的不信任。此外,冷漠还可能掩盖了陈某内心深处的焦虑和不安。他可能害怕再次面对失败或挫折,因此选择用冷漠来保护自己,避免进一步的心理伤害。然而,这种冷漠不仅无助于问题的解决,反而可能进一步削弱他的心理韧性,使他更加难以重新融入社会。

冷漠对残障人士的心理健康的负面影响不容忽视。首先,它可能导致个体与社会的隔离,减少与外界的互动和交流,进一步加剧孤独感和无助感。其次,冷漠可能掩盖了残障人士内心深处的焦虑和抑郁情绪,使他们难以表达自己的需求和感受,从而无法获得及时的心理支持。例如,一些残障人士可能因为长期的冷漠和孤立,而对生活失去兴趣,甚至出现结束生命的想法。此外,冷漠还可能影响残障人士的社会支持系统。当残障人士对他人和社会表现出冷漠的态度时,可能会导致家人和朋友的误解,进一步影响人际关系和社会融入。

三、掌控情绪,避免"情绪陷阱"

"情商之父"丹尼尔·戈尔曼认为:情商就是管理情绪的能力。对于残障人士来说,生活的挑战往往更加严峻,情绪的波动也更为剧烈,负面的情绪被视为头号压力威胁的来源。在这样的情况下,情绪管理显得尤为重要。学会掌控情绪,不仅能帮助我们避免陷入消极情绪的陷阱,还能让我们在困境中找到前行的力量,重新找回生活的希望和意义。

(一)接纳情绪

接纳情绪是情绪管理的基础。接纳并不意味着沉溺,而是正视情绪的存在,理解情绪的合理性。例如,当一位残障人士因为无法完成某项任务而感到沮丧时,他可以告诉自己:"这件事对我来说确实很难,这是正常的。"这种接纳能够帮助自己缓解情绪的压抑,避免情绪的积压和爆发。

同时,接纳情绪也需要周围人的支持。家人、朋友和社会应该给予残障人士充分的理解和包容,不要试图强迫他们压抑情绪,而是鼓励他们表达自己的感受。当残障人士能够在一个安全、温暖的环境中表达情绪时,他们的情绪管理之路将更加顺畅。

1.正视情绪的存在

情绪是人类内心世界的自然反应,无论是快乐、悲伤、愤怒还是焦虑,它们都是我们内心的一部分。这些情绪都是正常的,是面对困难时的自然反应。对于残障人士来说,身体的限制和社会的偏见可能会引发更多的情绪波动,但这些情绪并不是弱点,而是内心的真实表达。需要明白,自己的情绪是合理的,不要试图压抑或忽视它们,也不需要因为这些情绪而自责。

2.理解情绪的合理性

残障人士的身体状况可能会带来一些限制,如果学会接受自己的身体状况,并寻找解决限制的方法,也许能够更好地接纳自己,减少因身体状况而产生的负面情绪。例如,一位肢体残障人士因车祸失去双腿,无法继续从事原来的工作,家庭经济压力增大,他因此感到极度焦虑和自责,认为自己拖累了家庭。通过情绪ABC理论的干预,他识别到自己存在非理性信念,如"我必须像以前一样为家庭提供经济支持,否则就是没用的人",学会用更合理的信念将之替代,如"虽然我现在无法工作,但我可以通过其他方式为家庭贡献力量,比如照顾孩子、参与家庭决策等"。每个人都有自己的不完美,残障人士也不例外。一个人的价值并不完全取决于身体的完整或智力的水平,通过自己的努力和成就同样可以证明自己的价值,而不是因为身体的限制而否定自己。

3.给予自己耐心和关爱

接纳情绪不仅需要理解情绪的合理性,还需要给予自己足够的耐心和关爱。残障人士需要学会温柔对待自己,像对待朋友一样对待自己的情绪。以下是一些关爱情绪的方法。

(1)自我安慰

当情绪来临时,尝试自我安慰。例如,当感到沮丧时,可以告诉自己:"我今天已经尽力了,虽然结果不尽如人意,但我已经做到了最好。"这种自我安慰能够帮助自己缓解情绪的波动,增强内心的平静。

(2)自我鼓励

通过自我鼓励,肯定自己的努力和进步。例如,当完成一项任务时,可以告诉自己:"我做到了,我很棒!"这种自我鼓励能够帮助自己建立自信,增强内心的韧性。

(3)自我关怀

学会自我关怀,通过一些简单的方式照顾自己的情绪。例如,可以通过听音乐、看电影、散步等方式放松自己,缓解情绪的压力。自我关怀不仅能够帮助缓解情绪的波动,还能够感受到自己的价值和重要性。

> **拓展阅读**
>
> 测量你的情绪脉搏
>
> 情绪脉搏测量是一种通过周期性自我觉察来量化情绪波动的方法,其核心是将主观情绪体验转化为可分析的数据。具体操作分为3步:
>
> 1.即时记录。每日多次暂停活动,用具体词语(如"焦虑""愉悦")标注当前情绪,并区分积极、消极和中性状态。
>
> 2.可视化追踪。将情绪强度绘制成折线图,横轴为时间,纵轴为情绪分值(如1~10分),直观呈现波动规律。
>
> 3.模式分析。一周后观察图表,结合事件记录识别情绪触发因素,例如"发生矛盾后情绪持续低落"可能指向社交压力关联性。情绪有周期性,如28天的生物节律或短期钟摆效应,高峰与低谷交替出现属正常现象,生理指标(脉搏波形态、心率变异性)与情绪状态相关,愤怒时脉搏幅度增大,悲伤时呼吸变缓。

(二)寻找情绪的出口

情绪管理对于残障人士来说是一项重要的技能,而寻找情绪的出口则是情绪管理的关键环节。通过合理的方式释放情绪,残障人士可以更好地调节心理状态,提升生活质量。

1.倾诉与分享

倾诉是一种非常有效地释放情绪的方式。通过与信任的人交流,分享自己的感受和经历,从而获得情感上的支持和理解。例如,与家人、朋友或心理咨询师交流,能够帮助缓解自己内心的压抑,减轻负面情绪的压力。此外,参加支持小组,与其他有类似经历的人分享情感,也能获得互相理解和支持,缓解负面情绪。

2.艺术与创作

艺术创作是一种将情绪转化为创造力的方式,可以帮助残障人士以一种积极的方式表达自己的情感。例如,绘画、音乐、写作或手工制作等艺术形式,不仅可以帮助他们释放情绪,还能提升自信心和自我认同感。在艺术创作过程中,残障人士可以通过色彩、旋律或文字来表达内心的感受,找到情绪的出口。

3.运动与放松

运动是一种非常有效地释放情绪的方式。通过运动,如慢跑、瑜伽、击打沙袋等,残障人士可以释放内心积蓄的负面情绪,同时增加身体活动带来的愉悦感。此外,深呼吸和冥想也有助于放松身心,调整心理状态,以更冷静的态度面对问题。这些放松技巧不仅能够缓解紧张和压力,还能舒缓情绪,让内心平静。

4.专业支持与自我反思

在情绪管理过程中,寻求专业帮助是非常重要的。心理咨询师或治疗师可以提供专业的指导和支持,帮助残障人士更好地探索和理解深层次的情绪,并提供解决方案。同时,通过写情绪日记,记录情绪的变化和触发事件,可以更清晰地认识自己的情绪模式,找到情绪问题的根源。这种自我反思能够帮助自己更好地管理情绪,提升情绪调节能力。

(三)避免情绪陷阱的策略

情绪的适当宣泄和转移是十分必要的。消极情绪的来源多是由消极体验造成的。当出现消极情绪的时候就要及时解决。

1.认知重构与思维调整

(1)识别负面思维模式

情绪陷阱往往源于负面的自动化思维,例如"灾难化思维""绝对化"或"否定性预测"。通过反思自己的思维方式,识别这些错误信念,并用更积极、客观的视角重新评估问题。避免将事情绝对化,尝试从多个角度看待问题。例如,不要因为一次失败就否定自己的全部能力。

(2)切换人称视角

当产生情绪困扰时,想象自己是一个旁观者或朋友,从外部视角看待问题,这样可以拉长与情绪的心理距离,减少情绪对决策的干扰。也可以想象如果自己的朋友遇到了情绪困扰,自己该如何进行开解和疏导。

2.情绪觉察与中断

(1)识别情绪并命名

当情绪产生时,停下来问自己:"我现在的情绪是什么?"通过给情绪命名,可以激活大脑的理性区域,可以帮助我们立刻意识到自己现在处于何种状态之中,从而抑制情绪的冲动。

(2)建立强制中断机制

当我们产生情绪的时候,当情绪被释放出去的时候,及时将视角"抽离"出来,把情绪隔离在旁边,避免这种汹涌澎湃的力量占据我们的大脑,指挥着我们去做出种种不理智、容易后悔的事情。在情绪失控时,通过深呼吸、转移注意力或离开现场等方式中断情绪的发酵过程。例如,当争吵升级时,主动离开现场冷静下来。也可以尝试从不同角度看待问题。比如,在工作中被批评,不要只看到负面的评价,而要思考这能让自己在哪些方面获得成长。

(3)关注身体感受

情绪会影响身体状态,如心跳加快、肌肉紧张等。通过关注身体的变化,意识到情绪对自己的影响,从而更理性地应对。当情绪"上头"时,问一问自己:此时此刻我产生了什么样的感受?我身体的各个部位的感觉分别是什么样的?这样做的实质,是把自己的视角拔高,从沉浸转变成观察,观察自己的身体在情绪作用下的变化,从而让自己意识到情绪对自己的影响。比如,你可能会发现,在不同的情绪下,你会有不同的反应。

我的心跳会变得非常快,乃至于感到喘不过气来。

我的身体会变得僵硬,甚至会感到有点儿麻木。

我会有一种想逃开的感觉,想逃避面对这个问题。

我会感到胸口被抽紧,手脚变得冰凉,感觉浑身都失去力气。

……

当你"沉浸"在情绪之中时,你是发现不了这些感受的,它们只有在你采取观察视角时才能被觉察到。

3.积极心态与生活方式

积极心态与生活方式是情绪管理的重要组成部分。一方面,积极心态能够帮助残障人士在面对困难和挫折时保持乐观,减少因身体障碍带来的心理压力。另一方面,积极的心态可以激发残障人士的内在潜能,让他们更主动地参与生活中的各种活动,建立更加健康的生活方式。

(1)感恩练习

每天花几分钟时间记录或思考自己感激的事物,如家人的支持、朋友的陪伴或生活中的"小确幸"。感恩练习能够帮助残障人士将注意力从自身的障碍转移到生活中的积极方面。例如,通过感恩日记,记录每天的感恩瞬间,逐渐培养对生活的积极感受。

(2)目标设定与成就

设定小而具体的目标,并在实现后给予自己积极的反馈。例如,学习一项新技能、完成一次独立出行或参与一次社交活动。通过设定目标并逐步实现,残障人士能够感受到自己的成长和进步,从而增强自信心和保持积极心态。

(3)积极的自我对话

用积极的语言替代消极的自我对话。例如,当面对"我做不到"的消极信念时,可以告诉自己:"我虽然现在做不到,但通过努力以后一定可以做到。"这种积极的自我对话不仅能缓解消极情绪,还能增强自信心。自我肯定是一种有效的积极自我对话方式。残障人士可以通过每天对自己说一些积极的话语来提升自信心,例如"我有能力处理这个情况""我值得被爱""我可以通过努力改善生活"。这些积极的自我肯定能够帮助自己建立更积极的自我形象,减少自卑感和无力感。积极的自我对话能够改变内在的信念体系,帮助残障人士建立更积极的自我认知。

(4)规律作息与均衡饮食

规律的作息还可以帮助残障人士更好地适应日常生活,减少身体疲劳。保持规律的作息时间,确保每天有充足的睡眠。良好的睡眠有助于情绪稳定,减少焦虑和抑郁。睡眠时确保卧室安静、黑暗、温度适宜。可以使用遮光窗帘、耳塞等辅助工具,帮助改善睡眠质量。每天尽量在同一时间起床和睡觉,保证充足的睡眠。例如,早上6点起床,晚上10点睡觉,形成稳定的生物钟。如果需要午睡,建议控制在30分钟以内,避免影响夜间睡眠。

均衡的饮食不仅有益于身体健康,还能改善情绪。残障人士应摄入足够的蛋白质、碳水化合物、脂肪、维生素和矿物质。例如,多吃瘦肉、鱼类、豆类、蔬菜和水果等富含维生素和矿物质的食物,能够帮助调节大脑中的神经递质,从而稳定情绪。同时,可以根据残障类型和程度调整饮食。例如,肢体残障者可能需要更多蛋白质来修复肌肉;视力残障者可以补充维生素A和叶黄素。避免过度摄入咖啡因和糖分,这些物质可能会导致情绪波动。

拓展阅读

"笑"对人生

请看下图,哪个"微笑"是假的,哪个是自然的? 不难看出,右边的微笑呈现了自然微笑的面部表情。如果假装露齿而笑,你能感受到"微笑治疗"的效果吗?

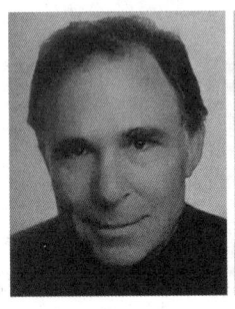

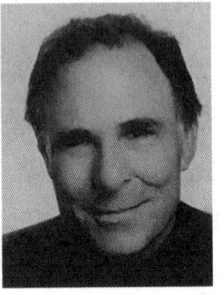

在许多实验中,被试者感受到了不同。如,研究者要求被试者"收紧面部肌肉""把眉毛聚在一起",会巧妙地使被试者做出皱眉的表情(假设是帮助研究者做面部电击)。其结果是,做实验的学生报告说感觉到有一点儿愤怒。当要求被试者用面部表情模拟其他基本表情时,他们也能体验到相应情绪。比如,让一个被试者做一个恐惧的表情,"眉毛上扬,眼睛睁大,头靠后,以使下巴微微收起,并且让嘴放松,同时微微张开",被试者报告感受到更多的是恐惧而不是愤怒、厌恶或悲伤。因此,通过动作能唤醒表情。

四、压力及其应对

在社会心理学中,压力通常被定义为个体与环境相互作用时产生的心理和生理反应。这种反应既可以是积极的(如适度压力激发动力),也可以是消极的(如长期压力导致身心疲惫)。现代社会生活节奏日趋加快,人们感受到的心理压力日趋增大。残障人士往往存在着生活压力大、经济承受力低、抵御风险能力弱等问题。在面对物质、精神、人际、家庭方面的冲击时,残障人士如果承受不了压力,可能出现各种心理障碍。

(一)重新思考压力

1.改变我们的思维模式

心理学家艾丽娅·克拉姆和她的同事开发了压力思维模式测试,以评估人们对压力的看法。花点儿时间看看下列两种思维模式,考虑一下你更同意哪组说法。

(1)思维模式一:压力有害。

①承受压力损害我的健康和活力;

②承受压力影响我的表现和效率;

③承受压力阻碍我学习和成长;

④压力的影响是负面的,应该避免。

(2)思维模式二:压力有促进作用。

①承受压力有助于我的健康和活力;

②承受压力提升我的效率和表现;

③承受压力促我学习和成长;

④压力的影响是积极的,应该加以利用。

这两种模式中,"压力有害"思维更加普遍。理查德·拉扎勒斯提出,压力的产生取决于个体对压力源的认知评价。个体对事件的解释(初级评价)和对自身应对能力的评估(次级评价)共同决定了压力的强度和性质。残障人士在面对生活中的事件时,初级评价决定了他们是否将其视为压力源。例如,面对社会偏见或就业机会的缺失,残障人士可能会将其视为威胁,从而产生焦虑或抑郁情绪。然而,如果能够将这些事件视为挑战而非威胁,压力感可能会降低。次级评价涉及残障人士对自己应对能力的评估。如果认为自己有足够的资源和支持来应对问题,压力感会相对较低。例如,通过参加职业技能培训和康复训练,残障人士可以增强自身应对能力,从而缓解压力。

我们通常想象,如果能消除生活中的压力,那该多理想啊,但现实中这没有可能,我们不会在家庭、工作、社区、爱、学习或健康方面,拥有全压力或全无压力的体验。压力情境唤醒了寻找意义的能力,驱动着我们在困境中不抛弃不放弃。选择看到压力和意义的联系,才能将自己从消极情绪中解放出来。

2.认识压力的生理机制

1936年的某一天,内分泌专家汉斯·塞利往实验室小白鼠身上注射了分离自奶牛卵巢里的荷尔蒙。他希望通过观察发生在这些可怜的啮齿类动物身上的变化,来辨识荷尔蒙的作用。结果对这些笼中之物不太妙,老鼠们染上了出血性溃疡。它们肾上腺肿大,而胸腺、脾和淋巴结——免疫系统的所有部分都缩小了。它们成了一群可怜的病老鼠。

但这真是奶牛荷尔蒙惹的祸吗?塞利继续控制实验,给一些老鼠注射了盐水,另一些注射了分离自奶牛胎盘的荷尔蒙。那些老鼠也表现出相同的症状。他又陆续给不同的小白鼠注射了肾和脾的提取物,老鼠们也生病了。他注射的任何东西,都把老鼠弄病了,而且是同样的症状。

最后塞利灵光一闪,老鼠们生病不是因为被注射的东西,而是注射的过程。被针扎会让老鼠自然地中毒。塞利发现他可以通过让老鼠遭受任何不舒服的体验却制造出同样症状,如将其暴露在极热或极寒的环境里,强制其运动不允许休息,用噪声不断骚扰,喂食毒药,甚至对部分抽取其脊髓。48小时内,老鼠们肌肉紧张,消化道溃疡,然后免疫系统失灵。接着,它们死掉了。

研究表明,某些压力体验导致了消极结果。汉斯·塞利将压力定义为"非特异性应激反应",并提出了"一般适应综合征"模型。该模型包括3个阶段。

(1)警觉期。面对压力源时,身体迅速进入应激状态,释放肾上腺素等激素,以应对紧急情况。如面对社会歧视时,残障人士的身体会迅速进入警觉状态,表现为焦虑、紧张等情绪反应。

(2)抵抗期。身体尝试适应压力源,维持生理平衡。

(3)衰竭期。如果压力持续存在,身体的应激系统会逐渐耗竭,导致免疫力下降、身心疲惫,甚至出现心理健康问题。

这种生理机制表明,压力不仅影响心理健康,还可能对身体健康产生深远影响,如心血管疾病、免疫系统功能障碍等。对于残障人士来说,身体功能的障碍本身就是一个持续的压力源,可能导致生理和心理的双重负担。通过生理和心理的综合干预,可以帮助残障人士更好地管理压力,避免进入疲惫阶段,从而提升他们的生活质量和心理健康水平。

(二)残障人士的压力来源

1.身体功能的限制

身体功能的障碍是残障人士面临的主要压力源之一。这些身体功能的限制影响了他们的生活自理能力,导致他们需要依赖他人或辅助设备来完成基本生活活动,如进食、洗漱、穿衣等。这种依赖性可能引发心理上的挫败感和自卑感。尤其是后天致残者,需要重新适应身体的变化,面对生活中的诸多变化。肢体残障者可能在日常行动中遇到诸多不便,如上下楼梯、乘坐公共交通工具等;视力障碍者可能无法像常人一样欣赏世界的色彩,阅读书籍或使用电子设备;听力障碍者可能在沟通交流中遇到困难,难以理解他人的言语和情感。

2.社会环境的挑战

社会环境对残障人士的压力也不容忽视,社会偏见和歧视是典型的外部压力源。残障人士常被贴上"无能""懒惰"的标签,这种偏见不仅影响他们在职场中获得与健全人相同的就业机会,还加剧了他们在社会中的孤立感和边缘化。在一些场合,残障人士可能会被误解或忽视,甚至遭受不公平的对待。例如,在求职过程中,可能会因为身体障碍而被拒之门外。此外,无障碍环境的不足也限制了残障人士的社会融入。例如,许多公共设施虽标榜无障碍,但实际使用中仍存在诸多障碍,如无障碍厕所被占用、地铁通道设置不合理等,这些都使得残障人士在日常出行中面临诸多不便。

3.心理状态的影响

残障人士的心理状态同样受到多方面因素的影响。长期的身体障碍和社会压力可能导致他们产生焦虑、抑郁等负面情绪。残障人士在生活中往往面临着比常人更多的挑战和困难,因此学会心理解压和控制情绪至关重要。负面情绪如果得不到及时的疏导和缓解,可能会进一步影响自身心理健康和生活质量。家庭是与残障人士联系最紧密的,家庭成员的支持程度、沟通方式、教育观念,以及家庭结构的稳定性都对残障人士的心理健康产生深远影响。一个充满爱与支持的家庭氛围能够为残障人士提供安全感和自信心,减少孤独和焦虑。积极的心理状态有助于残障人士更好地应对生活中的挑战,而消极的心理状态可能导致情绪问题的积累,如焦虑、抑郁等。通过情绪管理技巧,如积极的自我对话、放松训练等,残障人士可以更好地调节情绪,缓解压力。残障人士可以通过规律作息、均衡饮食、适度运动等方式改善心理状态。

4.照顾者压力

残障人士的照顾者(如家属或护工)也面临巨大的生理和心理压力,长期的照顾工作可能导致照顾者身心疲惫,甚至出现焦虑、抑郁等情绪问题。照顾残障人士需要投入大量的时间、精力和体力,尤其是对于肢体残障或智力障碍者,照顾者可能需要帮助其完成日常生活中各方面的事情,如进食、穿衣、洗漱、康复训练等。照顾残障人士往往伴随着高额的医疗费用、康复设备购置费用以及家庭环境改造费用,导致了经济上的压力。这些压力不仅影响照顾者的健康,也可能间接影响残障人士的生活质量。此外,照顾者的过度保护或缺乏耐心也可能限制残障人士的自主性和独立性,进一步加剧照顾者的心理压力。同时,照顾者的压力还可能影响家庭氛围,导致家庭关系紧张,减少残障人士获得情感支持的机会。因此,照顾者的压力不仅影响自身健康,也可能通过家庭环境和心理互动,对残障人士产生深远的负面影响,形成一个恶性循环,影响整个家庭的幸福感和稳定性。

(三)压力应对策略

压力应对策略不仅是应对生活挑战的工具,更是维护心理健康的关键。通过掌握科学的压力应对策略,残障人士可以更好地调节情绪、增强心理韧性,从而在面对困难时保持积极心态,减少心理负担。

1. 积极心态的培养

积极的心态是应对压力的重要基础。残障人士可以通过以下方式培养积极心态。

(1)设定小目标

将大目标分解为一个个小目标,每完成一个小目标,都会带来一份成就感和满足感。这种逐步实现目标的过程能够增强自信心,减少因目标过大而产生的压力。例如,肢体残障者可以设定每天练习行走一定距离的目标,逐步提升自己的行动能力。从每天行走10米开始,逐渐增加到20米、50米、100米。每完成一个小目标,都能从中感受到进步和成就感。

(2)关注积极面

学会关注生活中的美好事物,如自然的美景、他人的关爱、自己的进步等。用肯定的语言代替消极语言,例如,当遇到困难时,不要说"我做不到",而是说"我可以尝试,哪怕只是迈出一小步"。提醒自己过去的成功:当感到沮丧时,回想自己曾经克服的困难和取得的成就,告诉自己"我以前做到过,现在也可以"。这种积极的关注能够帮助他们从负面情绪中解脱出来,增强内心的幸福感。例如,视力障碍者可以通过听音乐、触摸自然等方式感受世界的美好。视力障碍者可以通过听音乐、听有声书、接触大自然等方式感受世界的美好,同时丰富自己的精神世界。

(3)自我鼓励

自我鼓励是一种通过积极的自我暗示来提升自信和积极心态的方法。通过自我鼓励能够提升自信心和自尊心。例如,当完成一项任务时,可以告诉自己"我很棒!我做到了!"每天对自己说3句积极的话,例如,"我值得被爱""我有能力面对今天的挑战""我是一个有价值的人"。这种自我鼓励能够帮助自己建立自信,增强内心的韧性。每个人都有自己的优点和长处,残障人士也不例外。花时间思考自己的优点,如坚韧、善良、有耐心等,并将它们写下来。时刻提醒自己有这些优点,尤其是在遇到困难时。当他人称赞自己时,不要谦虚地否定,而是欣然接受,并告诉自己"我值得这样的赞美"。

2.促进自我成长

生活中的压力虽然不可避免,但它们也可以成为我们成长的催化剂。正是这些压力和挑战,让我们有机会发现自己的潜力,提升自我能力,最终实现个人成长。以下是一些在压力中促进自我成长的方法。

(1)学习新技能

根据自己的兴趣和身体状况,选择适合的职业技能培训。例如,如果你对计算机感兴趣,可以学习编程或网页设计;如果你喜欢手工,可以尝试学习编织、木工或陶艺。这些技能不仅有助于扩展就业机会,还能让自己闲暇时有所寄托。随着科技的发展,许多辅助技术可以帮助残障人士更好地生活和工作。例如,视力障碍者可以学习使用屏幕阅读软件,肢体残障者可以学习使用智能轮椅或语音助手。掌握这些技术能有效提升自己的生活自理能力。

(2)参加志愿服务

帮助他人不仅能让你感受到自己的价值,还能在付出中找到快乐。如参加社区组织的志愿服务活动,参与环保项目,加入公益组织等。这些活动不仅能结交新朋友,还能在帮助他人的过程中感受到自己的价值。如果身体条件不允许外出,还可以尝试线上志愿服务。例如,为公益组织撰写文章、翻译资料、分享经验等。

(3)反思与总结

反思是成长的重要环节。通过总结自己的经历,你可以更好地了解自己,找到应对压力的方法,从经历中汲取力量。通过写日记、定期回顾、设定目标、寻求反馈和自我接纳,残障人士可以更好地了解自己,调整目标和策略。在反思与总结的过程中,残障人士需要学会自我接纳,认识到自己的价值不仅仅取决于身体功能,不要因为身体的局限而否定自己的其他能力。

3.寻求社会支持

社会支持系统是残障人士应对压力的重要保障。社会支持系统包括家庭、朋友、社区组织和专业机构等多方面的力量。一个强大的社会支持网络不仅能提供情感上的慰藉,还能在实际生活中给予帮助和资源。这些社会支持的共同作用,能够有效减轻残障人士的心理负担,提升残障人士的生活质量,帮助残障人士在面对生活中的各种挑战时保持积极的心态,从而更好地实现自我价值和社会融入。可以通过以下方式构建社会支持系统。

(1)家人的理解和支持

家人是残障人士最坚实的后盾。家人需要学会倾听残障人士的心声,尊重他们的选择,陪伴他们一起面对生活中的困难。家人的理解、尊重和支持对残障人士的心理健康和生活质量有着深远的影响。例如,当残障人士感到沮丧时,家人可以给予他们温暖的拥抱,倾听他们的心声,给予他们鼓励和支持,让他们感受到被理解和接纳。

(2)朋友的陪伴和鼓励

朋友的支持同样重要。朋友可以给予残障人士情感上的慰藉,与他们一起分享生活的喜怒哀乐。例如,当残障人士感到孤独时,朋友可以邀请他们一起参加活动,让他们感受到友情的温暖。朋友不仅能提供情感上的慰藉,还能通过共同的活动和交流,丰富残障人士的生活。

(3)社会机构和组织的帮助

社会机构和组织也应该为残障人士提供更多的帮助和支持。心理咨询机构可以为他们提供专业的心理辅导,帮助他们更好地管理情绪;康复中心可以为他们提供康复训练和技能培训,提升他们的生活能力;社会组织可以组织各种活动,丰富残障人士的精神生活;社区可以通过改善无障碍设施、提供志愿服务等方式,为残障人士创造更便利的生活环境。

❈ 心灵小结

1.接纳自己的现状是情绪管理的第一步。通过理解自己的需求和能力,残障人士可以更好地调整心态,减少负面情绪。接纳并不意味着放弃,而是以更平和的心态去面对生活中的困难,从而找到适合自己的应对方式。

2.积极的心态是残障人士应对压力的重要武器。通过设定小目标、关注生活中的美好事物以及进行自我鼓励,残障人士可以逐步建立起自信和希望。每一次的小小进步都是对自己能力的肯定,每一次的积极体验都能为生活增添色彩。积极的心态不仅能帮助残障人士更好地应对压力,还能使其在困境中发现成长的机会,让生活充满意义和价值。

3.社会支持是残障人士心理健康的重要保障。家人的理解、朋友的陪伴、社区的接纳,以及专业机构的帮助,都能为他们提供强大的后盾。通过与他人的互动和支持,残障人士可以感受到温暖和力量,减少孤独感和无助感(李祚山等,2018)。社会支持不仅能够缓解压力,还能帮助他们更好地融入社会,提升生活质量,实现自我价值。

心理自测

请仔细阅读以下每一道题目,然后根据您的实际感觉,选择最适合您本人情况的选项并打上"√"。

压力知觉量表

题目	评分				
	从来没有	几乎没有	有时	经常	总是
1.当无法预期的事情发生时自己会感到烦躁					
2.感觉自己无法控制生活中重要的事情					
3.感觉自己紧张不安和有压力					
4.感觉自己可成功地处理恼人的生活琐事					
5.感觉自己正有效地处理生活中发生的重大改变					
6.感觉自己有信心处理私人问题					
7.感觉自己的事情顺心如意					
8.感觉无法处理所有自己必须做的事情					
9.感觉自己能控制生活中的恼人情绪					
10.感觉自己能驾驭所有事情					

续表

题目	评分				
	从来没有	几乎没有	有时	经常	总是
11.感觉自己常因无法掌控发生的事情而生气					
12.常想到有些事情必须自己完成					
13.感觉自己能控制时间安排的方式					
14.常感到困难的事情堆积如山无法克服					

评分标准：

量表由14道题组成，正向计分7道，反向计分7道（第4、5、6、7、9、10、13题）。其中，"1"表示从来没有，"2"表示几乎没有，"3"表示有时，"4"表示经常，"5"表示总是。将每道题目的得分相加，总得分越高说明心理压力越明显。

第四章　残障人士的意志与心理弹性

内容简介

　　残障人士在日常生活中，除了要克服各种障碍带来的不利影响，还可能遭受不一样的目光与对待，如歧视、污名效应等。因此，他们所面临的困难和挫折不仅仅是生理上的还包括心理上的，如果不能有效地进行心理的自我修复和自我调适，不仅会影响到自身的成长和发展，还会影响心理健康，在严重的情况下甚至可能发展成抑郁症、精神分裂等心理问题。因此正确认识意志和心理弹性对残障人士的积极作用，帮助残障人士培养优良的意志品质和心理弹性，提高自身的心理素质是非常有必要的。

　　本章主要介绍意志的内涵及其产生的过程、如何培养优良的意志品质，心理弹性的内涵和影响因素以及如何增强心理弹性几个方面的内容，旨在帮助残障人士培养优良的意志品质、提升心理弹性、增强抗压能力，更从容地应对挫折和磨砺，迈向健康的心理状态，促进自我发展。

一、案例分析

案例一

　　小李，女，汉族，1984年2月生，内蒙古自治区扎鲁特旗人，因一场大火失去了双臂，但通过顽强学习，考上了大专又通过了专升本考试，获得本科学历。

2005年,教育部、中国残联、团中央、全国妇联联合发出通知,号召全国青少年向身残志坚的小李学习。

小李出生在内蒙古扎鲁特旗伊和背乡赵家堡村的一户农家。爸爸是一个老实憨厚的农民,患有精神病的妈妈硬是由人按着才生下了她,她还有一个哥哥和一个姐姐。1984年5月,父亲李国林外出寻找疯癫的妻子,出生没几个月的小李一觉醒来将煤油灯碰倒,瞬间炕席、被子相继燃烧起来……无情的大火改变了她的一生,经过抢救,小李保住了生命,却永远失去了双手。

家庭本就贫寒的小李,又偏偏失去了双手。对于她个人而言,是顺从命运的安排还是与命运抗争,她选择了后者。哥哥姐姐去上学,小李总是悄悄地跟在后面,校园里的欢声笑语,让她感到一切是那么新奇。她渐渐地学会了用脚趾夹着铅笔写字,刚开始时铅笔头怎么也夹不紧,她就用绳子把铅笔和脚趾捆在一起,绳子太松了,就使劲儿地勒。为了能写好一个简单的"0",她竟整整练了1天,脚被磨得又红又肿,内蒙古的冬天特别冷,由于不能穿袜子,小李的双脚长满了冻疮,但她却从不哼一声。1990年9月,赵家堡村小学开始招收一年级新生,小李却因为残疾进不了教室,她便拿几块砖头垫在脚下,悄悄地站在窗外听课,没有课本,她就牢牢记住黑板上的每一个字。有一次老师提了一个问题,班里的孩子们没有一个能回答上来,这时,却从窗外传来小李清脆而准确的回答声。在老师的帮助下,小李终于走进了课堂。

1998年夏天,小李如愿以偿考取了旗重点中学——鲁北一中,也就是在这时,妈妈的病情却加重了,于是小李产生了一个想法:牺牲学业,照顾妈妈。鲁北一中的领导知道她的情况后,决定收她为函授生,每周派老师为小李授课。从此,她一边做家务照顾妈妈,一边坚持学习。2003年6月7日,她走进了普通高考的考场,8月15日,接到了西安欧亚学院的录取通知书,她终于用一双小脚叩开了高等学府的大门。

(改编自:佚名,《就业优先平等共享丨陕亮面孔李智华》,"中国残疾人就业服务平台"公众号,2022年)

案例二

小岚,出生于1998年11月4日,肢体残疾二级,出生时恰逢天寒地冻的早上，妈妈挺着大肚子去医院准备待产，但是万万没想到在待产的这个时间段里面，发生了改变她一生的使她注定与别人不一样的事情：妈妈分娩的时候没有足够的羊水，而导致小岚缺氧成为脑瘫患儿。

刚出生时小岚光着小身子，被冻得血液不流通，全身都是紫黑色的。医生说即使存活以后也是会有问题的，父母便跑遍了几乎所有医院为其医治，小岚终于艰难地活了下来。长大后父母发现小岚的走路姿势与正常人不一样，经医生诊断这是脑瘫后遗症。接着小岚就辍学了，从此父母带着她迈上了不断求医问药和手术的道路，小岚身上的手术痕迹，每个刀口都记载着一段艰辛的手术和康复之路。每次动完手术浑身跟刀尖入肉一样疼，但为了不让父母担心，小岚一直忍着，即使痛得表情都扭曲了也不叫一声。术后拆线的过程并不顺利，医生给她拆线时，她流了好多血，当时父母心疼地问道："疼不疼呀？"她依然忍着回答道："不疼，就是想吃好多好吃的，哈哈。"接着就是康复之路，在她不断努力下康复得还算不错，现在可以自行行走，不用依赖工具。小岚觉得心情都与之前不一样了，甚至对未来充满了期待与向往。

2010年秋，小岚开启了她的求学之路。由于比别人大了五六岁入学，当时的小朋友非常喜欢她，但他们不知道的是，小岚也非常喜欢并羡慕他们可以蹦蹦跳跳的。虽然总会有人带着异样的眼光看她，但是因为家庭生活的困难，她懂事得比较早，小岚心里非常明白：异于常人，总会引起人们的高度关注。她依旧开朗活泼，和他们打打闹闹，是可以依赖的知心大姐姐。2021年毕业之后，她做过电商公司的客服，摆过地摊，干过咖啡店销售员、超市的收银员等等，发现没有一样工作是适合的。她开始迷茫了，现实却不会因为她属于特殊人群就善待她，找工作对她来说是一波三折！她喜欢拍照和记录生活，所以试着去接触摄影，也学习了好长时间，然后参加了"永远跟党走，庆祝中国共产党成立100周年"福建省全省残疾人美术、书法、摄影比赛，并且有3张摄影作品获得了优秀奖的称号。

（改编自：颜鑫岚，《残疾人故事——颜鑫岚：只要不放弃就会有希望，我将向光而行》，"龙岩市肢体残疾人协会"公众号，2024年）

案例一中的小李由于幼时家中发生火灾，导致她失去了双手，本身家境贫寒加上身体上的缺陷,给小李的求学之路带来了许多的困难。小李的困境主要来源于以下两个方面。

一是原生家庭条件艰苦导致的求学困难。家庭经济条件不好,父亲是憨厚老实的农民,母亲患有精神病,家里还有哥哥姐姐正在读书,小李母亲病重时曾想要放弃学业照顾母亲。

二是自身的缺陷导致的学习艰难。小李自身因大火失去了双手,因残障进不了教室、没有课本、无法正常用双手练习写字等。在面对诸多不利的情况下,小李依然顽强地生活,强烈的求知欲促使她与困境进行抗争,即使失去了双手仍旧没有放弃自我;即使因为残障进不了教室仍然坚持学习,悄悄地站在窗外听课;即使冬日再寒冷双脚长满了冻疮,她也仍然坚持用脚练习写字,对于求学道路上的各种艰辛,都尽力克服并且成功升学,足以证明她的内心是很强大的,她拥有坚韧的意志力。

案例二中的小岚出生便患有脑瘫,这导致她从小就与常人不同,成长经历更是一路坎坷,在康复、求学和后续生活方面遭遇诸多不顺,她的心理能够健康成长主要有以下3个方面原因。

一是积极的态度。在确诊患病后,父母带着小岚积极就医。经历多次开刀手术,小岚都配合治疗,迎难而上,坚持不放弃。

二是保持对生活的热情。即使天生不幸,她依然对生活充满期待与向往,面对手术和漫长的康复之路,她始终保持积极乐观的心态,热爱生活和珍惜生命。

三是敢于克服困难。小岚拥有坚韧的意志力,为了找到适合自己的工作,她不断地尝试,从来没有放弃过。她努力康复并通过自己的坚持,自力更生、奋发图强,创造出属于自己的价值。所有的困难不仅没有把她击倒,反而促使她更加坚信自己可以克服困难,好好生活,这充分展现了她顽强的意志。

二、心理解读

人生的道路上荆棘丛生,总会伴随无数磨难。残障人士是社会弱势群体中最困难的群体,他们无论是在生活、学习,还是在参与社会等方面都面临着比健全人士更大的困难和挑战。在面临这些困难和挑战时,是什么促使他们没有跌倒反而在艰辛中一次次站起来?是什么为他们的人生注入自强不息的力量?是什么促使他们为了克服困难做出努力并付诸行动?是意志。

(一)什么是意志

意志是指为了实现目标,自觉地组织自己的行为,并与克服困难相联系的心理过程。意志以一种特殊形式表达了人的积极性,意志的强弱与困难的程度相关,随着困难的程度不同,表现出来的意志活动也不同。意志活动是意志能动作用的体现,意志活动是有目标的,但并不意味着所有的目标行为都需要意志努力。比如平时简单的眨眼、挥手、呼吸等属于无意识行动,不需要意志努力;而为了考上理想的大学,不懈地奋斗、不畏艰难,做出巨大努力并克服困难的活动属于意志活动。

案例一中失去双臂的小李为了学习,悄悄跟着哥哥姐姐去上学,站在教室外面听课,用脚趾夹着铅笔练习写字,双脚被磨得又红又肿,冬日被冻出冻疮依然坚持,努力克服困难,并成功考取重点中学,为了达到内心的向往或满足自身的需求,调节自身的行为,自觉、自发地付诸行动,这一过程正是意志的体现。

(二)意志产生的过程

意志是如何产生的?包含哪些阶段?意志的产生是有过程的,它是一种复杂的、高级的心理过程,人类所特有的意志过程是个体意识能动性的集中体现,大致可以被分为两个阶段:第一阶段为采取决定阶段;第二阶段为执行决定阶段。采取决定阶段主导整个意志行为的方向,起着决定性的作用,是整个意志过程的开始阶段,更是意志行为产生的起因;执行决定阶段促使意志行动或追求的目的得到实现,也是整个意志活动的完成阶段。案例中的小李,首先有对学习的渴望,然后再为了目标制定计划,例如听课和用脚练习写字,最后她为了达到学习这个目标采取了实际的行动,这就是整个意志的过程。简而言之,意志过程是指意志行动的发生、发展和完成的历程。

(三)意志的特征

1.自觉性

自觉性主要是指个体自觉自愿地执行决定,或自主自愿地追求整体长远目标任务的程度。坚强的意志品质并不是一个人与生俱来的,而是通过后天的学习和实践有意识地培养起来的,自觉性在培养优秀的意志品质时是非常重要的,根据其产生的过程来讲,一个人的自觉性是在他所坚定的信念的基础上,由自我意识引发的。自觉性越高的残障人士为了达到预期的目的,主动性越强,在与困难斗争的过程中,会更自觉自愿地去制定计划和做出决策,且完成任务时的责任意识也更强。

自觉性的建立是一个复杂且漫长的过程,自觉性会促使人们自发地采取行动向目标靠近。例如,残障运动员为了能够在比赛中取得好成绩,自觉地刻苦练习。残障人士在生活和学习过程中,面临着许多困难,这些都需要通过自身的自觉性去努力克服,自觉性越高会更有利于克服困难。

2.坚韧性

坚韧性主要是指一个人以坚韧不拔的毅力、顽强不屈的精神,克服一切去执行决定。在困难面前或威胁利诱面前都毫不动摇,坚持不懈地去实现既定目标。坚韧性也可以称作耐受力、压力忍受力、自我控制和意志力等。拥有坚韧的意志品质,有利于在非常艰苦或不利的情况下,克服外部和自身的困难,坚持完成所从事的任务。具有坚韧意志品质的残障人士,能够在受到挫折的情况下更好地控制自己的不良情绪,使自己不会采取消极的行动,坚韧是意志的核心指标。

例如失去双手的小李,面对困难坚韧不拔,努力克服。残障人士拥有较强的坚韧性,才能在面对困境时能够保持冷静和稳定的情绪状态;才能够忍受艰苦的工作条件和较大的压力,使其生活不受外界压力、挫折和个人消极情绪的干扰。在不利的情形下才不会消极和沉沦,而是努力发现事物积极的方面,即便受到再多的打击也会按照自己的预期目标和计划,坚持将事情做下去。

3.果断性

果断性主要是指个体能够迅速地辨别是非,能合理地、及时地采取决断,并执行决定。意志果断也是反映一个人是否能当机立断、及时行动的能力,一个人越是果断,在面对问题或事态紧急关头,做出有效行为反应的速度就越快。但果断不等同于草率鲁莽,它必须是以深思熟虑为前提条件的,残障人士在做出决策时,可能会因为缺乏自信、害怕做出决定,表现为优柔寡断、缺乏勇气、没有主见、意志薄弱等,果断的意志品质可以帮助残障人士在做出和执行决策时,利用有效的信息,坚定清醒地做出行为反应。

4.自制力

自制力主要是指善于控制自己的能力,包括善于控制自己的行为和情绪反应的能力等。在意志行为激活后,与目标行为相冲突的其他诱惑、消极的情绪等都会干扰个体做出决定和执行决定。自制力对人走向成功起着十分重要的作用,自古代"百科全书式科学家"亚里士多德,到近代的哲学家们,都意识到美好的人生建立在自我控制的基础上。

一个人需得有自制力,能够很好地控制自我,克制与目标相冲突的思想和情绪,忍受痛苦和艰难,为实现目标,克服堕落、恐惧心理以及懒惰等,这样才能更好地完成目标和理想。具有这类意志品质的人,既善于激励自己勇敢地执行已采取的决定,又善于抑制那些不符合既定目的的愿望、动机、行为和情绪。

(四)失控与意志控制

残障人士在学习和成长过程中,与健全人士相比显得更慢更吃力,需要付出更多的努力,当遇到的困难超出自己控制的情况,有可能产生失控的反应。面临失控时个体的反应有所不同,有人会渴望得到更多的信息,以形成对困境的认识;有人会对困境的反应更强烈(比如情绪失控、暴躁、恐慌、郁闷等);有人会选择调整自身,接受现状并不断提升自我,尝试战胜困境。

1.残障人士常见的失控反应

残障人士在经历了重大的负性事件后,会觉得原本的生活超出了自己的控制范围,产生失控,出现以下一些反应。

(1)寻求信息

当人们感受到威胁又没有办法应对时,第一反应是寻求信息,从而获得对当下情景一定的认识。如海伦在失去听觉和视觉的情况下,通过手指感受嘴型的变化和鼻腔吸气、吐气的不同来学习发音,想要获得与他人沟通的能力。对残障人士而言,在日常生活和人际交往过程中会更加困难,所以当他们面临的困难超出了自己控制的情况下,总想要获得更多信息。

(2)对困境的反应加剧

当一个人面临突如其来的困境时,内心可能会出现恐慌、郁闷,若无法得到对当下情景的认知,或没有办法控制当下的情况时,就会出现消极反应加剧。有少数残障人士会出现极端心理,觉得别人各方面条件都很完美,认为上天不公,为什么偏偏是自己承受这一切的灾难,还可能出现焦虑、恐惧、悲哀、猜疑等心态。还有些人会因缺乏自信心,害怕别人看不起自己,遇事会无端猜疑猜测他人,遇到小事就会焦虑烦躁,这样长此以往最终会影响工作和身体健康,主要表现为情绪状态不稳定。

(3)抗争或者消沉

面对困境,并非所有人都有一致的反应,其中抗争和消沉是最为明显的两种挫折反应。一个人的抗争程度和他对自己抱有的期望值是成正比的,有的人自我放弃、忧伤沉沦、意志消沉甚至精神崩溃,丧失对生命的热情,例如楚汉相争中,一蹶不振的项羽,其实有机遇渡过乌江卷土重来,但因无法面对失败的挫折,选择一死了之,这种情况就被称为对困境的消沉反应。有的人坚韧、不屈服、百折不挠,与困难奋起拼搏以达到最终期许,这种能力被称为挫折容忍力。挫折容忍力强的人经得起苦难,能够调整自己的心态,不易放弃与崩溃。例如失去视觉和听觉的海伦·凯勒,凭借坚韧的毅力与困境抗争,最终获得人生的光明。

2.意志控制

意志控制是机体内部进行自我调控的一个重要系统,心理学中的意志控制主要是指个体对事件的进程和结果进行操纵,使得事件朝着预期的目标发展。意志的控制作用包含内向和外向两方面,内向主要是对自身的控制,体现为个体为了达到预期目标改变或提升自身的心理素质和身体素质;外向主要是对环境的控制,体现为个体按照预期的目标改造所处的外界环境和生活条件。

意志控制的作用是需要通过激励行为和克服困难来实现的。意志的激励行为主要表现为推动一个人为了达到目标而采取行动,例如海伦·凯勒为了和常人一样与人交流沟通,坚持反复地练习和模仿;克服困难则表现为克服与预期目标相违背的行为,例如残障运动员为了能够在体育比赛中有更好的表现,拒绝自卑与消沉、努力克服自身缺陷带来的困难。残障人士在实现自身理想和自我发展的过程中,会遇到诸多的障碍和困难,意志控制有利于消除这些障碍,通过激励行为和克服困难之间的相互作用来实现残障人士对自身以及外界环境的控制。

(五)影响意志的因素

1.自身的影响

在自我发展方面,残障人士想要完成一件事,需要投入更多的精力,需要付出比健全人士更多的努力。在面临困难时,他们更容易产生焦虑情绪;在面临失败时,他们更容易丧失自信心;在面临挫折时,他们更容易产生逃避心理;残障人士的自尊心对于意志的影响也是极大的,自尊水平的高低取决于三点:一是自爱;二是自信;三是自我观察。有研究显示(张爽等,2016),残障人士的自尊水平越低,其心理健康水平越低,心理问题就越突出;自尊水平越高,其意志力也会越高。这是因为他们更懂得自爱、自信、自我观察,从而使自己的自尊水平得到提高,其意志力也会随着自身自尊水平的提高而增强。意志力是必须经过长时间的锻炼才能获得的,意志力的强弱也是要通过长时间的自尊体系的构建才能完善,所以自尊水平的高低也会影响到意志力的强弱。自尊是评价心理健康的重要指标,当面对不良生活事件时,低自尊的人在经历致残事件或面对自身先天残疾时,往往会更倾向于把挫折和失败做自我能力的归因,从而产生自责感、无用感、焦虑、抑郁等情绪上或心理上的问题,因而更容易导致意志薄弱。

2.家庭的影响

在影响意志形成的众多因素中,家庭环境的影响是不可忽视的。家庭氛围对一个人的影响是潜移默化的,对家庭成员具有重要的熏陶作用,不同类型的家庭氛围培养出的个体,会形成不同的性格与人格特质,进而在面对挫折事件时也会有不一样的表现。家庭成员对残障人士的态度在很大程度上也有影响,无论是先天性的残障还是后天因负性生活事件导致的残障,对于残障人士来说这些遭遇都会成为他们的心理创伤。家庭成员对残障人士的接纳和陪伴对其心理健康的发展极为重要,家庭成员应多多鼓励、陪伴和积极倾听他们的想法,不苛责和冷漠,一个温暖和谐、宽松民主的家庭氛围将有利于一个人的自信心、独立能力、自尊心和自制力的形成和发展,并进而为其他非智力因素的形成和发展提供有利的条件。同时家庭成员的言谈举止、修养和处理问题的方式会对残障人士的心理健康水平产生巨大的影响,班杜拉的观察学习理论中谈到观察学习是人们学习形式中最重要的一种,人们可以通过观察并模仿他人的行为及行为后果从而达到学习目的,家人身上的坚韧和自制力都是值得残障人士学习和借鉴的。残障人士家庭应营造一个良好的教育氛围,从自身做起,从小事做起,把意志的锻炼纳入日常生活中,对良好的行为及时给予表扬和鼓励,有助于残障人士培养坚强的意志力。

3.社会的影响

时代的脚步不断前进,快速发展的同时推动着社会的进步。残障人士作为社会群体中的一部分,学习途径、生活方式较之前有了新的变化,社会对于残障人士接受教育的看法和态度、对残障人士个人的社会地位的认可度、社会人际关系以及价值观,在一定程度上也会影响残障人士的意志形成。无论是教育方面还是在社区生活方面,残障人士都需要机会和资金支持。目前,我国为残障人群开设高等教育的学校资源有限且还在发展中,残障人士能够走进学校进行学习,离不开残疾人联合会的支持,更需要政策的帮助。残障人士想要得到社会的认可,融入这个集体,需要不断提升自我,塑造符合时代的价值观,锻造自己的社会技能。良好积极向上的社会价值观和集体观念,会影响残障人士的品质形成,面对负性生活事件,更容易养成积极向上的意志品质。

三、心理弹性及其影响因素

案例

小智,23岁,有一个10个月大的女儿。2008年5月的下午,她和女儿在家玩,地震发生时,她居住的住宅楼倒塌了,她还没来得及做出任何反应,就和女儿、婆婆一起被埋在废墟中。过了很长时间,小智从废墟中醒来,通过呼吸声她知道婆婆和女儿应该离她不远,小智试图向前爬,但腿上的剧痛阻止了她。婆婆醒来安慰她说孩子睡着了,但小智很长时间没有听到女儿的声音,她断定她女儿已经死了。在被埋在废墟下的小智绝望无助的时候,父亲的哭声隐约传了出来。原来她父亲担心女儿的安全,凭着记忆,他找到了小智居住的那栋住宅楼——现在已经成了废墟。父亲反复喊了两个小时,沙哑的声音使她重新燃起了生命的希望,她不希望年迈的父亲再次失去自己,为了父亲,小智在废墟下坚持了26个小时,终于获救。

地震夺走了很多人的生命,也夺走了更多还活着的人的理想。在刚开始的一段时间里,小智是绝望的,不仅失去了女儿,而且还失去了双腿,加上破裂的婚姻,让她觉得这个世界好像也没什么可以留恋的了,还不如死了算了。不过在舞台面前这个念头很快就被她打消了,她十分热爱舞蹈,每当她失去活着的信念时,她总会看一看舞台上灵动的舞者们,她也想有一天自己能重返舞台,哪怕用假肢也可以。舞蹈,并不是需要双腿去跳动才算舞蹈,虽然艰难但小智不放弃自己,之前一起跳舞的舞友们都希望小智能够从阴影中走出来,想着法子给她编排轮椅舞蹈。当时的世界小姐组委会前来探望小智,被她的努力和真诚打动,最终决定搞一场舞蹈演出,让小智在鼓上跳舞。由于没有小腿作为身体支撑,很多看起来很简单的动作对于小智来说却是极端困难的,为了练好,小智不但要承担心理压力,同时还要承受身体上的伤痛,因为很多的舞蹈动作得要她双腿的断口直接去支撑,而这么做的后果就是断口皮肤崩裂,鲜血一流就一地。但这些小智都咬着牙忍了下来,还是义无反顾地加紧练习,每每她练习结束,那鼓面早已经被她的鲜血染红。一支《鼓舞》不仅鼓舞了小智自己,更是鼓舞了地震中遭受苦难的群众，很多人仿佛看到了小智用双脚站了起来，仿佛看到了深受地震伤害的所有受灾民众都于废墟之中站了起来。

在父亲的悉心照料和不断鼓励下，小智克服了困难。她看着父亲的银丝，明白了生命的意义，她的父亲需要她，她的家人也需要她。经过手术后的女孩安装上了假肢，为了能重新站起来，她不顾腿部和假肢之间被磨得血肉模糊，不断地练习用假肢、用她那坚强的心来做好每一个动作，继续坚持着她的舞蹈梦，她可以通过自己的努力照顾年迈的父母。2011年安装了假肢的小智受邀参加了舞蹈森林大会，并取得了优异的成绩；2013年4月，小智得知雅安发生地震。她不顾双腿不便，第一时间带着救援物资赶到前线；2013年8月，小智在上海举行新书签约会；同年，小智参加了央视真人秀《舞我的人生》，小智变成了一个酷酷的机器人，引爆了整个观众席；2014年10月，小智主演的励志电影《爱情协议》上映。

曾经有人问小智，为什么如此坚强。小智的笑容特别甜美，她说："我是从鬼门关里闯过来的人，没有资格不坚强地活下去，苦难不是活下去的理由，快乐才是。"

（改编自：佚名，《回顾：廖智的坚强人生：汶川地震中失去双腿和女儿，她却逆境重生》，网易新闻，2024年）

案例中的小智在地震中失去了双腿，同时失去了女儿，导致她丧失了对生活的信心，在废墟之下绝望无助地想要放弃生命之际，老父亲的坚持重新点燃了小智对生命的渴望，在废墟下坚持了26个小时，最终获救。对十分热爱舞蹈的小智来说，地震夺去了她的女儿、她的双腿，夺去了她的热爱与理想，丈夫与她离婚更是打击了她对生活的希望，是就此消沉还是与苦难抗争，她选择了后者，她坚定地相信自己没有双腿也能跳舞。小智经历创伤后变得更加坚强，为了能重新站起来，小智不但要承受心理压力，同时还要承受身体上的伤痛。为了重新站上舞台，她不顾腿部和假肢之间被磨得血肉模糊，不断地练习用假肢来做好每一个动作，在经历创伤、悲剧和压力后依然能够坚强起来奋斗不息，继续坚持着她的舞蹈梦，用对舞蹈的追求恢复她对生活的热情。这种在经历生活重大负性事件后，像弹簧一样重新站起来继续生活正是心理弹性的作用。

(一)什么是心理弹性

心理弹性又被称为心理复原力,是指个体面对逆境、创伤、悲剧、威胁或其他重大压力的良好适应过程,是一种抗压后的恢复能力。例如,当一个人遭遇了一场突如其来的车祸并造成了严重的伤害时,良好的心理弹性可以帮助他从创伤事件中恢复过来,并且通过长期的物理治疗,他会逐渐保持积极和乐观。这种在经历生活重大负性事件后,适应压力并继续积极生活,这就是心理弹性的作用。简单来说,当我们面对创伤、重大不良事件时,我们所做的不是消沉于其中或任由事件把我们压倒,而是像弹簧一样重新站起来,继续我们的生活。人的心理状态就如同弹簧,成长过程中所经历的各种压力、逆境、创伤就好比给弹簧施加的压力,一旦这些负面事件过去,心理状态就会像弹簧一样逐渐恢复原状,这种抗压后的恢复能力就是心理弹性。

残障人士的心理弹性是他们在面对困境、逆境和挑战时所展现出的适应能力和恢复力。对残障人士来说,心理弹性就像是一剂"神奇的良药",可以治愈内心的创伤,帮助他们恢复。上述案例中的小智经历了地震,失去女儿、失去双腿、丈夫与她离婚,这一系列的重大压力与创伤事件向她压来,承受这些压力之后她依然选择与困境抗争。为了继续跳舞,承受身体上的伤痛,不断磨炼残缺的身体,重新站上了舞台。这一过程正体现了小智拥有高水平的心理弹性。心理弹性可以说是一种美好的特质,能够产生许多积极的结果,并且很重要的一点是心理弹性是可以培养和提升的,给予适当的支持和训练,残障人士可以增强自己的心理弹性。心理弹性不同的个体,对压力事件的反应是不同的,心理弹性水平高的人不会让困境击倒他们,耗尽他们的信心与决心,而是会从废墟之中努力找到重生的方法。

(二)抗挫折能力与心理弹性

1.什么是抗挫折能力

挫折是指一个人在生活过程中,遇到无法克服或自认为无法跨越的困难和干扰时,导致自身的需求或者动机得不到满足,进而引起的一系列消极反应。而抗挫折能力,是指一个人遇到挫折时,对挫折的忍受、抵抗和应对挫折的能力。挫折普遍存在于残障人士的生活当中，同时影响残障人士的身心发展。抗挫折能力是一种综合能力，由于残障人士的个体差异性，对于挫折的反应、情绪体验、应对方式也会有所差异。例如患有先天性脑瘫的邓培程，以积极的心态面对所处的境遇，用坚定的意志实现梦想；例如失去双腿的舞蹈家小智，在面对一系列的挫折时积极应对、努力克服，体现了她较高水平的抗挫折能力。积极心理学对抗挫折能力的定义为，在个人遭遇挫折时，能够以积极的态度看待挫折，以坚定的意志力和合理的方式应对挫折，并能积极地寻求帮助。

2. 抗挫折能力与心理弹性的关系

人类在遭受挫折时，有什么样的应激状态？是心理崩溃，陷入负面情绪、意志消沉中无法自拔，还是调整心态，积极应对挫折？抗挫折能力可以说是心理弹性的重要组成部分，是内心强大的显著性标志，这将决定残障人士在面对自身困境与挫折时内心是否能够承受住压力、适应挫折、成功应对并进行恢复。大自然中有着蚯蚓和壁虎这两种很特别的动物，从外观来看它们其实很渺小，小小的身体一点儿也不强大，但它们却被喻为动物界中"打不死的小强"。因为它们身上有一种特殊的技能，就是尾巴被砍断后能够再生的能力，小小的蚯蚓和壁虎在受到伤害后，即使被砍断尾巴也不会轻易地死去，它们尾部的断裂处会重新长出新的尾巴，并且很快就能恢复得像未曾受伤一样，蚯蚓和壁虎的这种特殊功能又称为"自我修复能力"。

其实，残障人士也可以拥有这种能力。在受到挫折以后，能够自我接受，以积极的态度面对现实，理性看待并积极思考，然后迅速恢复心态，这种能力被称为复原力，即心理弹性。抗挫折能力越强，在面对挫折事件时个体就能够灵活调整自己的想法和行为，或者调整自己的期望和目标以适应新的情况，挫折心理状态的出现率越低，心理复原得就越快，内心就越强大。所以，内心强大并不是指不会受到伤害，也不是指感觉不到挫折和苦难，而是在遭遇挫折后能够承受，疼痛过后能够复原。抗挫折能力越强，拥有的心理修复能力就越好，在遭遇挫折和苦难时，感觉到的痛苦不会那么强烈，或者在短暂的痛苦之后，能努力摆脱痛苦，积极改变现状，甚至会把挫折和苦难当成一种动力，把克服这一切当作成长的标志。

拓展阅读

残障人士常见的挫折反应

1.自我怀疑。残障人士可能会对自己的能力和价值产生怀疑,他们可能会质疑自己是否能够胜任某些任务或面对特定的挑战。

2.自卑感。由于残障人士与常人存在身体或认知上的差异,他们可能会感到自卑或自我怀疑,这种感受可能来自外界对他们的态度或对自己的内在比较。

3.沮丧和失望。残障人士可能会因为无法实现某些目标或参与某些活动而感到沮丧和失望,他们可能会感到无助或无能为力。

4.焦虑和担忧。残障人士可能会因为未来的不确定性和困难而感到焦虑和担忧,他们可能会担心自己的生活质量、社交关系或经济状况。

5.社会孤立感。由于身体或认知上的限制,残障人士可能会感到与社会脱节,缺乏归属感和支持网络。

(三)影响心理弹性的因素

1.人格特征

残障人士在面对同样的心理危机源时,不同人格的个体其心理承受能力以及应对困境的方式也有很大的差异。宋凤宁等在一项研究调查中发现,人格能够对心理弹性和心理危机产生影响,其中外倾性、宜人性、责任感、开放性均与心理弹性呈正相关;神经质与心理弹性呈负相关。

高宜人性的人格特征往往会使一个人拥有较好的人际关系,在遇到困境时,这些人际关系可以起到一种保护性的作用,帮助残障人士排除困境带来的心理困扰,且高宜人性的个体在性格方面往往会更乐观、大方、友好、自信、随和,因此更容易适应环境,在面对压力或创伤事件时也能依靠自己的力量从不利情境中走出。

高责任感的人有目标感、做事有逻辑且对生活做了充分的准备,往往喜欢追求卓越与成功,这类人能够尽职尽责地完成任务。换句话说,高责任感的特征更像是一个人的内在力量,当残障人士面对负性事件时能够起到保护作用。

除此之外,拥有高神经质的人在面对外界刺激时,反应往往会比其他特征的人更强烈,情绪调节能力更差,且思维、决策以及有效应对外部压力的能力也较差,所以高神经质的残障人士心理弹性也较差,在面对困难和挫折时更容易产生心理危机。

2.应对方式

应对方式是一个人在面对挫折和压力时所采取的反应方式,是影响残障人士心理健康的重要因素。不同的应对方式会带来不同的行为反应,对个体产生的影响也是不同的。心理学研究表明,心理弹性与积极应对方式呈显著的正相关关系,与消极应对方式呈显著的负相关关系。残障人士在面对困境时,采用积极的应对方式越多,那么相应的心理障碍表现就越少;采用消极的应对方式越多,其心理障碍的表现就越多。这是因为使用积极的应对方式可以有效地帮助一个人在未知情况下,在不利的条件中保持冷静,做出分析,进行理智的判断并积极地去解决问题。而采用消极的应对方式,不利于个体适应环境,从逆境中恢复自己的身心状态也会更加困难。

3.保护因素

国外研究者经过多年研究,目前较为一致的结论是:在心理弹性的形成及发展过程中,起关键中介作用的是内部和外部的"保护性因素"。保护性因素与危险因素是相对应的,是能减轻困境对残障人士消极影响的因素。心理弹性的保护因素包括3个来源。

(1)个体。其中包含了一个人良好的智力机能(如较高的口头表达能力、发散性思维)、人际吸引、社交能力、容易相处的特性;自我效能感、自信、高度自尊;个体的才干和信念。

(2)家庭。其中包括了与父母形成亲密关系并有意维护父母形象;父母的权威教育,温暖、有结构、高期望;社会经济条件优势;较低的家庭压力;有序的家庭环境;广大的、支持性的家族网络的连接;亲社会家庭价值观和积极的角色模型。

(3)家庭外因素。其中包含了与家庭外亲社会成人的联系;参加亲社会组织;进行有效学习。

4.其他因素

心理弹性的影响因素可分为内部和外部影响因素。从内部影响因素来看,遗传与人格特质决定个体对待事物的总体态度是乐观还是悲观,此外一个人的性别、年龄、智力、自信程度、社会技能,以及自尊水平等也会造成心理弹性的差异。外部影响因素包括危险因素和保护因素。危险因素是由各种各样的压力和挑战所构成,如源自家庭的亲子关系、父母关系、家庭经济状况等压力,源自社会的学业、就业、升职、情感、人际关系等压力;而保护因素包括家庭的正面支持、良好的同伴关系、学校和社区的保护等。若保护因素能够抗衡、消除危险因素对个体的消极影响或伤害,则其心理状况就能维持在健康水平。

一个人的心理弹性受原生家庭教养、社会经历等多方面因素的影响,所以通过后天的教育和训练来改变心理弹性也就成为可能。残障人士若能够自我调节,并获得积极的引导、帮助和激励,则其心理弹性是可以适度增加的。家庭和学校可以根据上述心理弹性的特点,从多维度来锻炼其心理弹性,以增强其抗挫折能力。

四、培养积极的心态

人们常常因为经历而获得成长,在挣扎的过程中强大自己的内心,从逆境中走出来会获得成就感,在逆境中更加明确自身的意义。一个人能走多远取决于他的心态,积极的心态有助于残障人士在逆境中获得成长,从而强大自己的内心。积极心态既是对事物做肯定性判断的情感和价值观的基础,也是对事物进行否定性判断后的反思与调节的基础,代表了对美好与崇高事物的积极向往。积极的心态有助于残障人士铸就坚强的意志力,帮助残障人士更好地应对挫折与困难,有利于提高残障人士的心理健康水平,抵御不良事件带来的负面影响,那么如何建立积极的自我心态?

(一)学会用积极性的语言

当谈到挫折与苦难时,总是与糟糕、难受、悲伤、心累等负性词语挂钩,一旦出现这类词语总会提示你,告诉你的大脑你是不快乐的。残障人士在挫折面前,如果长期处于一种消极的情绪状态,会给身体和心理带来许多不好的影响。心理学家提倡用积极情绪来替代消极情绪,培养自身的积极心态,可以从关注一些积极的提示语开始,积极心态的自动提示语是不固定的,只要是能激励我们积极思考、积极行动的词语都可以作为自动提示语,如快乐、加油、爱、明天、阳光、积极等词语。有研究证实过,经常使用积极性的词语,并融入自己的生活,有助于保持积极的心态,抑制消极心态,形成强大的动力,利于提高心理弹性,更有助于积极地应对负性事件带来的各种各样的负面影响。

(二)学会自我鼓励

事物的发展是螺旋式的上升和波浪式的前进,虽然道路是曲折的,但是前途是光明的。每个人的一生都不会一帆风顺,遭遇挫折和不幸都是再正常不过的事情。把灾难看得过重,它就是一座山,压得人喘不过气来;面对不幸和磨砺,灾难会认为它找错了人,只能在坚强者面前甘拜下风!任何时候不要否定自己,练习自我肯定,学会鼓励自己,以及接受来自他人的鼓励,有助于重拾信心,增强自我效能感。鼓励教育法一直被提倡,人们在收到夸奖和赞许的信号时,他的执行力会大大提升,对于事情的完成度也会高于日常状态,让你在面对生活挑战时体验到强烈的胜任感、良好的自我感觉和自我效能感。自我鼓励还可以帮助残障人士建立一个积极的心态,增强一个人的心理弹性。

(三)把自己当作自己的朋友

很多人不知在困境时该如何善待自己,那么可以试着采取一个叫作"你会如何对待朋友?"的方法。通过这种身份的转换,你可以比较你对自己挣扎的反应和你对朋友挣扎的反应,以及你使用的语气。一般来说,这种比较会让个体发现一些令人惊讶的差异和有价值的反思，比如为什么我对自己会如此苛刻？如果我不这样做，会发生什么？

残障人士处于困境时，可能会难以自拔、难以控制自己的情绪，此时把自己当作自己的朋友，开始对自己形成一种更友善的态度，像帮助你的朋友一样去想办法帮助自己，例如写一封表达关心、充满同情心的信；例如提醒朋友要好好生活、好好吃饭；例如鼓励朋友、夸赞朋友的优点，和朋友分析一些其他有趣的事转移沉浸在挫折中的注意力等。这种方式的练习比起自身来接受和同情自己更有效，更有利于帮助残障人士建立积极的心态和良好的心理弹性。

拓展阅读

登上高塔的青蛙

从前，有一群青蛙组织了一场攀爬比赛。比赛的终点是：一个非常高的铁塔的塔顶。比赛开始了，在下面围观的青蛙中，有一些青蛙在给爬塔的青蛙加油，还有更多的青蛙不相信那些小小的青蛙会到达塔顶。

他们议论："这太难了！它们肯定到不了塔顶！""他们绝不可能成功，塔太高了！"

听到这些，很多青蛙开始泄气了，也累坏了，退出了比赛。有一只却还在越爬越高，一点也没有放弃的意思。最后，其他所有的青蛙都退出了比赛，除了这一只，它费了很大的劲儿，终于成为唯一一只到达塔顶的胜利者。

青蛙们便去问那只"胜利者"，哪来那么大的力气爬到塔顶？结果发现这只青蛙听不见它们在说什么，原来它是个聋子！

（摘录自：佚名，《爬到塔顶的青蛙》，"智慧瓶"公众号，2016年）

五、练就坚韧的意志

郭沫若曾说过这样一段话:"艰难的环境一般会使人沉没下去,但是,具有坚强意志,积极进取精神的人,却可以发挥相反的作用。环境越是困难,精神越能发奋努力,困难被克服了,就会有出色的成就。这就是所谓的'艰难玉成'。"

有那么一群人,在生理不完整的条件下,通过坚韧努力站上不一样的舞台,向世人展示有别于常规的冲击力,用残缺的生命绽放属于他们的火焰。在2021年的东京残奥会上,当残奥会的圣火点燃的时候,一群特殊的运动员,不断地以意志力作为战斗武器,向所有人证明人类的极限与骄傲!最终中国代表团获得了96金、60银、51铜的好成绩,位居世界第一,这令人惊叹而自豪的成绩离不开运动员们自强不息、顽强拼搏的精神。

16岁的阿巴斯·卡里米,从出生那一刻起就患有先天性肢体缺陷,他没有双臂依然能通过下肢学会游泳并获得2017年世界残疾人游泳锦标赛银牌;2021年8月30日,在东京残奥会女子50米仰泳S5级决赛中,幼年因车祸失去双臂的中国选手卢冬夺得冠军,并打破世界纪录;2008年9月6日,北京残奥会开幕式在国家体育场举行,三届残奥会跳高冠军侯斌将火炬安置在轮椅的支架上,靠双手攀爬将近40米长的绳索,去点燃主火炬,这段艰辛的历程挑战着人类的体能极限,展现出人类坚韧不拔的精神。

这样的故事在我们身边还有很多,这种震撼感动着每一个普通人。因为他们彰显出的能量与勇气,是人类在渺小的自我局限下,潜在的强大力量——残障人士的坚韧之美。

对于残障人士的心理健康而言,优秀的意志品质是经受住挫折的基础,是帮助他们走出困境的关键。在面临一些负性事件时,残障人士常常会感到压力、常常会沮丧,但过于消沉并不会改变现状,更多的是要去学会接受,要学会承认身体的不完美,要想办法去调整心态,锻炼自身坚韧的意志与磨难做抗争,掌握意志品质的特性,培养优秀的意志品质,在艰难的环境中用坚强的意志力克服困难,打造属于自己的美好人生。残障人士应当如何去提升自己的意志品质呢?

(一)从小事开始培养自己的意志

培养意志应该从小事做起,不要以为是小事就不屑注意,恰恰是小事能反映一个人的意志,高尔基曾说过:"哪怕是对自己的一点小小的克制,也会使人变得刚强有力!"残障人士对于克服困难可能会缺乏自信心,要善于利用身边的小事,来逐步培养自己的意志。刚开始少做一点,做一些你能做到的、容易坚持的,然后不断地增加。从小事做起,从现在做起,持之以恒,生活中的小事俯拾皆是,反观自身的弱点、缺点,坚持去克服它,坚持完成一项学习或者工作任务,学习克服生活中的每一个小困难,这样才能逐步锻炼自己的意志品质。

(二)运用学习来提高意志品质

学习需要有自觉和坚韧的意志,同时学习也是锻炼意志的一种方式。努力学习、掌握知识与技能是个体成长和发展的首要任务。让自己保持学习,可以选择学习一项技能也可以是你的爱好,保持学习态度和不断探索的精神,在满足求知欲的同时使自我不断成长,使自己的意志得到磨炼,通过学习去完成一些既定的有一定难度的任务。设定学习任务应视个体能力而定,任务过于简单、容易,激不起克服困难的力量,没有锻炼意志的价值;而过于困难,无论如何努力也无法成功,则打击了本身的自信心,同样也锻炼不了意志。为了培养锻炼意志,可以有意识地去完成一些力所能及而又有一定难度的任务。例如失去右手的人可以先练习如何用左手拿稳餐具,然后慢慢学习夹菜逐步学会自己吃饭。所以,确定恰当的目标,完成适当难度的学习任务,通过长期的学习累积,就可以达到锻炼意志品质的目的。

(三)为自己树立一些目标

意志表现在有目标的行动之中,要想培养意志力,我们首先要给自己树立起明确的目标。目标既可以是长远的,也可以是短期的,可以是大目标也可以是小目标,树立目标不能盲目冲动,要客观符合现实认知,贴合自身实际。一个人若是生活中没有目标便会失去努力的方向,理性定制自己的目标并为之努力,然后将这个目标和学习计划联系起来,把最终要实现的目标分解成一个个具体的小目标,培养自己追寻目标的能力,在学习这些能力的途中提升自我价值感,激励自己尝试着行动,维持某种行为,努力接近目标,也可以达到提升意志力的目的。残障人士可以试着树立生活、工作等各方面目标,承诺自己努力,制定计划,克服困难去实现目标,从而帮助自身突破心理束缚,走出生活困境。

(四)采用积极的心理暗示

积极的心理暗示可以为残障人士提供动力,使残障人士保持积极向上的精神状态,而消极的心理暗示则会使一个人沉浸在不良情绪之中。在日常生活中多多采用一些积极性的句子,例如多使用"困难是暂时的,坚持坚持就会过去""每个人都会面临挫折,我可以战胜它"等,有助于将消极思维转换成治愈性的、激励性的积极思维。消极的自我暗示会导致一个人越来越不自信,积极自我暗示能调节一个人的主观心理状态,学会积极地激励自己,能够为残障人士培养优秀的意志品质提供很好的帮助。

拓展阅读

被上帝咬过一口的苹果

有一个从小双目失明的人,自懂事后他常为自己失明这件事感到烦恼沮丧,认定是上天在惩罚他,认为这辈子都完了。有一位老师开导他说:"世界上的每个人都是被上帝咬过一口的苹果,都是有缺陷的,有的人缺陷比较大那是因为上帝特别喜欢他的芬芳。"

他很受鼓舞,从此把失明当作是上帝的特殊钟爱,逐渐振作了起来。后来,他成为一位有名的盲人推拿师,帮助许多人减轻病痛,他的事迹还被写进了当地的小学课本中。

上帝知道了这件事之后,笑道:"这个睿智且美丽的比喻我很是喜欢,但是我要声明一点:所谓缺陷不过是生理上的。而那些有道德缺陷的人是烂苹果,不是我咬的,是虫蛀的。"

(摘录自:佚名,《悦读丨被上帝咬过一口的苹果》,"看汉川"公众号,2021年)

这个故事告诉我们,残障人士的缺陷并不是一种丑陋或者是因为做了错事而得到的惩罚,相反,也许他们曾经是上帝最钟爱的人,或许是因为一场突如其来的灾难而变得有些不一样,或许是天生与众不同,不要因为身上的某种缺憾而感到自卑、懊恼,今天或许面临很多困扰,但调整心态保持积极,用坚定的意志克服困难,未来总有一天也会绽放美丽的人生!

缺陷不过是生理上的,外表并不存在美丽与丑陋之分,那仅仅是人们的个人观点而已,而真正能够决定一个人的人生美丽和丑陋的,应该是个体本身的心态。如从小失明、失聪,凭借坚韧的毅力成为受全世界钦佩的美国著名女作家、教育家、慈善家、社会活动家海伦·凯勒一样。如身体残缺但意志坚定,失去了双手就练习用脚写字学习,用双脚叩开自己人生大门的小李一样。只要对自己充满自信,在艰难的环境中用坚强的意志力克服困难,一样可以打造属于自己的美好人生。

六、增强心理弹性

女子台球世界冠军珍妮特·李曾说过这样一句话:"苦难并不可怕,如果你驾驭和征服了苦难,苦难就会是一条项链,使你变得更美丽。"面对逆境,如何提升心理弹性,促进心理健康,以下的一些方法可以借鉴。

(一)锻炼解决烦恼的能力

了解问题解决的步骤和方法,学会利用身边的资源,培养自我解决问题的能力。当我们因为某件事感到烦恼,甚至产生情绪波动时,首先要做的就是保持冷静,给自己一个冷静的空间,去认清烦恼的根源所在。其次,就是学会分析和选择,烦恼之所以存在是因为事件本身有一定的矛盾,试着去分析事件矛盾的两面性从而根据你的内心做出选择和必要的取舍。最后,根据你的选择行动起来,遵从自己的内心需要做出选择后就不要在思想上瞻前顾后、患得患失,行动是解决问题的唯一途径。

成功解决问题的经验,有一系列的积极效应。成功解决某个困难,会极大地增加我们面对压力事件的信心,积累解决问题的成功经验会给予我们足够的动力去应对之后更大的困难。所以,为了有这样的信心,我们可以先从一些很小的事情入手。例如当你非常不开心时,去打扫一下房间,或者做个简单的饭菜。这一招很有效,因为几乎不需要你付出很大的脑力,你只要去做,就会成功,而这种成功会增加你对自己的信心,逐步学习解决小的烦恼,可以帮助锻炼解决其他困难的能力。

(二)照顾好自己的身体

养生是一个时下十分流行的词语,它有助于保持心理健康和建立心理弹性。这是因为压力会同时作用于身体和精神,在你的生活中多加入一些关于养生的元素,如适当的营养,充足而有规律的睡眠,正念训练和定期运动,这些可以帮助你的身体适应压力,减少焦虑或抑郁等情绪带来的不良影响。

1.练习正念

正念可以通过调节认知和情感系统达到缓解精神疾病的症状,它提倡的是注意当下、不做评判、感受身心体验、对当下培养一种亲密感,以达到舒缓压力和不良情绪的目的。日记、瑜伽和其他正念练习(如祷告和冥想),可以有效地帮助人们减少情绪化反应、化解自我的负能量,并改善心态、恢复对生活的希望。当你写日记或冥想时,多去想想你生活中的积极方面,回忆让你感动的事情,即使正处在困境之中也应如此,保持良好的心理状态,可以有利于提高你的心理弹性,在遇到挫折或面对严重压力事件时以便更好地应对。

2.避免消极的发泄方式

通过酗酒、抽烟或其他不良方式来处理痛苦的情绪可能很有吸引力,但这就像在深伤口上缠绷带一样,只会伤害你的身体,把你置于更加危险的境况之中。相反,避免用消极的发泄方式去面对挫折,以积极的心态看待问题,并寻找解决方案,专注于保养自己的身体,保持健康的身体状况,做好准备去应对压力,更有利于身心健康。

(三)勇敢面对

勇敢属于一种积极的心理品质,勇敢品质对于个体的良好发展具有重要意义,勇敢品质的构建有助于提高一个人的心理素质,拥有健康心态的方法就是保持勇敢、接纳与面对。残障人士首先要正视自己的生理缺陷,尤其是后天导致的残障人士,要勇敢地面对自己的缺陷,不要把这当作自己的短处从而产生一种自卑的心理。面对现实情况理性分析并合理利用资源,学会自助与求助,一方面积极配合医生接受治疗,另一方面调整好心态。生活只要不放弃,每一天都是一个新的开始,生理上的残疾并不可怕,一定要坚强勇敢地去面对。如果自己一个人想不过来,觉得郁闷甚至绝望,千万要及时和家人沟通,而不要什么都闷在心里,主动寻求社交支持,并与他人分享当下的困境和感受,与家人、朋友或专业人士建立支持网络,从中获取情感上的支持和实用的帮助。也可以求助于当地的残联机构,里面有更加专业的护理人员、心理咨询师、职业规划师等等,可以根据残障人士的身体状况给予相应的专业帮助。

(四)接纳与承诺行动

自我接纳是对此时此刻经验的一种积极而非评判性的接纳。残障人士需要接受自己的身体或认知上的限制,并以积极的态度面对现实,认识到自己的独特性,接受自己所处的情况,并寻找更好的解决方案。也许我们天生没有那么完美,也许一些目标和理想可能由于生活中一些突如其来的变故变得触不可及。虽然这些不良事件就像急湍险流一样,肯定会带来痛苦和困难,但是它们并不会决定生活的结局,因为生活中还有很多你可以掌控、改正和与之成长的方面。变化是这个世界的常态,接受改变是生活的一部分,接纳自己过去的创伤事件和无法改变的现实,接纳独特的自我,减少因为回避、压抑、控制带来的无意义的内耗和痛苦情绪,投身当下的生活去探索内在更多的自我,提升自我认可度。尤其是当我们处于困境之中,从内在自我发现新的力量,有助于支撑我们渡过眼下的难关,关注自己能改变的、可以改变的方面,不要认为危机绝对不可克服。我们不可以改变事件的严重性,但是可以选择许多不同的解释和应对方式。残障人士可以通过教育和自我学习,了解自己的残疾类型,以及如何应对和管理与之相关的问题,了解其他残障人士的经历和成功故事,可以帮助建立自信和自我接纳。

承诺行动是一种接纳取向的治疗策略,更是一种改变取向的治疗策略(祝卓宏,2013)。承诺与行为改变的过程具体包括:通过关注当下、观察自我、明确价值观和承诺行动来帮助残障人士调动和汇聚能量,朝向目标迈进,过一种有价值和有意义的人生。即残障人士需要有意识地注意当下的内部心理活动和外部所处的环境,观察自我的思维、情感和行为,将价值观贯穿在生活中每一个有目的的行动中,并承诺行动向目标迈进。这种方式可以帮助残障人士增加心理灵活性,选择符合自己价值观的行为,对自己的行动负责,降低消极思维,朝向积极生活做出努力。

❀ 心灵小结

1.意志控制有助于个体进行自我调控,在面临挫折事件时,通过激励行为和克服困难之间的相互作用使事情朝着预期发展。意志控制能力强者往往更容易克服挫折带来的困难,会对自己的处境做出更积极的行为。

2.优秀的意志品质是意志活动发生、发展以及完成的前提和基础。残障人士要不断培养优秀的意志品质,以更强的意志力应对挫折和磨砺。当应对重大压力与创伤事件时,要及时调整自身心理状态,以积极的态度看待挫折,以坚定的意志力和合理的方式应对挫折。

3.心理弹性是面对困境、逆境和挑战时所展现出的适应能力和恢复力,与个体心理健康有着密切的关系。优良的意志品质和心理弹性作为提高心理素质的必备要素,其发展水平是心理健康的重要标志。残障人士应不断培养优秀的意志,提升心理弹性,增强抗压能力,积极应对挫折,促进心理健康。

❀ 心理自测

请仔细阅读以下每一道题目,然后根据您的实际感觉,选择最适合您本人情况的选项并打上"√"。

心理弹性量表

	题目	从不	很少	有时	经常	一直
1	我能适应变化	0	1	2	3	4
2	我有亲密、安全的关系	0	1	2	3	4
3	有时,命运或上帝能帮忙	0	1	2	3	4
4	无论发生什么我都能应对	0	1	2	3	4
5	过去的成功让我有信心面对挑战	0	1	2	3	4
6	我能看到事情幽默的一面	0	1	2	3	4
7	应对压力使我感到有力量	0	1	2	3	4
8	经历艰难或疾病后,我往往会很快恢复	0	1	2	3	4
9	事情发生总是有原因的	0	1	2	3	4
10	无论结果怎样,我都会尽自己最大努力	0	1	2	3	4
11	我能实现自己的目标	0	1	2	3	4
12	当事情看起来没什么希望时,我不会轻易放弃	0	1	2	3	4
13	我知道去哪里寻求帮助	0	1	2	3	4
14	在压力下,我能够集中注意力并清晰思考	0	1	2	3	4
15	我喜欢在解决问题时起带头作用	0	1	2	3	4
16	我不会因失败而气馁	0	1	2	3	4
17	我认为自己是一个强有力的人	0	1	2	3	4
18	我能做出不寻常的或艰难的决定	0	1	2	3	4
19	我能处理不快乐的情绪	0	1	2	3	4
20	我不得不按照预感行事	0	1	2	3	4
21	我有强烈的目的感	0	1	2	3	4
22	我感觉能掌控自己的生活	0	1	2	3	4
23	我喜欢挑战	0	1	2	3	4
24	我努力工作以达到目标	0	1	2	3	4
25	我对自己的成绩感到骄傲	0	1	2	3	4

评分标准:

量表由25道题组成,计分方法为:"0"代表从不,"1"代表很少,"2"代表有时,"3"代表经常,"4"代表一直。将每道题目的得分相加,总得分越高代表个体的心理弹性水平越高。

第五章　残障人士的人格及健全人格的培养

> **内容简介**
>
> 　　人格是一个人的才智、情绪、愿望、价值观和习惯的行为方式的有机整合。人格的形成受到先天遗传因素和后天环境、教育等因素的影响，它包含气质、性格等稳定的心理特征。残障人士作为一个特殊的人群，除了与健全人有着共同的人格心理特征外，还有着其独特的心理表现。许多残障人士在生活中表现出比其他人更强的意志与果敢，但也有残障人士不同程度地存在着一系列人格缺失问题。解决自身问题，形成一个稳定健全的人格，对残障人士今后的发展需要，特别是对未成年残障人士的教育、就业、社会参与等方面具有重大的意义。
>
> 　　本章将带领读者朋友了解残障人士的人格及其相关概念，以案例结合分析的方式介绍残障人士中常见的人格心理问题，如偏激、自卑、依赖、自我中心等，以及面对的这些常见心理问题的调适方法，最后针对残障人士健全人格的培养提出建议。

一、案例分析

案例

　　美国男孩小汤，他生下来就只有半只右脚和一只畸形的右手。稍懂事后，他看到自己的手、脚长得跟别的孩子不一样，做事也不方便，还常常遭到同龄人的取笑。小汤一度变得自卑起来,不敢参与周围伙伴们的娱乐。但他父母亲常会告诉他:"小汤,其他男孩能做的事情你都能做。为什么不能呢?你没有任何比别人差劲的地方,任何孩子都可以做的事情,你一样能做到!"结果是任何男孩能做的事他也能做,如果童子军团行军10英里,小汤也同样走完10英里。

长大后,他喜欢上了橄榄球这种对速度与力量对抗有很高要求的运动。玩伴们都笑话他说:"你这样的身体能打橄榄球吗?随便挤你一下就会跌到十几米外去。"他这次没有因为同伴的取笑而放弃,他在心里默默地念道:"我一定能行,我一定能证明自己!"于是,他天天坚持练习。慢慢地大家发现,与在一起玩的男孩子相比,他能把球踢得更远。为了能实现这个愿望并发挥出这种能力,他还请人为他定做了一双鞋子,参加了踢球测验,并且得到了一份冲锋队的短期合约。

但冲锋球队教练还是尽量委婉地告诉他,他不具备做职业橄榄球员的条件,请他去试试其他的职业。最后他申请进入新奥尔良圣徒球队,并且请求给他一次机会。教练虽然心存怀疑,但是看到这个男孩这么自信,对他有了好感,因此就收下了他。

两星期后,教练就为自己的这个决定感到欣慰了,小汤在一次友谊赛中因踢出55码远的好成绩而得分,这使他正式获得圣徒队职业球员的身份,而且在那一季中为他的球队夺取了99分,创下佳绩。

最伟大的一天到来了!那是一场新奥尔良圣徒队与巴第摩尔雄马队的比赛。比赛打得异常激烈,到了最后关头,新奥尔良圣徒队以16比17的比分落后对手一分。球场上坐满了6.6万的球迷。比赛只剩下几分钟时,球是在28码线上,而对方球队又把球推进到45码线上,但是要赢下这场比赛根本就没有时间了。

"小汤,进场踢球!"在这个最紧要的关头,教练做出了一个大胆的决策。

当小汤进场的时候,他知道他的团队距离得分线有55码远,这也等于说他要踢出63码远。在正式比赛中踢得最远的纪录是55码,由巴第摩尔雄马队的毕特·瑞奇查踢出来的。小汤闭上眼睛对自己说道:"我一定能行!"

球落在了小汤面前,他稳稳地接住。接着只见他一脚全力地踢在球上,球越过人头飞向得分线。但是踢得够远吗?奇迹会出现吗?现场6万多球迷屏住气观看着,接着终端得分线上的裁判举起了双手,表示得了3分。球在球门横杆之上几英寸的地方越过,小汤所在的球队以19比17获胜。球迷狂欢起来,为这踢得最远的一球而兴奋。"真是难以置信!"有人大声叫道。这居然是由只有半只右脚和一只畸形手的球员踢出来的!小汤微笑着,他想起他的父母,他们一直告诉他的是他能做什么,而不是他不能做什么。他之所以能创造出如此了不起的纪录,正如他自己所说的:"我从来不知道我有什么不能做的,也没人这样告诉过我!"

（改编自:佚名,《极限球的奇迹:半只左脚和一只畸形的右手》,知乎,2021年）

这个案例描述了主人公小汤在面对残疾及来自他人的负面评价时,如何通过积极的自我激励和自我暗示来克服自卑感,增强自信心,并最终取得了成功。在心理上,他经历了从自卑到自信的转变。

一开始,小汤因为残疾而感到自卑,遭受同龄人的嘲笑,甚至不敢参与正常的活动。然而,他的父母给予了他积极的支持和激励,告诉他有能力去做任何事情,并且不断强调他的潜力和价值。这种正面的家庭环境为他树立了积极的自我形象,使他能够开始相信自己,追求自己的目标。随着时间的推移,小汤通过坚持不懈的努力和自我激励,逐渐证明了自己的能力。他不断挑战自己,打破了别人对他的限制和质疑,最终成为一名职业橄榄球员,并且创造了令人惊叹的纪录。当一个人能够相信自己的能力,并且不断给予自己正面的肯定和激励时,他就有可能战胜内心的恐惧和不安,勇敢地面对挑战,实现自己的梦想。

因此,积极地自我激励和自我暗示是克服困难、消除自卑感、增强自信心的一种有效的心理策略。

二、心理解读

在日常生活中,人们常常从伦理道德的角度出发,运用"人格"一词对人的行为进行评价。例如,称某人"人格高尚""人格卑劣"或者具有"人格魅力"等等。然而,心理学中所指的人格概念更加综合而具体。人格并非仅指品德,还指个体在先天生物遗传素质的基础上,通过与后天社会环境的相互作用而形成的相对稳定而独特的心理行为模式(郑雪,2007)。换言之,人格是个体在与环境互动过程中形成的心理特征的综合体,是个体整体精神面貌的反映。

人格是由多种心理特征的独特组合所构成的。这些心理特征包括能力、气质和性格等方面(任能君等,2009)。这些心理特征共同构成了个体的人格,反映了个体在心理上的独特性和稳定性。

多数残障人士表现出乐观、独立、主动、自制、果断、坚强、慷慨、勇敢、持之以恒等良好的人格心理特征,并且我们身边也不乏许多获得成功的残障朋友,他们比一般人更容易形成强者的意志。当他们面对困难和挫折时,表现出比常人更坚韧的意志,残而不废,这些都是残障人士克服生理上的病痛,获得心理上的平衡,争取生存权利,开创自己事业的重要精神支柱。有些残障人士则表现出一定的焦躁、依赖、敏感、冲动、固执、优柔寡断等消极的人格心理特征。

三、性格

(一)性格的含义

性格,指个人的品行道德和风格。一个人的性格,或温和或急躁,或勇敢或怯懦,或勤勉或懒惰,或真诚或虚伪,或乐善好施或吝惜小气,虽然不是与生俱来的,但其形成和发展受到来自遗传因素和自身成长环境的影响。

性格以每个人一定的素质为前提,没有素质这个生物学前提,性格就无从产生(黄希庭等,2015),就连人的外貌等生理上的特点,特别是生理上的缺陷,对性格的形成也有影响。因此,小儿麻痹后遗症、身体伤残、侏儒症、兔唇、说话口吃等生理缺陷的残障人士往往受到他人更多的注视和评价,从而引起患者心理上的不平衡,容易形成其内向的性格,产生自卑、敏感、嫉妒、孤僻、焦虑等一系列心理问题。

(二)残障人士的性格特征

残障人士作为一个特殊的人群,不仅因身上的残疾而特殊,而且他们的生活环境也具有一定的特殊性。一般来说,交往的圈子比较小,周围社会环境比普通人简单一些,这样就形成了某些特殊的性格特征,如孤僻和自卑是许多类型的残障人士共同具有的性格特征。但每一类残障人士又存在各自的性格特点。

比如说视障人士,性格相对比较内向,行事温儒、敦厚,在他们的内心常储存着多彩的情感生活,情感体验深沉而含蓄,较少出现爆发式的外露情感,他们喜欢思考问题,探索问题,对问题的思考和探究比较深刻。听障人士则有些与盲人相反,他们的性格比较外向,情感反应方式比较强烈,频度高但持续时间短。听障人士性格豪爽、耿直,"好"就是"好","坏"就是"坏",很少拐弯抹角。有的听障人士偏重于物质世界和情感的直接表达,而不愿意去深入探索知识世界的内涵,他们对生活的评价是通过直接乐趣、具体的行动和自己的情感表达来分析的。对于许多肢体残障人士来说,残疾并没有把他们吓倒,只是给了他们发挥主观能动性、同残疾不断斗争的条件,他们勇于克服困难,往往在学习、生活和工作中表现出惊人的毅力,因而肢体残障人士常常表现得更为倔强、坚强。同时,肢体残障人士的性格特点还常常表现出一种自我克制,在他们的内心深处可以把一切不平和怨恨忍受下来,只是到了他们难以忍受的时候,才会脾气爆发。精神残障人士由于情绪不稳定,其日常行为更多是受到当下情感的影响。智力障碍人群由于心理水平普遍比较低下,因而他们可能表现出一定的孩童化特征,比如较为天真、单纯或行为上的不成熟。

(三)良好性格的塑造

在塑造良好性格的过程中,我们拥有着主动权,即使在生理上有所缺憾的残障朋友们也能够通过积极的行动来发挥自身的优势。听天由命、怨天尤人以及坐以待毙绝不是我们的本性,相反,积极塑造良好的性格才能成为我们出类拔萃的资本。要培养优良的性格,我们可以通过日常习惯、积极心态和发现性格优势来实现。

1.养成良好习惯

约·凯恩斯曾说过:"习惯形成性格,性格决定命运。"人的性格是可以通过日常的习惯来形成的,养成良好的习惯需要人们立即动手做出计划并实施。很多困难在不懈努力下都会一步步变得更简单,最后人们会喜欢上自己所养成的新习惯。一旦人们喜欢上了自己的新习惯,就更愿意时常去做,日积月累,新习惯就成了人们骨髓里的东西,也就成了人们的性格写照。

从古至今,慵懒之人最终不会取得巨大成功,唯有独立自主之人可以在生活中获得成就。失败的人和成功的人在性格方面存有异同,而造成他们成功与否的差异往往是日常的习惯。习惯在很长一段时间内逐渐养成并趋于稳定。人性是懒惰的,这是我们很容易就能做到的部分,比如人类的思维习惯。若我们一味故步自封,那么思想就得不到解放,若我们勇于探索,那么就可以轻松创建并提出新想法。因此我们要想改变自己的性格,只要改变行为习惯就行了。人生最重要的就是打磨自己,而不是彻底改变自己,这个打磨的过程就是改变不良习惯、养成优良习惯的过程。人不改变性格,也难以成功。

改变性格的命门其实就在习惯上,就在日常的行为里,而不在形而上学的所谓本质中,"日积一善,终可登天"说的就是小习惯改变大命运——"登天"的大变化来自"日积一善"的小习惯,于是,人的命运就真正地改变了。

2.改变心态

一位哲人说:"你的心态就是你真正的主人。"性格是一个人的标签,而心态则是性格的诠释,是命运的直接写照。因此,要培养好的性格,首先要培养一个好的心态。人生不仅受环境影响,更是受心态的影响,心态能决定人的思想与行动,进而决定人物性格,最终决定一个人是否能在事业上有所成就,是否有远见。不好的性格并非天生,也并非完全受环境影响,人也可以左右自己的性格,培养良好的性格,需要从一个积极的心态开始。我们在日常生活中若以积极的心态应对人生的各种困难与挑战,平和、冷静地看待一切不如意,日久天长,我们就能克服不良的性格,实现性格的优化。

改变不良的性格,不光要从习惯上下功夫,更要在心态上做文章。因为心态决定一个人的根本,决定了一个人对人、对事的态度和行为方式,而后者又是性格的基本表现形式。因此,改变心态等于从源头上进行改变,也最行之有效。

3.发现性格优势

每个人的性格中都有优于他人的地方,即使最顽劣的人,也有他的闪光点,因此,不要妄自菲薄,自轻自贱。如果我们无法发现自己性格上的优势与天赋,那很可能最终一事无成。

内向型的人通常都比较沉稳、谨慎,他们通常都具有很好的忍耐性;外向型的人往往很有创意,总是给别人带去欢乐,他们也是一种很积极向上的人。因此,千万不要试图毁坏自己的性格。改变性格并不是抛弃所有,而是改变性格中的缺陷,我们要发现自己性格中的闪光点,寻找自身性格的价值,并发挥出它们真正的作用。

四、气质

(一)气质的含义

生活中我们能发现有些人的行为好似有着与生俱来的稳定特征。观察生活中不同人的一举一动,气质尽在其中。例如,有人灵敏好动、反应迅速,有人小心谨慎、从容不迫,有人心思细腻、谦卑守己。我们常常评价这些人的"禀性""脾气"如何如何,而在心理学里,这些特征就叫作气质。气质仿佛使每个人的所有心理活动都染上了独特的色彩。

气质与人格有着密切的联系,人格的形成不可能离开气质。气质是先天禀赋,是人格形成的原始条件之一,在新生儿阶段就表现出来。我们可以观察到,有的婴儿爱哭闹,四肢活动量大,有的则比较安静,较少啼哭,活动量小。这种先天的生理机制就是形成个体气质的基础,它们在儿童方方面面的日常活动中表现出来,从而影响到父母亲或者哺育者与婴儿的互动关系,进而影响其人格的形成。

气质与人格也有着明显的区别。气质仅属于人格中的先天倾向(黄希庭,2002)。人格的形成除了气质、体质等先天禀赋作为基础外,社会环境更起着决定性的作用。由于成熟和环境的影响,每个人在生长发育过程中,气质也会发生变化。例如,在集体主义的教育下,性情急躁的人变得较能克制自己,行为迟缓的人变得举止迅速。一个人的气质是稳定的,但也具有某种意义上的可塑性。

气质不仅表现在一个人的情绪活动中,而且也表现在智力活动等各种心理活动中。具有某种气质类型的人,常常在内容很不相同的活动中都显示出同样性质的动力特点。比如,一个人具有平和迟缓的气质特征,这种气质特征会在他的学习、工作、表演、比赛等各种活动中表现出来。

(二)气质类型

案例

在一所残疾人康复中心学校,老师带着几个残疾儿童在玩具室里娱乐。

小程活泼好动,虽然听力方面有些问题,但对所有的玩具都十分感兴趣,会拽着其他小朋友一起来玩,也会追着老师用手语比画问那些是什么玩具,对能根据按键做指定动作的机器人更感兴趣,甚至会模仿机器人摆造型,但如果发现更有趣的玩具之后,他就会把前一个抛之脑后。

小光是个在智力发育上有些落后的儿童,可是他会把喜欢的玩具全部摆整齐放在自己面前,就像在给小玩偶们开会一样,看到喜欢的玩具在别人旁边,他会眼疾手快抢过来守护住,如果有人不小心打乱了他的玩具排列顺序,他会急躁地吵闹一会儿。

小欢是一位听障儿童,她与小程小光他们俩不同,她玩玩具的全程都很安静,最喜欢的玩具是积木和拼图。小欢每次都能在拼凑智力游戏上专注大量的时间,不完成这次的拼凑游戏,就不愿意离开玩具室,即使其他孩子在旁边如何打扰她,她都丝毫不受影响,连老师们都会惊叹她的毅力。

有着孤独症的小许十分钟爱动物类的模型玩具,但每次来到玩具室,他总是默默地挑拿着一两只动物模型,也不过多进行摆弄,就安安静静地待在一旁,看着面前的玩具。有一次老师发现小许盯着面前的蚂蚁玩具发呆,于是前去交流询问,小许告诉她,自己看到了这些能搬运比自己身体大几十倍食物的蚂蚁们,既为这些小生物强大的力量而感叹,又为它们野外恶劣的生存环境而感到担忧。

古希腊著名医生希波克拉底提出"体液说",将人的气质划分为多血质、胆汁质、黏液质、抑郁质,俄国心理学家巴甫洛夫通过高级神经活动类型理论,对古希腊传统的4种气质类型进行了科学解释。上述案例中的4个孩子正好对应4种气质类型:小程为多血质,小光为胆汁质,小欢为黏液质,小许为抑郁质。

1. 多血质

在玩玩具的时候,小程兴奋而好动,不仅对各样的玩具皆产生了极强的好奇心,还将注意力覆盖到会做指令的机器人等外界刺激上,并迅速地给予反应,这正是多血质的人的特点:活泼好动,情绪兴奋性高,敏感,对外界刺激反应迅速,接受新事物快,但印象不深刻,注意力容易转移,情绪和情感易于产生,也易于改变,具有外倾性。

多血质的人情感发生迅速、微弱、易变,动作发生也以迅速、敏捷、易变为特征。这一类型的人大多活泼好动、情感丰富、热情、易接受新事物。在事业上成功的多血质人,无论是在哪一个职业,几乎毫无例外都是勤奋的人。派给自己的工作,越艰巨越能激发出他的斗志。他们能以天生的顽强和苦干精神,去克服困难。

2. 胆汁质

小光玩玩具的时候正如胆汁质的人一样精力旺盛、情绪兴奋性高且比较强烈,反应迅速,做事有条理。而在排列玩具的时候同样也表现出胆汁质,行动力强,讲求逻辑,直率易急躁,别人容易将这种个性特质误解为蛮横霸道、咄咄逼人。

胆汁质的人情感发生得迅速、强烈,持久动作的发生也是以迅速、强烈有力为特征的。属于这一类型的人都直率热情、精力旺盛,具有外倾性。

3. 黏液质

小欢在玩玩具的时候专注而仔细,拥有着属于黏液质特点的安静稳重,注意力稳定,沉着坚定,喜欢埋头苦干且自制力较强。这种气质类型也有人喜欢称之为"安静型",通常较有毅力,兴趣集中,不容易受外界环境因素干扰,能长时间地从事一项工作和尊重社会上的各种制度规范。

黏液质的人以情感发生缓慢、内敛、平静,动作迟缓、稳重,善于克制为特征,他们大多安静稳重不浮躁,善于忍耐,注意力不易转移,具有内倾性。

4.抑郁质

小许这种抑郁质的人一般表现不够活泼,不善交往,各种心理活动的外部表现都是缓慢而柔弱的,却有着细腻敏感的内心,善于独自深思。

抑郁质的人以情感体验深刻而稳定,动作迟缓无力为特征。属于这一类型的人善于察觉他人不易觉察的秋毫之末,比较敏感,他们对现实要求高,改变现实的欲望强,善于寻找事物的规律性。

气质无好坏之分,每一种气质都有积极方面和消极方面。即使残障人士不能适应某些方面的工作,当以积极的态度投入活动时,都会表现出精神振奋、情绪高涨、干劲十足;当以消极的态度进行活动时,都会表现出精神不振、情绪低落、缺乏干劲。虽然,态度对气质的掩盖只暂时起作用,但是在长时期从事某种普通的职业活动中,只要残障工作者不断坚定自我信念,培养职业道德修养,就可以不断地调节自己的行为,这样,就能适应更多的社会岗位。需要明白的是,气质特征无法决定自身的智商高低、成就大小,每一种气质类型的人都可以成才。

五、残障人士常见的人格心理问题及调适

残障人士在日常生活中面临着各种挑战,不仅包括身体上的障碍,还涉及心理层面的困扰,这些挑战可能会对其人格心理产生深远的影响。本节将通过四个案例,探讨残障人士常见的人格心理问题。通过这些案例的分析,我们可以更深入地了解某些残障人士所面临的心理困境,以及可能的解决途径。

案例一

小罗12岁,因为先天性听力受损,说话会有点含糊不清,被医院定级为三级听力残疾,现于某特殊教育中学读初一。有次小罗看到老师的手机放在桌子上,趁老师不注意就偷走了。事后老师调查出结果,问他为什么要干这种偷盗的事情,小罗说只是因为喜欢这款手机。问他错在哪里,他只回答:"我马

虎了。"

小罗从小脾气急，尤其与人冲突时难以控制情绪，即使他学习成绩一直很好，但在学校总是独来独往，对老师的意见往往不屑一顾。如果父母的意见与他的意见不一致，或触犯了他的自尊心，他便会暴跳如雷，后来还曾因为一件小事与家人发生争执而误伤到父亲。

父母曾尝试过带小罗去寻求心理医生的帮助，但小罗始终不愿意向他人透露过多自己的想法，认为陌生的咨询师不值得信任，甚至可能会吵骂自己。

（摘录自：刘晓利，《听障儿童心理健康问题分析及探讨研究》，《未来英才》，2016年）

小罗在学校出现了偷盗而不自知的情况。小罗全凭自身喜好故意偷走老师的手机，即使被老师发现，也丝毫没有意识到盗窃行为的错误，这是小罗自我约束能力差、道德认知水平低的表现。自我约束力指的是自制力、自控力、自律力的总称。道德认知，我们可以简单理解为人们对现实社会的道德概念、道德判断力、道德评价的认识。道德认知的形成，使得人们在品德发展过程中，能按照一定的道德原则和规范行动，不但懂得应该怎样做，而且懂得为什么这样做，从而提高品德的自觉性、主动性和创造性。作为品德形成和发展的基础，它对每个人的情感、意志和社会行为起着指导、调节和控制的重要作用。

自我约束能力差、道德认知水平低的问题，在听障者特别是未成年听障儿童中表现得异常突出。聋校工作的老师们经常要"破案"，表示有的听障孩子常常偷东西、说谎。但若是把这些不良行为归为他们的天性，显然是不公平的。

天生的听障者更容易出现是非观念差、法律意识不强、自我约束能力差的原因，实际上是从小自身的听力障碍，导致他对语言理解得不深刻。听力障碍儿童对道德知识的掌握在很大程度上停留在具体、直观、形象的水平上，因此在此基础上形成的道德信念也很不稳固，已有的道德知识、道德信念对他们行为的约束力差。有的时候他们的行为符合道德知识和道德信念，而有些情况下他们的行为则违背之，出现脱节现象（张宁生等，2018）。同时，由于家长长期的娇惯，使其意识不到拿别人的东西是错误的，便经常会做出一些在常人看来不该做的事，而每当出现了问题时，又由于家长、老师与其之间交流上的不畅通，对一些问题采取了放任的态度，长此以往，便逐渐形成了恶性循环。因此，也就造成许多听障学生是非观念差,法律意识不强,自我约束能力差的现象。

此案例中的小罗还有着偏激易怒的特点。此类人格心理问题在听障人群中表现较为明显,导致其产生这种问题的原因有很多,例如,一些轻中度听力损失的成年听力障碍者,一开始可能没有意识到自己有听力障碍,往往由于经常大声说话,与别人交流时经常要求复述或看电视时将电视机声音开得过大,别人怀疑其存在听力损失而建议其进行听力检查。而当听力检查结果证实了这一怀疑时,听力障碍者往往难以接受其听力损失的事实,并否认这一事实。他可能也已意识到自己存在交流困难,但将佩戴助听器看成衰老的标志而不愿承认。这类听力障碍者在遇到重要事件需要对话时,则表现出紧张感,久而久之,可因此变得脾气暴躁、易怒。对于听障儿童来说,由于听力障碍的原因,他们在家庭中处于一种特殊地位,长期受到父母及家庭成员的宠爱、溺爱,在遇到他人对其态度不良,或者事情没有按照他的既定目标进行时,往往就会出现任性、偏激、易怒的人格心理问题。

案例中,小罗面对前来帮助他的咨询师,还显露出异常的敌意和猜忌。对于听障人士身上的猜忌心理,我们也可以用相同的方式来进行判断。在我们的社会文化当中,残障人士面临着一种更大的危险,并且会用一种尤其敏锐的关注,来感受到这种危险。他们也很容易受到嘲弄、贬低,并且经常被人看成无用的人。这些方面,在猜忌多疑的性格特质形成的过程当中,都是极其重要的因素。由于一些听力障碍者无法体验到许多的乐趣,因此他们对许多不了解的方面怀有敌意,就不足为怪了。

案例二

30岁的李女士是一名中职教师,在特校教盲人按摩。她是先天性双目失明,出生几个月后,就被发现眼睛不太好,只剩下一些微弱的光感,由于出生在一个小山村里,家乡的各方面条件都不是很好,通信不发达,村里这种情况见得也比较少,从一开始就未得到较好的治疗。

"我从小就胆子小、爱哭,不喜欢与人发生冲突",李女士说起了她小时候的故事,过年的时候听到门外的鞭炮声,她就会吓到哭泣,后来听到厨房稍微尖锐的瓷碗碰撞声,她就容易心慌。在学校时,她努力让自己不那么起眼,面对老师和同学时习惯躲闪和回避，被别的孩子欺负时也不会反抗。她经常感到自己无助、无能和缺乏精力，害怕被人遗弃。面对选择的时候，不愿意自己做决定，总希望父母能为她安排好身边的一切，永远陪着她。有一件事让她至今都印象深刻，有一次学校组织诗歌朗诵活动，她由于紧张害怕而尿裤子，偷偷跑到角落哭泣。这时候的她感到十分后悔，想放弃这次自己十分喜爱的活动，只希望爸妈能在身边时时刻刻保护自己。

长大后父母把她拉去学盲人按摩，她这份工作也是通过残联举办的招聘会入职的。自从遇到许多与她经历相似的人之后，通过与人沟通交流，她逐渐感觉自己并不是孤单一人，"做好当下事，过好每一天"已成为她的座右铭。

李女士在小时候表现出的几个人格心理问题是胆小、逃避、缺乏自信和依赖。恐惧是儿童正常的情绪体验，大部分儿童都体验过恐惧。但李女士幼年时期因为视力障碍，生活经验比较缺乏，对事物的认知和体验不够全面，当面对陌生环境和事物时，更容易产生恐惧退缩心理。李女士小时候便因为尖锐的炮仗声而产生恐惧情绪的泛化与迁移，变得胆小，产生了不必要的心理负担。

视力障碍者之所以容易产生上述人格心理问题，主要是目盲导致的认知局限性。在认知方面，视力障碍者的认知途径发生了变化，原本应由视觉来感知的外部信息只能通过其他感觉来感知了，听觉和触觉成为他们感知信息的主要途径；视力障碍者认知的广度也受到限制，因为视力残疾影响了自己的活动与感知的范围，而且有许多外界信息是无法通过其他感觉来代偿感知的，如颜色、亮度、气状物体等。心理学研究认为目盲会影响个体认知的深度、速度等，直接的表现就是视力障碍者的动机、目的、兴趣、理想等方面都因视力残疾而受到影响。

视力障碍者因为失去了占个体感知信息量80%的视觉感知优势，而显得外界刺激匮乏。在听觉还没有完全赋予意义时，自我发展的需要，从外界因素来说并未得到充分满足。先天性视力障碍者在外界刺激得不到满足时，极有可能在自己身体上寻求刺激，从而许多盲童慢慢地形成了自我刺激性行为。这种行为一旦成为习惯性行为，就将影响他们积极探索外界环境、能力的发展，以及对社会集体、对他人正确态度的形成，最终害怕并拒绝接受新事物。例如，幼年的视力残疾儿童常因看不到父母的微笑，而不能回报以微笑。父母常因此而失望，致使孩子缺乏儿童发展所必需的抱、亲、宠、逗等情感刺激，孩子开始变得寡欢、抑郁、消沉、焦虑，父母更为失望。如此的恶性循环由不良的亲子关系造成，或者有的父母走向另外一个极端，因为孩子的目盲而溺爱，造就了有的盲童依赖、自卑、焦虑、自我中心等不良人格。

案例三

汪小姐，现在一家公司做业务经理，已从事工作三年了。因为小时候的一场车祸，落下了肢体残疾。她自我感觉，自己算是比较幸运的。她出生在一个美丽的小山村，全村人口不多，从小到大，家人及周围的人对她都比较关爱。成绩一直名列前茅，被称作"别人家的孩子"，老师同学都对她很友好，童年并没有太多灰色的记忆，所以她总是展露出阳光积极的笑容。

对她来说，最艰难的是毕业后找工作的日子。她大学毕业后曾在北京漂过一段时间，工作换了几个后，对找工作的标准也越发妥协，自己也逐渐变得愤恨，拒绝别人的关心，那一段时间的她极度压抑，觉得自己不如别人，看别人眼光都觉得别人瞧不起自己。后来被父母强行拉回家，办理残疾人证。以前的她坚决不办残疾人证，她说这是自己仅有的自尊，也害怕因为残疾人的身份而被别人异样看待。不过幸运的是，尽管在找工作途中经受了各种的歧视与不甘，她最终还是被一家不错的企业留下来做了部门经理。

因为腿不好，走不了太长的路，汪小姐就开始学骑车，两天可以骑到200公里外的另一个城市，然后玩几天再骑回来。汪小姐的手指头也有些残疾，又喜欢吉他，就在网上筛选极其简单易弹又好听的旋律来学习。现在的她经常说："从观念的变化，到生活习惯的变化，积极主动地去找适合自己的玩法。毕竟无论怎么样，注定了这样，就坦然地接受，寻找不同于其他人只属于自己的道路。"

我们身边不乏许多身残志坚的成功残障人士，他们在面对困难和挫折时，表现出比健全人具有更大的韧性和自强、自信的意志，残而不废，这些都是残障人士克服生理上的病痛，获得心理上的平衡，争取生存权利，开创自己事业的重要精神支柱。从汪小姐的故事可以看出残障人士身上的那些闪耀的人格特征，例如较强的抗挫折能力、坚韧的性格，较高的情绪稳定性和坚强的意志与毅力，不少残障人士还具有较强的人际交往能力。这些人格品质使他们能够不畏惧困难和失败,做事有始有终,工作中较少受情绪波动的影响,能够处理好与其他人的关系等等。

汪小姐在毕业找工作的时候,出现了比较强的自卑心理。所谓自卑心理,是指人们对自己的能力、心理品质做出偏低的评价,常表现出缺乏自信、悲观失望、自忧自怜、烦恼苦闷等心理状态。自卑心理是一种消极的心态和不良的心理品德,它在具有心理问题的残障人士中较为常见。残障人士产生自卑的原因大多与其遭受的失败经验有关,由于身有残疾,很多事情做起来都有障碍,他们会比健全人遇到更多的困难,面对自身难以解决的问题却缺乏解决的途径,得不到足够的支持和帮助,长期受到反复的失败和挫折,进而对自己持有否定消极的评价,形成了错误的归因方式,产生较强的自卑感。不过,自卑有时候也并非一无是处。其中,自卑最大的作用是让我们建立一种心理补偿机制,我们不停地去和它战斗,通过努力去补足这方面的漏洞,而就是在一次又一次战胜它的同时,我们自身也变得更强大。最后,完成了自我超越。

案例四

小唐,现为初二学生,智力残疾等级为三级,出身于普通农村家庭。据邻居说,他的父母比较急躁,看到孩子智障、好动、不听话,烦了就骂,急了就打。当他在学习时,如果遇到一些觉得比较有难度的题的时候,他会变得焦躁,眼睛发红,还止不住地撕咬自己的手指。小唐下课欺负女生,经常追逐打闹,有时讲一些粗话,有时上课会无故走动。上了初中后,平常在学校他就基本是一个人,同学们也不愿和他玩。一次,他剪了头发,觉得自己很难看,就天天戴着帽子,不和别人交流,无论老师怎么鼓励他摘掉帽子,只要在其他同学面前,他都把自己捂得严严实实。还有一次他爸爸给了他一条项链,小唐一整天从好奇戴上,到烦躁脱下的行为反复了有几十次,仅是因为爸爸说了一句让他戴好项链,而自己害怕戴不好可能会遭到批评。上次妈妈的钥匙不知道被他放到家里哪个角落找不到了,妈妈很生气,小唐就一整天不做别的,把家里翻得一团乱,不论别人阻止、打断多少次,中途吃饭洗澡过后也不会忘记找钥匙。

小唐的智力发展存在障碍,导致他的思维发展相对滞后,行为规范无法及时达到同龄人的水平,父母也因此变得失望、焦躁,对待小唐的教育方式也变得粗鲁急躁,由此陷入一轮又一轮的恶性循环,最终致使小唐出现了焦躁易怒的人格心理问题。

与此同时,小唐不听劝阻,固执地戴帽子、翻找钥匙的行为,则是另一种人格心理问题的表现:执拗。执拗是指固执地坚持自己的意见不改变,即使自己是错误的也不肯承认和更改。案例中小唐的执拗行为,则是因为智力障碍导致缺乏应变能力的表现。对于智力障碍儿童来说,因为他们的感觉能力比正常儿童的要低,对事物的辨别能力低于正常儿童,知觉速度较慢,信息容量小,区分力弱,注意力难以集中,缺乏联想能力,记忆缺乏目的性,擅长机械记忆。因此,智力障碍儿童缺乏随机应变的能力,若遇到习惯反应所不能解决的问题时,常常一味执拗地采取固定的方式处理问题。

不同的智力障碍者情感交流能力不同,有的缺乏交往热情,态度比较冷漠,而有些则比较热情。内倾型的智力障碍者往往过于缄默、害羞、胆怯、不合群、孤独、消极、退缩、忧郁、意志薄弱、欠果断,有自卑心理;外倾型的某些智力障碍者,其情绪不稳定,且具有破坏性,最常见的是好打架、不服从、不合作、捣乱、撒谎、偷窃、破坏、嫉妒等。因从小受人轻视,其以外向行为来发泄心中的不满,以反抗姿态来对抗环境,以欺负弱小来满足自尊,更借此类行为来引人注意。这是一种补偿作用的不良适应,其实他们的内心充满不安全感,渴望爱与鼓励。

以往研究表明,10到12岁的智力障碍儿童情绪最不稳定。在自我的发展性上,13岁以上的智力障碍儿童表现出更多的情绪行为障碍,也常常充斥着自卑感。究其原因,可能是我们对智力落后儿童的教育更加重视的是适应能力的培养和训练,但在情绪的疏导和调适方面没能同步跟上,对情感教育重视程度不够。随着年龄的增长,智力障碍儿童由于其认知能力不断增强,自我意识逐渐明晰,情感日渐丰富,使得他们对自己因智力残疾所带来的困难和挫折更加敏感和脆弱,因此更容易产生情绪障碍、感受到自卑。他们经常用"我不会""我不行"来逃避做事,缺乏自强不息的精神。社会对他们的期望值也普遍偏低,因此他们很难形成社会责任感。

（一）偏激

1.偏激的含义

偏激是对别人给予自己的评价不能做出客观的判断，也不能将自身的情况与外部环境做到和谐的统一。主要表现为以下几个方面：一是不知道自己是个什么样的人，不知道自己的优点和缺点在哪里，对自己的评价要不就夸大优点缩小缺点，形成自负心理；要不就夸大缺点缩小优点，形成自卑心理。二是自我认识的矛盾性，主要是理想自我与现实自我的矛盾性，即现实自我不能达到理想自我的要求，产生心理落差，出现抑郁心理和不平衡心理。三是自我的膨胀，一旦取得成绩会夸大成就感，理想目标会放大；一旦遇到挫折会夸大挫败感，理想目标会缩小。

偏激心理往往会引发情绪上的冲动和行为上的莽撞。由于残障人士特殊的生理状态，他们时常会刻意隐藏自身的缺陷，对于自己的隐私十分在意，对于别人的态度或行为极为敏感，有时候他们会因为别人的一句话或者一件小事而焦虑、易怒。在受到不公平的对待或别人曲解自己的原意时，极易激动，举止容易冲动。另外，残障人士特殊的生理特征导致他们思维发展相对滞后，社会经验相对缺乏，因此他们常依据感性认识和事物表象做出推断，对事物的认识流于表面，容易产生认识偏差，并且对于周围的人事物都不容易接受和信任，对人际关系产生误解和偏见，于是形成偏激的人格心理缺陷。

2.调适方法

针对偏激，我们可以通过以下几个方法来进行心理调适。

(1)正视自我

"人贵有自知之明"，在自我反思和自我检查中重新客观地看待自己、正确认识自我，要持有一个清晰的自我意识，辩证地思考自我的成长，既要看到自己的优点长处，也要看到自己的缺点和不足，学会从周围的世界中提取有关自我的真实反馈，避免自己的主观理解带来的误差，从而避免走入唯我、独我的怪圈和陷阱，形成人格上的障碍。

(2)接受别人的恰当评价

他人评价比自己的主观认识具有更大的客观性，当自己的评价与别人对自己的评价存在较大差异时,表明自己在认识上存在一定的偏差,需要做出调整。对别人的评价应从整体上去把握而不是从某一方面去听取,综合判断分析。

(3)培养辩证思维

无论是做人还是处世,头脑里都应当多一点辩证观点,用联系和发展的眼光看待实事与生活。死守一隅,坐井观天,把自己的偏见当成真理至死不悟,是做人处世的大忌。只有掌握正确的思想观点和思维方法,辩证地看问题,才能有效地克服这种"一叶障目,不见泰山"的偏激心理。

(二)自卑

1.自卑的含义

自卑是残障人士常见的心理状态之一,反映了他们在面对自身状况时的心理挑战。有自卑心理的人,性格比较内向,自尊心较强,自信心不够,容易因一时的失败而灰心丧气,甚至自暴自弃。自卑的人,往往不能正确认识自己。每个人都有他理想的自我和实际的自我。而实际的自我又有主观的自我和客观的自我。自己对自己的看法就是主观的自我,别人对自己的看法则是一种客观的自我。如果主观的自我远低于客观的自我,那么这个人就是缺乏自信,他们往往自我认识不足,过度低估自己。当人因为某种能力的不足或者缺陷而受到周围人的轻视、嘲笑或侮辱,这种自卑感会大大加强。

残障人士在早年突发事件致残后,家人及患者大多经历了震惊、悲伤、失望、无奈、不适应的心路历程,家人有的可能因为长时期的照料而厌恶他们,周围的人有些不是以温暖和关怀的态度对待他们,不少残障人士经常受到来自外界的躯体和心理伤害。心理学认为,早年的无能也是产生自卑的根源之一,但人有自我完善的本能需求,为了维护自身利益,在很少得到别人尊重时,常常非常自尊、自爱,渴望自强、自立。国外研究也表明大多数的残障人士希望自己掌握自己的生活,并和其他正常人拥有同等就业机会,不需要同情,以维护自尊。在自卑和自尊的矛盾发展中,大多数残障人士显示出自我封闭、孤僻、内省、不主动与人交往等内倾特征,因而他们比正常人更容易情绪不稳定和敏感多疑。

2.调适方法

针对自卑,我们可以通过以下几个方法来进行心理调适。

(1)补偿与升华

一个人如果在某些方面自觉不足,他可以通过有条理的努力来进行补偿,也就是所谓"失之东隅,收之桑榆"的补偿作用。曾有一项对几百位成就显著人士的调查研究发现,这几百人当中双目失明、耳聋、身体残疾、体弱多病、发育不良、相貌丑陋、肥胖或有语言表达困难者占四分之一。显然,补偿其缺陷和不足的需要,是这些人奋斗的主要因素,甚至是他们获得成功的决定性因素。个体不是十全十美的人,也应通过相应的补偿,提高自己的进取心与工作积极性,从而使事业有成。

一个人的自卑还可以通过升华来得到矫正。升华的作用表现为转移目标,实现了原有的情感,达到了内心平衡,同时又创造了积极的价值。个体的心理升华主要指,当个体的需要没能满足或目标没能达到时,不是消沉、退缩,而是不断努力或调整目标,最终获得成功。许多个体的成功,究其原因就是运用了补偿与升华。

(2)增加人际交往

人际交往是心理健康的重要条件。自卑感较强的人往往缺乏人际交往,缺乏情感交流,缺乏社会支持。处于良好的人际交往过程中,安全、爱和尊重的需求可以得到满足;在社会交往中,参照公认的一些社会价值标准来衡量自己的身份及职业,反而体现了其职业的神圣和伟大,同时也体验着人类社会给予他的丰厚回报。个体人际交往的加强,一方面有助于克服自卑心理,促进心理健康;另一方面,对教育、个人生活方面都有积极的作用。

(三)依赖

1.依赖的含义

依靠别人或事物而不能自立或自给称为依赖。依赖性主要表现为对自己没有自信心,认为自己无法去做一些实质上能做到的事情,遇到任何事情都企求能得到别人的帮助,在人格上优柔寡断、不能独立自主,特别是期望周围人能帮自己作出决定。如果依赖心理得不到及时解决,长期发展下去,就会成为依赖型人格障碍,这不仅会使人丧失独立生活的能力和精神,还会使人缺乏生活的责任感,难以适应社会生活,甚至危害社会和他人。

残障人士依赖心理产生的原因主要有两个方面:一是来自残障人士家庭对残障人士的过分保护和其他人的怜悯与施舍。部分残疾青少年的家长因为孩子身体的缺陷,心理上认为自己没有照顾好孩子或者对不起孩子,因此对残疾的孩子比对正常子女的关心程度还要高,他们会尽可能地代替孩子完成很多简单或者本应该孩子自身完成的事情。长期下去,残障人士的头脑里没有解决问题的概念,没有选择的意识,最后丧失独立自主的能力,只能长期依赖父母和家庭。二是由于残障人士普遍缺乏经济自主权和独立生活能力,或者缺乏如住房、技能等必要的生存条件,因此,必须依赖家庭生活。这种依赖,也决定残障人士在家庭中通常处于附属地位,不利于残障人士独立人格的发展。

2.调适方法

针对依赖,我们可以通过以下几个方法来进行心理调适。

(1)主动树立责任感

从亲人身上获得情感上的一定支持与帮助是有益于心理健康的,但是过分地依赖将不利于残障人士自身情感上的独立和坚毅品质的养成。残障人士应该学会主动出击,自己拿定主意,自己选择,主动参与到整个家庭事务中去,承担自己的家庭责任。

(2)实现经济自立

残障人士自身还需要消除等、靠、要的错误救济观,在自身条件允许的情况下应该发挥自己的积极主动性,学得一技之长,自力更生、自给自足。只有经济上的自立,才能实现人格自立,心理自立,生活自立。

(四)自我中心

1.自我中心的含义

自我中心就是以自己意志为主导,过分关注自我,不顾及他人利益和思想,从而在行动上和观念上表现出自私自利、我行我素的特征和处世态度。

大部分残障人士因为生理缺陷,与人交往时存在一定的不自在感和自卑感,他们不爱主动与他人交流,特别是同健全人之间的互动更少,试图通过自我封闭来避免受到社会歧视和心灵创伤。过度封闭更容易引发自我中心倾向,过度期望别人满足自己的各项要求,经常从自己的角度而不是社会或他人角度来考虑问题。过度封闭的生活圈子容易限制自身视野和思维方式的拓展,太过关注自我,与外部世界的沟通不够充分,从而导致缺乏换位思考能力和同情心。自我中心也是自我心理矛盾产生的重要原因之一,缺乏包容心、同情心的自私心态常常导致日常生活中矛盾的滋生。自我中心的人格心理缺陷不仅严重影响未来的人际交往关系,还会直接影响他们认知和归因的思维定势,对残障人士的健康成长和发展都是极为不利的。

2.调适方法

针对过度自我,我们可以通过以下几个方法来进行心理调适。

(1)要积极有意识地关注自我意识的表现

从心理卫生角度看,自我中心是自我意识过强的表现,通过日久养成的不良行为习惯表现出来。只要自己能积极主动地关注这些不良习惯,从心理上引起高度警觉和重视,一旦出现,马上予以纠正,并用心理的力量有意识地加以控制和引导,应该说是可以改变的。

(2)加强自我修养

每个人都应逐渐培养一颗豁达的心。社会本是群体共生的领地,千人千面,既要允许自己生存,也要允许别人以既定的自身个性存在,而不管这种个性是什么。有一句格言叫"生活,也让别人生活",说的就是互相包容以求共存的道理。

(3)培养乐于助人的精神

自我为中心的人习惯于从占有和霸道中体会控制和胜利的感觉,全然不顾他人的痛苦,它与人性和社会认同背道而驰,最终换来的也是痛苦。友善和乐于助人的人是从给予和奉献中体验一种超然于个人利益之上的崇高的人生感悟,这是持久的和受人尊敬的。残障人士也应该在集体生活中学会如何体谅他人直到帮助他人,重新获得他人的认同,重建和谐的人际关系,从而获得一种崭新的人生体验。

六、培养健全的人格

由于各种因素的影响和制约,每个人在人格的发展过程中会出现这样或那样的问题,呈现出人格与社会性发展的障碍,例如,偏执型人格、自恋型人格、强迫型人格等。所有的这样一些病态人格,都偏离了人格发展的正常状态。那么,什么是健全的人格呢?心理学认为,正常人格的高度发展就是健全人格,它是人格发展的理想状态。从内在因素来看,人格健全的人内部心理发展和谐,他们的需要和动机、兴趣和爱好、人生观和价值观、理想和信念、性格和气质都朝着健康的方向发展;从外在的表现来看,拥有健全人格的人能够正确地处理人际关系,能把自己的智慧和能力有效地运用到能获取成功的工作和事业上。因此,残障人士要形成一个健全的人格,有以下两个方面作为建议。

(一)提高自我意识水平

自我意识水平的提升,能够使残障朋友们对自身进行客观和正确的评价,能够不断修正自身的人格问题,产生积极向上的进取心,不断完善自我,解决现实自我与理想自我的矛盾,最终融入社会中,实现自身价值。

第一,依据他人对自己的态度增加对自己的认识,并通过分析自己的心理活动和行为评价自己。通过客观地评价自己某段时期的愿望、动机、行为,对自己的心情进行调节和放松,赞扬自己做得好的一面,对做得不够好的进行反省改善。对自己的评价要恰到好处,既不要夸张,也不要贬低,有的人在工作上做出成绩时,把它归因于运气好,失败了又责怪自己,应该理性地考虑问题,对成功或失败都应该恰当地归因。

第二,从思想上改变。残障人士不应一直沉溺在关注自身的缺陷上,要善于发现自身拥有的长处,善于充分发挥自己的长处来弥补自身的不足,及时调整自我人格的发展方向。

第三,学会控制情绪。学会适当表达自己的情绪,对融入集体环境有十分重要的作用。还需要学会与人交往的能力,在人际交往过程中要善于倾听他人的意见,通过相互的交流和沟通,使自己的社会适应能力得到提升,不断向他人学习、向社会学习。要意识到社会与团体的要求,并力求使自己的行动符合其中的要求准则,激起自我控制动机。

第四,更加自尊自爱。为了提高自尊水平,遇事总要问一个为什么,要考虑外界所定的标准是不是自己所乐于接受的?是否代表了自己所追求的目标?在理想的追求过程中,要定出符合实际并经过努力能够做到的目标。有些目标由于要求过高而不能实现,这肯定会降低自尊水平。

第五,直面来自现实的挫折。真正站在顶峰的人总是少数,但并非说明残障人士就没有攀登顶峰的权利,因为成功感同样也是相对的。要想获得一个理想的生活,就必须正确地面对挫折,要正确地面对挫折,就必须做到重视自己,接纳自己。如果不能全部地接受自己的优缺点,就不能真正地发展自己。而当自己遭遇滑铁卢的时候,一定要稳住心态。一个人受挫之后,通常情绪恶劣,产生烦恼和失望,容易意气用事,导致意识模糊,从而受到新的挫折,这是一个恶性循环。所以受挫时一定要保持沉着和理智,即"平常心"。因为有竞争就有胜败,无论如何都要输得起。

(二)积极进行社会交往

人格的塑造和培养是一个社会化的过程,具有开放性和互动性,离不开个体在生活中各式各样的活动,因此必须在个体与外界的交往及参与外界活动的过程中人格才能健康发展。健全的人格总是离不开交往的,离群独居必然导致心胸狭隘,互不沟通往往滋生疑虑和对立情绪。

第一,锻炼社交能力,加速融入社会。丰富多彩的交往不仅可以扩充认知领域、优化认知结构、增进相互理解,而且可以开阔胸怀、淡化冲突、净化不良情绪。增强他们主动社交的意识,培养他们的社交习惯,锻炼其社交能力,为形成健全人格奠定基础。

第二,增强责任和诚信意识。人是在社会交往中彼此认识评价并不断获得社会知识和掌握行为规范的。残障人士在与他人的接触、交流中得到了真切的体验,更加清楚地认识社会规则,逐步增强对他人的责任和诚信意识,包括人与人之间的信任与尊重、对他人利益的自觉维护,对不道德、不公正、欺诈行为的自觉排斥等。

第三,社会是残障人士人格成长的重要场所,对他们的个性发展、潜能发挥都具有很重要的促进作用。与残障人士交往的社会成员应充分认识到残障人士身体和身心发展的特殊性,要做到相互包容、相互支持和相互尊重。更要多抽出时间与残障人士进行情感交流,通过平等的交流方式,关心他们的心理问题,使残障人士养成健康、自信、开朗、积极的心态,形成坚强的心理特征。

心灵小结

1.人格是个体在先天遗传与后天社会环境的相互作用下形成的相对稳定、独特的心理行为模式,主要包括能力、气质和性格等心理特征。

2.偏激、自卑、依赖和自我中心等常见的人格心理问题,都可以采取不同的方法来进行心理调适。

3.健全的人格离不开自我意识水平的提高与社会交往。

心理自测

请仔细阅读以下每一道题目,然后根据您的实际感觉,选择最适合您本人情况的选项,并把每一题的评分填入结果表中的对应题号下。在回答下列问题时,认为很符合自己情况的,记2分;较符合自己情况的,记1分;介于符合与不符合之间的,记0分;较不符合自己情况的,记-1分;完全不符合自己情况的,记-2分。

气质类型调查

1.做事力求稳妥,不做无把握的事。

2.遇到可气的事就怒不可遏,想把心里话全说出来才痛快。

3.宁可一个人干事,不愿很多人在一起。

4.到一个新环境很快就能适应。

5.厌恶那些强烈的刺激,如噪声、危险镜头等。

6.和人争吵时,总是先发制人,喜欢挑衅。

7. 喜欢安静的环境。

8. 善于和人交往。

9. 羡慕那些善于克制自己的人。

10. 生活有规律,很少违反作息时间。

11. 在多数情况下情绪是乐观的。

12. 碰到陌生人觉得很拘束。

13. 遇到令人气愤的事,能很好地自我克制。

14. 做事常有旺盛的精力。

15. 遇到问题常常举棋不定,优柔寡断。

16. 在人群中从不觉得过分拘束。

17. 情绪高昂时,觉得干什么都有趣;情绪低落时,又觉得什么都没意思。

18. 当注意力集中于一物时,别的事物很难使我分心。

19. 理解问题总比别人快。

20. 碰到危险情景时,常有一种极度恐惧感。

21. 对学习、工作、事业怀有极高的热情。

22. 能够长时间做枯燥、单调的工作。

23. 符合兴趣的事情,干起来劲头十足,否则就不想干。

24. 一点小事就能引起情绪波动。

25. 讨厌做那种需要耐心、细致的工作。

26. 与人交往不卑不亢。

27. 喜欢参加热烈的活动。

28. 爱看感情细腻、描写人物内心活动的文学作品。

29. 工作学习时间长了,常感到厌倦。

30. 不喜欢长时间谈论一个问题,愿意实际动手干。

31. 宁愿侃侃而谈,不愿窃窃私语。

32. 别人说我总是闷闷不乐。

33. 理解问题常比别人慢些。

34.疲倦时只要短暂地休息就能精神抖擞,重新投入工作。

35.心里有话,宁愿自己想,不愿说出来。

36.认准一个目标就希望尽快实现,不达目的,誓不罢休。

37.和别人学习、工作一段时间后,常比别人更疲倦。

38.做事有些莽撞,常常不考虑后果。

39.老师和师父讲授新知识、新技术时,总希望他讲得慢一些,多重复几遍。

40.能够很快地忘记那些不愉快的事情。

41.做作业或完成一件工作总比别人花的时间多。

42.喜欢运动量大的剧烈体育活动,或参加各种文艺活动。

43.不能很快地把注意力从一件事转移到另一件事上去。

44.接受一个任务后,就希望把它迅速解决。

45.认为墨守成规比冒风险强些。

46.能够同时注意几件事物。

47.当我烦闷的时候,别人很难使我高兴起来。

48.爱看情节起伏跌宕,激动人心的小说。

49.对工作认真严谨,抱有始终一贯的态度。

50.和周围人总是相处不好。

51.喜欢复习学过的知识,重复做已经掌握的工作。

52.希望做变化大、花样多的工作。

53.小时候会背的诗歌,我似乎比别人记得清楚。

54.别人说我"出语伤人",可我并不觉得这样。

55.在体育活动中,常因反应慢而落后。

56.反应敏捷,头脑机智。

57.喜欢有条理而不甚麻烦的工作。

58.兴奋的事常常使我失眠。

59.老师讲新概念,常常听不懂,但是弄懂以后就很难忘记。

60.假如工作枯燥无味,马上就会情绪低落。

[计分表]

将每题得分填入下列题号中并相加,计算各栏的总分。

气质类型计分表

胆汁质		多血质		黏液质		抑郁质	
题号	得分	题号	得分	题号	得分	题号	得分
2		4		1		3	
6		8		7		5	
9		11		10		12	
14		16		13		15	
17		19		18		20	
21		23		22		24	
27		25		26		28	
31		29		30		32	
36		34		33		35	
38		40		39		37	
42		44		43		41	
48		46		45		47	
50		52		49		51	
54		56		55		53	
58		60		57		59	
总分		总分		总分		总分	

评分标准：

1.如果某类气质类型得分明显高出其他3种,均高出4分以上,则可定为该类气质。如果得分超过20分,则为典型;如果得分在10～20分,则为一般型。

2.2种气质类型得分接近,其差异低于3分,而且又明显高于其他2种,高出4分以上,则可定为2种气质的混合型。

3.3种气质得分均高于第4种,而且接近,则为3种气质的混合型,如多血质—胆汁质—黏液质混合型或多血质—黏液质—抑郁质混合型。

4.如果4种气质类型分数皆不高且接近(<3分),则为4种气质的混合。多数人的气质是一般型的气质或2种气质的混合型,典型气质或多种气质混合型的人并不多。

第六章　残障人士的人际交往

内容简介

　　人际交往是残障人士适应社会的一个重要方面,也是残障人士提高幸福感体验的重要保证。人际交往是人际关系实现的前提和基础,人际关系是人际交往的起点和依据,也是衡量个体心理健康水平和社会适应能力的综合指标,良好的人际关系可以促进残障人士心理健康的积极发展,有助于残障人士解决生活中遇到的困难。残障人士内心有强烈的人际交往需求,但因自卑、抗拒、封闭等心理,害怕与外界接触,随时处于防御状态,进而影响其人际交往。

　　本章内容主要介绍残障人士的人际交往特点,残障人士人际交往的影响因素以及残障人士人际交往能力提升。帮助残障人士提升人际交往能力,增强人际适应,拥有属于自己的人际交往圈,从而获得人际交往的快乐。

一、案例分析

案例一

　　一年级视障生梁某,入学前一直在家跟着母亲,由于视力问题她不能独立外出,其母亲平时也不带她外出,因而很少与其他人交往。第一天入学,就很不适应学校的人际环境。入学一个月后仍还啼哭不止,甚至在与其他人的交往中表现出疏离和不适感。鉴于种种原因,小梁不得不暂时中断学业。

(摘录自:刘美玲,《视障生日常交往行为中的心理卫生》,《中国残疾人》,2008年)

案例二

田某,是一名10岁的听障孩子,现就读于某特殊教育学校。其幼时父母先后因车祸、疾病去世,由爷爷奶奶抚养。几年后,爷爷奶奶上了年纪,靠务农为生,收入微薄,因而将他送到了某市儿童福利院。他性格内向,甚至有些孤僻,在福利院里面很少与其他孩子交流。

(摘录自:罗夏、刘华强,《社会工作介入四川省残疾人的案例研究》,《西部发展研究》,2014年)

案例三

五年级听障生蒋某,之前听力损失较轻,因而还能用口语随意与人进行交往。在听力明显下降后,他与其他人的口语交往大大减少,原有的说话能力也减退了不少,部分发音器官也有一定的萎缩。当其转到上海市聋人中学读书时,蒋某只用了两个月左右的时间就把基本手语学会了。此后,在与听障同学、聋人教师交往时,蒋某一般用手语;在与健听人交往时,蒋某仍坚持以口语为主。在口语交往过程中,除了常运用唇读技能外,有时还借助少量的书面语。虽然蒋某的口语中夹杂着较重的噪音,但在能用口语交往的场合,他还是尽量使用口语,因为蒋某觉得口语比手语方便。

(摘录自:杨七平,《一位重听聋学生交往方式的调查与思考》,《中国听力语言康复科学杂志》,2005年)

案例一中,一年级视障生梁某,由于视力问题长期居家,缺乏与外界的交往经验,导致其在入学后极度不适应学校的人际环境。梁某的心理问题主要体现在以下几个方面:第一,社交隔离导致的压力。梁某在入学前几乎不与外界接触,导致其对人际交往缺乏了解和适应。入学后,面对新的人际环境,梁某表现出强烈的疏离感和不适感,这种社交隔离进一步加剧了其心理压力。第二。环境变化引发的不安。从家庭环境到学校环境的转变,对于梁某来说是一个巨大的挑战。梁某需要适应新的生活方式、学习方式和人际交往方式,这种变化带来的不确定性让梁某感到不安和焦虑。第三,自我认同与接纳的困难。由于视力问题,梁某可能在自我认同上存在困难,表现为对自己的能力产生怀疑,对与他人的交往也缺乏信心。这种自我认同的困难进一步影响了梁某的社交能力和心理健康。

案例二中,田某作为一名听障孩子,自幼失去双亲,由爷爷奶奶抚养,后来又被送到福利院。他的心理问题主要体现在以下几个方面:第一,孤独感与社交障碍。早期的家庭变故和缺乏稳定的社交环境,使田某形成了内向、孤僻的性格。虽然内心渴望与其他孩子一起玩耍,但因为性格原因,平时很少与其他孩子交流,表现出一定的社交障碍。第二,自卑心理与自我封闭。由于听障和身体上的缺陷,田某可能在心理上产生自卑感,认为自己与他人不同,从而选择自我封闭,避免与他人交往。第三,缺乏安全感与信任感。田某在成长过程中经历了多次家庭变故和环境的转变,这可能导致他缺乏安全感和信任感,对人际关系产生疑虑和戒备心理。这种心理状态进一步加剧了他的社交障碍和心理健康问题。

案例三中,五年级听障生蒋某在听力下降后,虽然口语交往能力有所减退,但他通过快速学习手语,成功地适应了新的交往方式。蒋某的心理适应过程体现了以下几个特点:第一,积极应对挑战。面对听力下降的挑战,蒋某没有放弃,而是积极学习手语,以适应新的交往需求。这种积极应对挑战的态度有助于他保持心理健康。第二,灵活运用多种交往方式。蒋某在与听障同学和聋人教师交往时主要使用手语,而在与健听人交往时则尽量使用口语,并辅以唇读和书面语。这种灵活运用多种交往方式的能力有助于他保持社交活动的多样性和丰富性。第三,自我认同与接纳。蒋某虽然听力受损,但他并没有因此否定自己,而是努力适应新的交往方式,并在这个过程中逐渐认同和接纳了自己。

总之,残障人士在人际交往中面临着独特的挑战与需求。上述案例表明,因生理缺陷、家庭背景及教育经历等因素,残障人士在人际交往过程中往往表现出复杂的心理状态。特别是案例一中的梁某,由于视力障碍和长期居家,他虽渴望人际交往,却因缺乏经验和适应新环境的能力,在入学后产生了严重的疏离感和不适感,限制了其人际交往的发展。残障人士的人际交往需求强烈,但由于种种原因,他们在交往过程中往往表现出被动性,交往对象和范围也受到一定局限。此外,自卑心理、性格孤僻、自我封闭,以及自我认识不足等问题,也是残障人士在人际交往中容易陷入的误区。他们往往因为害怕受伤而选择避免主动交往,进一步加剧了社交障碍。反观案例三中的蒋某,他则展现出了积极的人际交往态度。面对听力下降的挑战,他迅速学习手语,并灵活运用多种交流方式,如口语、唇读和书面语,以适应不同的社交场合。这种积极应对和灵活变通的能力,使蒋某在人际交往中更加自信和主动。

二、心理解读

(一)残障人士人际交往特点

人与人交往关系的总称为"人际交往"。人际交往是指人运用语言或非语言符号交换意见、交流思想、表达感情和需要的过程,是通过交往而形成的人与人之间的心理关系,反映的是人与人之间的心理距离,其基础是人与人之间的相互重视、相互支持。正常的人际交往和良好的人际关系是个体心理正常发展、人格健全和生活具有幸福感的必要前提,是衡量人们心理健康的重要指标。

残障人士有强烈的人际交往需求,但由于各种限制导致残障人士人际交往的深度不够、交往范围和交往对象局限,从而降低了残障人士的人际交往信心与热情。因此,残障人士的人际交往既具有健全人人际交往的共性,也有受自身条件影响的独特个性。残障人士的人际交往有如下特点。

1.人际交往需求的迫切性

大多数人对残障人士仍存在一定的误解,认为残障人士与健全人士在人际交往方面存在异同,甚至认为残障人士对人际交往存在恐惧、逃避心理,因而部分残障人士因自身因素往往会遭受他人的歧视、白眼等。从心理层面来讲,这部分的残障人士内心会有强烈的自卑感、孤独感。残障人士希望能够得到他人的尊重、认可,他们内心渴望人际交往,拥有属于自己的人际交往圈。残障人士可能因自身因素长期缺乏人际交往，往往会感到孤独，进而对人际交往有强烈的需求。

2. 交往行为的被动性

残障人士有一定的人际交往愿望，但在实际的人际交往过程中，往往会因生理缺陷缺乏人际交往的主动性，甚至出现回避社交的行为。残障人士在交朋友时通常比较被动。一方面，身体的缺陷让他们心里很敏感，性格也变得孤僻、自卑，跟人打交道的时候，总是想躲开，很难主动。另一方面，由于社会大环境对残障人士的排斥，使得他们被"标签化"，导致其在人际交往过程中往往处于被动状态，这种长期的位置不对等和他人的歧视使得他们容易产生强烈的自卑、回避行为，难以融入群体之中。

3. 交往范围的狭窄性

不同类型的残障人士因生理缺陷、自身性格、家庭环境等因素，人际交往范围狭窄。从家庭层面来看，残障人士所获得的情感支持大多源自父母或其他亲人，与其他人的关系比较疏离。从同辈群体来看，残障人士交往对象大多是平时接触比较多的人或同类群体，使得他们的交往对象单一，交往范围过于狭窄。从学校层面来看，有机会上特殊教育学校的残障人士接触到的基本上是同类交往，而没有条件的残障人士更多是居家，这种情况下很难接触到同龄伙伴。从社区层面来看，大多数残障人士与社区的居民并没有建立直接联系，社区开展志愿者服务活动也相对较少，因而大部分残障人士的社会交往关系较为薄弱。

4. 交往对象的同类性与局限性

残障人士倾向于同类交往，他们认为彼此之间有更为熟悉的交流方式，相处起来也比较好交流与沟通。对于不同类型的残障人士而言，听障人士可以通过写字、打字或者手语的方式进行交流，视障人士可以通过语言表达或者盲文进行沟通。肢障人士、听障人士以及视障人士在人际交往过程中，更倾向于选择与自己情况相似或相近的残障人士进行聊天交往，使得他们能够有一定的安全感，愿意透露自己的内心世界，拉近彼此的距离感。残障人士对交往对象的选择，主要是基于现实人际交往中强烈的缺失感而想要得以弥补，因而其交往对象具有同类性和局限性。总之，不同类型的残障人士的人际交往特点是以封闭的圈层式人际结构为主，他们局限于同类交往且颇为密切，这是残障人士自身生理特点所决定的。

(二)残障人士人际交往误区

残障人士在人际交往过程中,受个人因素、家庭因素以及社会因素的影响,从而在交往对象、交往方式、交往范围等方面存在一定的差异性,容易陷入人际交往误区,进而导致其人际交往狭窄和局限。一般而言,残障人士在人际交往过程中存在的误区主要有以下3个方面。

1.自我认识不足

残障人士对自我的认知严重不足,过度贬低自我,这无疑会加重自己的自卑心理,无法走出内心与他人交往。他们往往会贬低自己,认为自己什么都不如健全人,这样的自我评价和比较会让残障人士忽视自己的优势,加重自卑心理,甚至会做出伤害自己的事情。

2.消极自我暗示

在人际交往中,残障人士容易出现消极的自我暗示和自我实现预言,不利于其人际交往。大部分残障人士内心渴望交友,但消极自我暗示和自我实现预言,往往使得残障人士陷入人际交往误区,暗示自己没有人会愿意与自己交往,往往会得到消极的结果,产生过多的心理负担,导致其交往失败。

3.自我内心封锁

残障人士如果无法接受自己的身体缺陷,往往会导致自我内心封锁、性格孤僻、害怕交往。尤其是大面积截肢的残障人士,因无法接受自己的身体缺陷拒绝与人交往,甚至会出现抗拒情绪。这在心理学中是典型的闭锁心理,亦是一种心理状态。自我封闭常常表现为不愿与人交流,不敢用眼神正视对方,在社交时甚至会出现浑身冒汗、神情紧张的状态。长此以往,自我封闭的心理会导致残障人士情绪低落、性格孤僻,严重影响其身心健康发展,想不开的残障人士甚至会抑郁,出现伤害自己的行为。

(三)走出人际交往误区的方法

残障人士因自身人际交往障碍往往容易陷入人际交往误区,从而导致或加剧其认知偏差、自卑、抗拒心理,循环往复继而难以进行正常的人际交往,容易造成人际交往不适等问题。一般而言,为解决残障人士的人际交往障碍,帮助其走出人际交往误区的方法主要有以下3点。

1. 修正认知偏差

生活中一些对于残障人士的歧视、偏见以及文化方面的不尊重,会导致残障人士陷入错误思想,出现自我封闭。产生"他们肯定瞧不起我""他们也不会跟我这样的人交往"等错误思想和认知偏差,致使残障人士不愿甚至不敢与人交往接触。防范错误思想是残障人士思想误区的预防针,有助于改善认知偏差,形成正确的交往观念。

一是从小预防,培育积极心态。家长、学校及社区可以从小就给残障人士灌输正确的人际交往观念,帮助残障人士树立积极的心态,特别是当发生他人对残障人士带有偏见的事件时,以巧妙的方式化解,并积极疏导,如积极自我暗示、积极正向地换位思考、正向预言等,带领、指引残障人士正确地、积极地看待与他人的交往。

二是善于观察、及时发现和给予指导,纠正错误的思想误区。陪伴者要善于观察、善于发现残障人士人际交往情况,若残障人士出现了不自信、认为自己是家庭的负担等消极思想,并表现出胆怯、懦弱时,陪伴者要及时给予指导,纠正残障人士的思想误区,可以通过私下聊天、写书信、讲解励志的残障人士故事、陪伴残障人士外出散心等方式给予残障人士疏导和启发,以此帮助残障人士度过内心的黑暗时刻,让其体会到"其实,并不是自己想的那样"。渐渐地,经过思想认知疏导,残障人士也会发现自己的个人价值,发现自己的长处或闪光点,增强自信心。因此,作为残障人士的家庭成员、学校及社区教育,应从小为其做好思想疏导,防范错误思想,当出现认知偏差时,也要保持积极心态,用心帮助。

2. 积极心理暗示

积极的心理暗示是日常生活中常见的心理现象。针对残障人士的特殊情况,给予残障人士积极的心理暗示是一种巨大的力量杠杆。

一是学会自我对话,积极自我暗示。例如"你能做到""你有了进步""相信自己"等字眼可以让残障人士备受鼓舞。这种积极心理暗示可以用在当残障人士想要向他人伸出双手但又畏惧的时刻,当残障人士在人际交往中遭受挫折的时刻,当残障人士想到好的方法帮助自己与他人交往的时刻。大多数残障人士都存在自卑的心理,在自己的内心也经常进行自我怀疑,这其实是一种消极的心理暗示。

二是学会主动发挥家庭、朋友、社会的积极作用,用阳光心态去填满内心的黑暗。残障人士接收到来自家庭、朋友、社会的正能量,可以帮助他们拥有碾碎社交障碍的决心与气魄,从而变成了"我可以""我还能再试一试""我会做得更好"等。

积极的心理暗示为潜意识注入了能量和勇气,能够帮助残障人士敞开内心的大门。因此,作为残障人士的家庭成员,首先是自身要树立正确的态度,积极看待;其次对待残障人士应该给予更多关怀,积极暗示和鼓励。这样才能使其以积极、健康的心态面对自己和他人,才会勇敢迈出脚步,与人交往。

3.寻求他人帮助

残障人士出现心理障碍可以寻求家人、朋友以及专业的心理咨询师的帮助。

一方面,残障人士在条件允许的情况下,可以通过网络平台、微信公众号等方式寻求帮助;同时也可以向家人、朋友倾诉。残障人士的家人,可以通过网络平台、公众号学习相关的心理疏导知识,这将有助于了解残障人士的身心健康情况,并进行有效的疏导与干预。

另一方面,可以寻求专业的心理咨询或治疗。心理咨询师根据残障人士自身的特点选择合适的治疗方法(例如认知疗法、行为疗法)对其进行心理疏导。其中,认知疗法的重点在于人的思想,认为不正确的认知和信念导致了不正常的情绪或行为,旨在改变不正确的认知和信念。而行为疗法侧重于学习和行为,旨在改变不正常的行为模式。这些治疗方法都可以帮助残障人士正确地认识自我,发现心理障碍问题所在,疏导不良情绪、认知和行为,有助于残障人士获得强大的心理稳定性,降低心理障碍的风险。

因此,残障人士要学会自助,正视自己的心理状态。面临无法解决的问题时,可以主动、积极地向家人、朋友及心理咨询师寻求帮助,共同解决问题。在解决问题的过程中,残障人士既能发挥自我价值,也能够感受到他人的支持与关爱。

> **拓展阅读**
>
> **相似相吸理论**
>
> 我们喜欢和那些与自己相似的人待在一起,原因有很多:
>
> 1.与有共同话题和活动的人相处起来比较不费力。实验表明,相比随机配对的两人,配偶和朋友更多呈现的是相似的人格类型。
>
> 2.当自己的观点得到他人赞同时,我们对自己的立场更加自信,也不会感到孤独。
>
> 3.如果能和某人有强烈的相似联系,那就能更好地预测对方的行为、决策,让我们更有把控局面的安全感。
>
> 在社交网络上,比如脸书上的"赞"、Instagram上的"爱心"和推特上的"转推"都是在网上践行相似相吸的形式。当你给他人一个赞时,代表你对他说"我也喜欢这个"。这就是为什么我们沉迷于社交媒体——网络上能找到和自己相似的人和相互喜欢的人。
>
> (摘录自:瓦妮莎·范·爱德华兹,《吸引:与人成功交流的科学》,湖南文艺出版社,2018年)

三、残障人士人际交往的影响因素

部分残障人士存在一定的人际交往障碍,往往是来自生理因素、家庭因素、认知因素、社会支持及自我价值感等的影响,这些因素将会加剧残障人士自卑心理、自我认识不清晰,进而不愿意与人接触,更谈不上所谓的人际交往了。残障人士在人际交往过程中,社会支持系统具有积极作用,例如家人的支持与陪伴,社会人士的支持与理解等。一般而言,残障人士人际交往影响因素如下。

(一)身体缺陷

因先天遗传或者意外事故导致身体缺陷和功能丧失,残障人士失去了一定的独立生活能力,这给他们的生活方方面面带来了不便,因而其出现自卑、恐惧心理,性格孤僻、沟通能力低,人际范围狭窄等现象。同时他人对自己的同情、嘲笑及歧视,进一步加重了其自卑、逃避、抗拒及恐惧心理,进而对自己未来生活失去了信心,不愿意主动与人交往,使得人际范围变窄,产生人际交往困扰。

(二)家庭因素

家庭作为个体社会化的第一场所,对残障人士的身心发展、语言习得与表达、社会交往及道德品质等方面都有着重大的影响。其中,父母的教养方式、沟通方式也会影响残障人士在人际交往过程中的表现。研究表明,父母教养方式及他们的态度会影响子女的性格、人生观和价值观等,从而对个体的人际交往能力的形成与发展产生重要作用(解方舟等,2020)。例如专制命令型的家长使用的教育手段较为简单且粗暴,批评多鼓励少,打击其自信心。那么残障人士在人际交往过程中往往会表现出懦弱、自卑,严重的将会出现一些行为问题(如欺负他人、报复心理等)。残障人士因身体和机能缺陷居家活动的时间占比大,因而限制了残障人士人际交往的对象和范围。

(三)认知缺陷

认知功能缺陷者具有特殊的个性特征,如孤僻、内向、敏感、思维缺乏逻辑性、好幻想等。认知功能缺陷会影响残障人士在人际交往过程中的正常交流。在实际的人际互动过程中,非语言信息量占据所接收信息总量60%以上。观察能力在捕捉声音、面部表情和身体语言等方面具有决定性作用。理解能力能够帮助准确把握对方所要表达的真实意思。在人际交往互动过程中,需要大量人体器官的参与,应做到"眼到、耳到、嘴到、心到"。但是对于残障人士而言,很难做到这一点。如视障人士,无法做到"眼到";听障人士,无法做到"耳到";言语障碍人士,无法做到"嘴到";智力和精神障碍人士,无法做到"心到"。因此,残障人士在人际交往过程中要做到正常的交流,需要充分调动其他器官功能以此补足某一功能的缺陷。

(四)社会支持

社会支持是个体从其所拥有的社会关系中所获得的精神和物质上的支持(社会关系包括家庭成员、亲友、同事、团体、组织和社区),这些支持能减轻个体的心理应激反应,缓解精神紧张状态,提高社会适应能力(李梦琪等,2016)。残障人士因先天或后天的缺陷所能接触到的外界支持主要来自特殊教育学校和相关政府部门的政策支持等,能够接触到的外界资源较少,并且缺乏系统性支持。大部分残障人士与家人同住,如果家人都要工作,那么对其的陪伴就会较少。尤其是肢障人士和视障人士存在较为严重的残障的情况下,如果他们没有人陪伴出行的话,则无法单独外出。因此,社会支持也是残障人士人际交往的重要影响因素之一。

(五)自我价值

自我价值感对个体的认知、情绪和行为具有相应影响,是自我观念形成的重要方面。研究表明,自我价值感较高的人,能够积极悦纳、接受自我,并且在人际交往过程中更为主动、更加自信,能够尊重、理解他人,从而拥有良好的人际关系(解方舟等,2020)。自我价值感较低的残障人士在人际交往过程中往往会受到困扰。自我价值感受外界和自我评价影响,虽然目前社会上处处都在提倡"关爱残疾人""消除残疾人歧视"等口号,但仍有极少数人对残障人士持有歧视、误解和漠视的态度。因此,残障人士认为他人看不起自己,导致残障人士及其照顾者内心痛苦、自卑,自我价值感降低,因而不愿意过多与邻里或其他人深入交流。通过提升自我价值感,残障人士能够更好地悦纳自己,增强自信心,从而在人际交往过程中更为积极主动,能够关心理解他人,进而与他人保持良好的人际关系。

四、如何给残障人士人际交往"锦上添花"

主动积极地与人接触,增强自身的人际吸引力,能够帮助残障人士克服人际交往障碍。本节主要从残障人士自身、家庭、社区角度,帮助残障人士改善和提升人际交往吸引力,以下一些建议可供参考。

(一)自身层面

1. 克服自身弱点

残障人士往往会因为自己身体缺陷而产生自卑心理,变得性格孤僻,看待问题比较偏激和过于敏感,造成人际交往过程中严重的阻碍。首先应该学会正视自己身体的不足,客观看待自己的弱点与优势。其次,要保持积极乐观的心态,发挥自己所长,主动与人交往。

2. 学会适当减压

残障人士在人际交往过程中比健全人面临更大的压力,这些压力是客观存在的,但并不意味无法消除或缓解。残障人士可以通过适当的心理调适方法进行减压,例如运用呼吸减压法,在面对人际交往时,如果出现紧张,可以采用平稳、缓慢的深呼气和深吸气的方式以达到身心松弛的目的;也可以利用积极的自我暗示,消除人际交往紧张感和恐惧心理;还可以运用本森放松法和静坐减压等方式。

(1)呼吸减压法

①提高呼吸意识的清晰度

平躺在垫子、毛毯或床垫上,两腿伸直,稍分开,两脚的脚趾指向外侧,两臂伸直分开手掌向上,眼睛微闭。把手平放在胸部,注意自己的呼吸是浅短的还是深长的;现在把双手轻轻地放在腹部,注意腹部随着呼吸而升降。注意胸部的运动与腹部协调一致,用1~2分钟练习胸腹运动的协调一致。用意念扫描身体的紧张区,特别是喉、胸、腹部。

②深呼吸练习

可以采用站式、坐式和卧式。最好用卧式,平躺在地毯或床垫上,两肘弯曲,两脚分开约20厘米,脚趾稍向外,背躺直。对全身紧张区逐一扫描。将一手置于腹部,一手置于胸上。用鼻子慢慢地吸气,进入腹部,置于腹部的手随之舒适地升起。现在微笑地用鼻子吸气,用嘴呼气,呼气时轻轻地、松弛地发出"呵"声,好像在将风轻轻吹出去。使嘴、舌、腭感到松弛。做深长缓慢地呼吸时,体会腹部的上下起伏,注意呼吸时的声音越来越松弛的感觉。

这个练习每天需做1~2次,每次5~10分钟。1~2周后可以将练习时间延长至20分钟。每次练习结束,用一些时间检查身体上是否还有紧张感,如果有,比较这种紧张感与练习开始时的紧张感有没有区别(郄启扬等,2013)。

(2)积极暗示法

积极的自我暗示须遵循以下4条原则:

①简单。不能用复杂语言进行描述,因为潜意识不懂逻辑。

②正面。负面的暗示同样会有效,但没有意义。因此永远不要对自己说:我很笨、我不行、我很穷、麻烦了、完蛋了、不可能、失败了、我会遭拒绝等消极、负面字眼。

③肯定。不要用否定、模糊的字眼,例如我不会失败、我大概做得到。应该改为我会成功、我一定做得到。

④重复。刺激潜意识一次是不够的,需不断重复,并形成稳定的习惯。尤其是视觉暗示,视觉化对潜意识的暗示力量,远胜于其他的暗示方式。因此,凡是重要的信念,请视觉化,一条一条写下来贴在显眼处;凡是目标,都请视觉化。写下来很好,变成图像或立体的更好,然后将它贴在或放在你每天都能数次看得见的地方。善用潜意识的力量,成功会比你想象得更快、更轻松。

一是每天给自己一个微笑。你的微笑,首先是给自己的。当你绽开笑脸时,实际上已经在给自己一个暗示:我很快乐。微笑将驱走你的焦虑和烦闷,带来轻松、愉快和自信。每天多给自己几个笑脸,这是大家可以尝试的一种方式。

二是以理想中的"我"看生活。希望未来的"我"成熟、坚强、自信,有足够的能力处理人际交往,那么当未来的你用那双智慧的眼睛评价今天的处境时,会有什么想法呢?无疑会有一种超脱感,会产生冲破障碍的信心。

(3)本森放松法

本森放松法是一位心脏病学家赫伯特·本森在20世纪70年代提出的。目的是帮助心脏病患者减少导致身体损害的应激,后来演变成一种广泛应用的放松方法。

练习这一放松方法时,首先应该找到一个让你心情平静和放松的目标——诱导物,用于训练过程。常用的诱导物有:能让你放松的声音或语句(如听大海的浪涛声,或默念"放松、放松"),或是优美的特殊的东西(也许是一幅你想象的画),或是能让你平静的情景(如乡下某个幽静的地方,或海滨的沙滩)。

当你练习时,做到以下几点有助于你的放松效果。

①闭上眼睛以一个舒适的姿势坐着。想象你的身体逐渐变得发沉和放松。用鼻子吸气,并把注意力集中于你的吸气过程。呼气时,注意心理感受,且呼吸要自然、放松。

②不要担心自己能否掌握这一方法,按照自己的节奏让自己紧张和放松。练习时,会分散注意力的思维可能会进入你的脑海里,对此不必担忧,也不要沉溺于这些思维,只要继续注意你的心理感受和呼吸。

③练习持续的时间就是你能感到放松的时间。这一过程有的需要2分钟,有的需要20分钟,结束练习的判断标准是你感到了放松。当你完成练习后,闭上眼睛静静地坐一会儿,然后睁开双眼。起身时,动作不要太快、太猛烈(邰启扬等,2013)。

(4)静坐减压

梁启超先生说:"每日静坐一二小时,求其放心,常使清明在躬,志气如神,梦剧不乱,宠辱不惊,他日一切成就,皆基于此。"因此,静坐放松的方法具体如下。

①找一个安静无人打扰的地方,保证自己感到很舒适。

②脊背挺直以减轻腰部承受力。

③轻轻闭上眼睛,集中注意力。

④身心放松,自然呼吸。

首先,要调整呼吸,吸气时,腹部鼓起来,想象肚子里充满了新鲜的空气;呼气时,小腹内缩。呼吸深长、舒缓。

其次,用意念使全身放松。从头→肩膀→手臂→手→腰→大腿→小腿→脚指头,依次放松,甚至每一寸肌肉都变得放松和舒展。

⑤排除杂念,集中心念。

想象自己心中充满阳光,慢慢放大,排除浊气,吸进新鲜空气;想象自己在海边、在花丛中,享受阳光、空气、海浪的抚摸。想快乐的事,想幸福的事,脸上充满微笑。

⑥最后收尾。对生命和心灵表示感激(邰启扬等,2013)。

(二)家庭层面

家庭始终是残障人士最为坚实的社会支持后盾,家庭在经济支持、服务供给以及情感安抚等诸多方面,为残障人士筑牢了生活保障的根基。为促进残障人士的身心健康,拥有自己的人际交往圈,应从家庭层面做到如下几点。

首先,给予陪伴与守护。亲情永远是残障人士最珍贵的东西,而家人需要对残障人士做的就是给予陪伴、守护。不同类型的残障人士在日常生活、出行以及交往等都会遇到各种阻力,如肢障人士、视障人士出行需要家人或照顾者的陪同;言语障碍人士在与人交往时需要家人的陪同翻译等。大部分残障人士因身体缺陷,人际交往受到限制。家人作为残障人士最重要的依靠,应该多花时间陪伴,为扩展他们的人际交往圈提供机会;当残障人士在人际交往过程中遇到问题时应耐心疏导,及时给予帮助。家人做好守护的职能将帮助残障人士心理健康地积极成长,使其对自己充满自信,愿意主动与人接触、交往。家人的付出能够让残障人士感受到希望,帮助残障人士在逆境中成长。

其次,给予鼓励与支持。残障人士在人际交往过程中感到困扰、艰难时,家人需要给予残障人士更多信任、鼓励和支持。残障人士的家属,一方面应该用实际行动给予帮助,制造交往机会,正向积极引导。另一方面,帮助残障人士认真审视自己,挖掘自己在人际交往过程中做得不错的一面,挖掘闪光点,取长补短,鼓励自己勇敢地以积极的心态去面对困难。同时家人要多陪同残障人士参与人际交往,肯定其每一次做得好的地方,并给予鼓励。

最后,残障人士的家属应主动积极参与残障人士有关的康复培训、心理辅导和咨询,以及相关知识普及等活动,进一步了解和学习心理辅导和咨询,关注残障人士的日常生活、出行、人际交往等情况,做到及时关注、及时疏导。

(三)社区层面

依托社区开展残障人士心理健康服务。社区作为为残障人士提供心理健康服务的场所,具有无可比拟的优越的地理位置。社区应立足于现有的基层资源,丰富和发展专业的心理健康服务人员来更好地为残障人士提供服务(李祚山等,2016)。因此,在社区层面应为残障人士及其家属提供以下服务。

1.构建社会支持网络

社会支持网络可以提供个人压力解决方法或直接参与压力解决过程,建立健全社会支持网络,可以缓冲残障人士来自生理、心理方面的压力。一是提供康复训练资源,改善社区硬件设施。社区应为残障人士及其家庭提供康复训练、照顾护理等培训资源,以及轮椅、房屋、厕所等个性化改造资源;同时改善或优化社区硬件设施,例如无障碍坡道。二是扩大社交圈,提升归属感。社区应定期举办和邀请残障人士参加科普讲座、亲子运动会等活动,鼓励社区与社区残障人士的互动,实现跨社区资源服务。引导社区儿童、志愿者到残障人士家里互动,扩大残障人士及其家庭与社区居民、邻里的互动范围,增强其自信心和社区归属感。三是搭建志愿者支持网络。社区应为残障人士链接志愿者,志愿者要鼓励和支持残障人士积极参加社区活动,并为其提供心理支持和交流辅助,进而拓展其社交圈。

2.设置多种帮扶方式

(1)定期访问,给予关爱

社区定期访问残障人士,倾听他们的心声,发现所遇到的问题,给予力所能及的帮助,会让残障人士感受到被支持,感受到希望。社区通过访问残障人士并提供心理疏导可以帮助其正确认识自我和对待生理缺陷所带来的影响,逐渐认同和接纳自我。同时,为残障人士及其家属提供心理健康知识,可以帮助残障人士及其家属增强社会适应能力,有效缓解或疏导残障人士因生理缺陷而产生的个人情绪和人际交往问题。在残障人士的内心,非常渴望得到来自社会的关爱。社区对残障人士的定期关爱作为强力的社会支持,可帮助残障人士走出自卑、自弃、胆怯的心理误区,并且也可增强社会对残障人士这一特殊群体的关注。社区在访问时应以倾听为主,了解残障人士的烦恼,排解消极情绪,给予残障人士理解与安全感。对于家庭条件艰苦的残障人士家庭,社区根据实际情况为其提供相应福利保障,提供精神和物质上的关爱。因此,社区应为残障人士及其家属营造良好、融洽的氛围。可以采取以下方式进行服务。

(2)制作画册,及时疏导

大部分残障人士因身体和功能缺陷导致其认知存在缺陷,尤其是残障人士接收信息能力、理解能力和认知水平相对较低,并且在日常生活、人际交往时,相对健全人而言需要消耗更多的精力。可以采取以下方式进行服务。

一是社区制作画册,及时心理疏导。社区可以通过制作亲切、易懂的心理疏导画册帮助残障人士正确认识自己。画册内容可以包括一些曲折又丰富的残障人士心态变化，但最后的结果是趋向好的方向发展的故事情节，同时还可以增加一些在人际交往中有关心理疏导的小贴士、小技巧，引导残障人士积极思考并留下深刻的印象，能够在日后的生活中潜移默化地影响残障人士对待负面事物的态度。在画册内容中也需要创作一些通俗易懂的漫画作品，通过漫画的形式为残障人士带来更多的正能量。

二是多个社区联合制作，丰富画册内容。集体的力量能够让心理疏导画册内容更加丰富、涉及内容更加全面。通过心理疏导画册帮助残障人士学会人际交往，掌握人际交往技巧，积极体会在人际交往过程中大家对自己的关心、关爱、帮助与理解。

> **拓展阅读**
>
> 人际吸引法则
>
> 人际吸引指双方情感上的相互喜欢和亲和，心理距离越小越易建立亲密关系。其核心法则如下：
>
> 1.首因与曝光效应。首因效应强调初次印象的重要性，曝光效应表明频繁接触能增强好感。适度增加交往频率可强化认知与情感，拉近距离。
>
> 2.黄金与白金法则。黄金法则主张"己所欲，施于人"，白金法则强调"以对方期待的方式对待之"。两者的结合可提升交往积极性，深化关系。
>
> 3.标签与期待效应。标签效应指人们会向被贴标签的方向发展；期待效应表明他人期望能引导行为变化。通过积极暗示和赞美，可激发彼此潜力，达成目标。
>
> 4.善用相似效应和互惠原则。残障人士通过寻找、强调相似性，营造"自己人"氛围，并在互惠原则的牵引下，引导对方去回应这些善意，形成良性循环，以增进人际吸引。
>
> （改编自：朱小林，《善用心理效应增强人际吸引》，《政工导刊》，2016年）

五、残障人士人际交往能力提升

残障人士在人际交往过程中可能会不同程度地表现出不自信、自卑和畏难情绪,但残障人士如果能积极转变思想,保持良好心态,学会接纳自我,并通过不同的人际交往途径与他人接触、交流,克服交往恐惧、保持积极心态、接纳自我、宽以待人、谦虚谨慎,有助于改善和提升残障人士的人际交往能力。

(一)克服社交恐惧

残障人士在社交中惧怕外界某种客观事物或情景,常常伴有很多焦虑与自我怀疑,是极度不自信的表现。尝试用以下方法克服社交恐惧。

1.系统脱敏法

将自身暴露在社交刺激条件下,在接受刺激的过程当中,不采用回避、仪式化的方式来应对由社交场景引起的焦虑,而是通过心理的放松状态来对抗这种焦虑情绪,从而达到消除焦虑或恐惧的目的。通过反复地量化焦虑水平,直到焦虑减轻达到习惯化。

2.重塑自信

克服害怕社交的心理是学会交往的第一步,妄自菲薄是交往过程中最大的障碍,也许自己在别人眼中也没那么不堪,重建自己的信心,不要害怕自己在交往过程中出现差错,不要给予自己太大的压力,而应该鼓励自己"我也可以像健全人一样拥有自己的朋友"。

3.学会调节情绪

学会调节自己的情绪,以此培养自己的心理韧性。社交是心与心的碰撞,跨过了害怕社交的那一道坎,便增加了自己与他人接触的机会,时间久了,也就拓展了自己的人脉。

4.接受社交技能训练

接受社交技能训练是克服社交恐惧症非常有用的方法。残障人士可以通过与咨询师或者是与家人进行角色扮演、预演等方式,模拟社交场景来达到社交的正常化。

(二)接纳和关爱自己

残障人士在人际交往过程中需要正视自己,接纳"不完美",不能一味地否定自己,丢失自我而去迎合他人,而应接纳和关爱自己,这样才能拥有健康的人际关系。

1.接纳自己"不完美"

在残障人士的潜意识里时刻惦记着自己的不完美,那是他们自己也不愿意触碰的一面,有时候连残障人士的家人也不愿意接受。接纳和拥抱自己内心的阴影,不必再掩饰自己故作坚强,改变"只有完美的人才能拥有幸福"的错误认知。接纳自己的身体缺陷,只有这样残障人士才能够重拾信心,克服社交恐惧。

2.学会关爱自我

在与人相处的过程中,也不能一味地付出去得到他人的认可,凡事迎合他人的观点,多了一份友好,却少了一份自我,这样看似美好的情谊下隐藏的却是残障人士的不自信心理。学会关爱自己,不论是在身体上还是内心,承担自己对自己的责任,只有这样残障人士的生活才会过得轻松些。

(三)学会主动交流

学会交往的关键就是学会交流。不管是在现实生活中直接面对面地交流,还是通过媒介进行交流,残障人士都需要掌握一些交流技巧。

1.掌握表达技巧

口头语言、书面语言的表达都可以透露残障人士的思想,残障人士在交流过程中需要保持逻辑清晰,组织合适的语言吐露自己的观点。在交流前,残障人士可以学会主动,表现自己的诚意,同时也是展示自己的自信。在交流中,有能力的残障人士可以注意察言观色,不要随波逐流,迎合他人的观点,也可以友善地提出自己的想法,观点不同时也不能急躁,不要情绪激动,更不要气急败坏说粗话,而是要以理服人。

2.及时反思修正

善用巧妙的沟通方式将会改变他人对残障人士的看法,收获他人的尊重。交流结束后,残障人士可以回顾交流过程中获得称赞的时刻,感受沟通的技巧,这可以帮助残障人士改善自卑的消极心理。当然也需要对沟通过程中做得不好的地方进行反思,学会改进自己的沟通方式,帮助自己更好地融入他人。

(四)保持积极心态

时间会慢慢地让残障人士沉淀自己,在自己的生活当中,残障人士仍需保持向往美好的积极心态。

1.调整不良的自我心态

自我心态的调整必须是经常性的,残障人士相对健全人而言,需要面对的事情将会更多、更复杂。学会放下自己曾经经历、遭遇的种种,对生活充满希望无疑是有利无弊的。

2.发挥自身的闪光点

不同类型的残障人士要学会发现自己的闪光点,扬长避短,将不足转化为自身优势,在自己的生活圈里闪闪发光、积极向上。

3.保持向往美好的积极心态

保持向往美好的积极心态有助于残障人士在交往中建立平等的关系,也可提升心理稳定性,对一段交往不会感到不安、焦虑,而感受到幸福与满足。保持美好向往的积极心态也能够吸引相似的人与之交往,从而交到志同道合的朋友。

心态是命运的控制塔,残障人士拥有什么样的心态就会拥有什么样的人生。残障人士不能够完全控制外部环境,但是精神内心世界可以自己去改造。向往成功的事业、向往良好的人际关系、向往美好的爱情等心态渐渐地都可以帮助残障人士扭转自己消极、失败的局面。所以,保持向往美好的积极心态将是学会交往的关键。

> **拓展阅读**
>
> 残障人士与他人交往的原则
>
> 1. 互帮互助原则。残障人士更倾向同类交往,共同话题多,能互相倾诉、帮助和成长。
>
> 2. 宽容原则。交往中难免有不愉快或冲突,学会宽容,不斤斤计较。
>
> 3. 真诚原则。真诚待人、言而有信能提升人际吸引力,虚伪自私则阻碍关系发展。只有以诚相待,才能收获友谊。
>
> 4. 信用原则。守信重诺,不轻易许诺。答应的事尽量做到,做不到要说明,以赢得理解。
>
> 5. 平等原则。一视同仁,不因背景、地位或身体差异区别对待。学会换位思考,平等待人才能获得平等回应。
>
> (改编自:Dale Carnegie, *How to win friends and influence people*, English Language Learning,2002年)

六、构建残障人士的人际交往圈

残障人士能够主动与人交往离不开家庭和社会的支持。家庭为其提供良好的环境,给予陪伴并帮助其走出室内与人交往,社区提供人际交往技巧的训练、组织活动、建立交流平台,都为残障人士扩大自己人际交往圈提供了帮助。因此,为帮助残障人士构建人际交往圈需要家庭和社会的支持。接下来,主要从家庭层面、社会层面出发,帮助残障人士构建人际交往圈。

(一)家庭层面

1. 营造有爱家庭环境

在残障人士的家庭里,每个家庭成员要做到相互沟通、相互理解、相互依恋,共同营造团结、和谐的家庭氛围。家人在日常生活中多与残障人士交流沟通,多使用一些鼓励性的措辞,鼓励残障人士发表自己的看法,能有效帮助残障人士改善自己的自卑心理,增强自信心,促进残障人士的人际交往能力。倡导一个民主的家庭环境,家人中不论孰对孰错,都要做到"有则改之,无则加勉"。家人要学会接受自己所在家庭的特殊,对待家里面临的问题与压力,要以互相支持与理解的方式一起解决,做到同心协力、同舟共济。家人也要保持热情、开朗的心情,向往生活的积极态度,去感染自己的残障人士家人,这样会在无形中促进残障人士的心理健康发展。有了自信与阳光,残障人士会渐渐地走出自己的阴影,尝试更多自己畏惧的事物,逐渐打开内心的大门。给残障人士创造一个和谐、温馨、民主的家庭环境对残障人士的人际交往将具有决定性的作用。

2. 传授社交实用技巧

部分残障人士因为身体原因,待在室内的时间远大于待在室外的时间,尤其是较为严重的肢障人士。户外活动是一种简便易行的亲近其他事物的方式,家人可以陪伴残障人士走出室内,增加残障人士与他人交往的机会。例如,一起去大自然认识不同种类的花草,在户外陪同残障人士晒太阳,在户外做一些简单的互动游戏等。家人在生活当中也可以运用语言或者亲自行动的方式,让残障人士学习一些社交方法,包括结交朋友的技能、与人相处的技能、处事的技能等。残障人士及其家人结交朋友时可以积极主动,怀揣真诚的心表达自己内心的想法,要保持自己的服饰整洁,学会微笑和夸奖他人。与人相处的过程中要注意礼貌的言辞,使用合适的音调,尊重他人,学会倾听他人的观点后再发表自己的看法,不要中途打断别人。正确的社交方法可以改善残障人士的人际交往,对残障人士的生活态度也会产生积极的影响。

3. 精准矫正社交难题

残障人士在社交中要克服的最大障碍就是心理障碍。如果因为自己的生理缺陷产生认知偏差,自我评价较低,往往会害怕与他人交往。所以在平时的生活当中,家人就需要帮助他们树立自信心,其中,鼓励是最好的方式。大部分残障人士因为对家庭的依赖性过强,当接触到外界的其他人员时,他们会产生多疑、猜忌、排斥的心理,总是用不信任的眼光审视别人,残障人士本身也对外界的评价较为敏感,总觉得别人会伤害自己,同时也在内心拒绝与别人的交流,这样反而会引起别人的厌恶。家长在其中可以发挥巨大的作用,用语言表述或者亲自示范与他人交往,来引导残障人士打开自己的内心,感受他人的善意,直到打破残障人士内心的防御线。残障人士的家属应该注意在家庭生活中避免溺爱残障人士,应该让他们做力所能及的事,培养残障人士的独立自主能力。

(二)社会层面

1.基础设施无障碍建设

通过完善无障碍公共设施建设和公共交通建设,如配备无障碍电梯、盲文站牌、语音报站系统等,提高残障人士的出行便利性,促进其参与社会交往。在学校、图书馆、文化馆等教育和文化场所,配备无障碍设施,如无障碍阅览室、无障碍教室等,为残障人士提供平等的学习和文化参与机会,促进其与其他人群的交流和融合。

2.数字社交平台无障碍功能打造

在网站、应用程序上应用无障碍设计,如提供屏幕阅读、语音输入、大字体等辅助功能,方便视障人士、肢体残障人士等获取和发布信息,参与社交互动。在视频平台上增加无障碍功能,例如,为色弱人群提供色觉优化功能,为看不清楚视频画面的视障人群提供旁白功能适配,为听障人士提供智能字幕功能。在无字幕的视频中,用户开启智能字幕功能后,系统将通过AI语音识别自动生成字幕。

3.残健融合社区项目开展

通过开展文艺汇演、书画作品展、残健融合运动会等丰富多样的活动,让残障人士有更多机会展现自己,增加与他人的交流互动,从而增强自信心和融入感。组建具有社区特色的兴趣小组,如志愿服务小组、就业创业小组、健身康复小组等,让残障人士在社区大家庭中找到属于自己的位置和价值。

拓展阅读

与残障人士人际交往的技巧及注意事项

1.相互尊重、礼貌称呼。根据年龄使用"小王""李大妈"等恰当称呼,语气亲切。严禁使用"李瞎子""张瘸子"等歧视性称呼。

2.目光交流要自然。用平常心看待残障人士,避免表现出好奇或异样神情;不要长时间注视对方残障部位,发现后应自然转移视线。

3.交流和帮助需要注意方式。提供帮助前必须先征得同意,如"需要帮您按电梯吗?"尊重对方自主性,避免擅自行动造成尴尬;理解残障人士的自尊心,切忌表现出怜悯态度。

(改编自:马洪路,《残疾人社会工作》,中国社会出版社,2010年)

心灵小结

1.尝试理解残障人士人际交往的特点,破除对残障人士人际交往的误解,把握残障人士人际交往的迫切需求,对其人际交往给予理解与支持。

2.残障人士可以积极寻求交往,改变认知偏差,主动寻求心理辅导,努力克服人际交往障碍,进而走出误区,形成正确的人际交往观念。

3.影响残障人士的人际交往是多方面的。在自身方面,需要积极正视和克服自身弱点,并学会一些减压的小技巧;在家庭方面,需要家人或陪护者给予鼓励、理解与支持,帮助残障人士迈出交往的第一步;在社区方面,需要社区定期走访,提供心理帮扶,疏导心理困惑,组织丰富的活动以此来搭建人际交往平台。

心理自测

请仔细阅读以下每一道题目,然后根据您的实际感觉,对每个题目做"是"(打√)或"非"(打×)两种回答。

人际关系综合诊断量表

题目	评分	
	是	非
1.关于自己的烦恼有口难言		
2.和生人见面感觉不自然		
3.过分地羡慕和妒忌别人		
4.与异性交往太少		
5.对连续不断的会谈感到困难		
6.在社交场合,感到紧张		
7.时常伤害别人		
8.与异性来往感觉不自然		
9.与一大群朋友在一起,常感到孤寂或失落		
10.极易受窘		
11.与别人不能和睦相处		
12.不知道与异性相处如何适可而止		
13.当不熟悉的人对自己倾诉他的生平遭遇以求同情时,自己常感到不自在		
14.担心别人对自己有什么坏印象		
15.总是尽力让别人赏识自己		
16.暗自思慕异性		
17.时常避免表达自己的感受		
18.对自己的仪表(容貌)缺乏信心		
19.讨厌某人或被某人讨厌		
20.瞧不起异性		
21.不能专注倾听		
22.自己的烦恼无人可倾诉		

续表

题目	评分 是	评分 非
23.受到别人的排斥和冷漠对待		
24.被异性瞧不起		
25.不能广泛地听取各种各样的意见、看法		
26.自己常因受伤而暗自伤心		
27.常被别人谈论、愚弄		
28.与异性交往不知如何更好地相处		

评分标准：

量表由28道题组成，每个问题打"√"的得1分，打"×"的得0分。总分在0~8分表示人际关系较顺畅，无明显困扰；9~14分表示存在一定人际关系困扰；15~28分表示人际关系困扰较严重。

量表包括与人交谈困扰、人际交往困扰、待人接物困扰、与异性交往困扰4个维度。其中，第1、5、9、13、17、21、25题为与人交谈困扰维度，第2、6、10、14、18、22、26题为人际交往困扰维度，第3、7、11、15、19、23、27题为待人接物困扰维度，第4、8、12、16、20、24、28题为与异性交往困扰维度。某维度分数越高，说明个体在该维度的困扰程度越高。

第七章　残障人士的恋爱与婚姻问题

内容简介

　　恋爱、婚姻是人生成长的重要经历,从恋爱升华到婚姻是幸福人生的美好华章。与其他群体一样,残障人士也会经历恋爱、婚姻,他们也对婚恋充满向往,但由于残障人士身心的特殊性,在恋爱与婚姻中可能存在比健全人更多的困境与隐痛。如可能遭遇恋爱的污名现象、自卑与怯懦、矛盾特殊的婚姻生活、对生育的踟蹰和经济等问题。面对这些困境和难题,残障人士需要增强婚恋自我效能感,协调好自身需求和现实环境、工作和家庭之间的关系,认识到良好的亲密关系对身心健康和工作的积极作用。

　　本章主要介绍了残障人士的恋爱观、婚姻观等,剖析了残障人士在恋爱、婚姻、自我成长等方面可能面临的问题和危机,提出相应解决措施,帮助残障人士培养正确的恋爱观和婚姻观;分析了影响残障人士婚恋的积极和消极因素,帮助他们扬长避短,正确认识自己,敢于积极建立亲密关系,妥善经营婚姻生活,拥有幸福家庭。

一、案例分析

案例

　　32岁的小黄一眼看去就二十几岁的模样,圆脸白净,个子不高,笑起来有一对酒窝,但遗憾的是她一走动便能看到左脚缺陷。小黄从小家住山区,5岁时突发高热没有及时治疗，最终发展为左脚小儿麻痹。大专毕业的小黄在超市做出纳，对于残障人群而言，这算是一份体面稳定的工作，而不错的家庭条件更是提高了她的求偶标准。

"一开始我觉得自己家里条件好，父母都是事业单位工作人员，家里又有房子，想找个健全的男朋友，外地人或者经济条件差一点没关系。"可几番寻觅下来，小黄一次次被现实泼了冷水。那些被介绍给小黄的男子听到对方是个残障人士都拒绝了。小黄就是在这样的想法下，浪费了几年的青春，然后开始妥协了。后来，29岁的小黄不得不面对现实。与此同时，她也更加体会到，自己和健全人之间还是有距离的，而跟残障人之间则存在一种共鸣。那种共鸣是一种相互理解，是一种彼此同情，也得以让自己撇开自卑。其实，包括小黄在内的许多残障人士，心里都存在这样的情感沟壑。

2015年9月，浙江省专注于服务残障青年的"大河妈妈红娘团"成立。得知了这个消息的小黄在网上登记报了名，开始接受父母和红娘团安排的残障男士相亲。不过，尽管小黄转变了想法，她依旧期待能够寻找到相貌好、年龄合适、家庭条件匹配且学历不低的轻微残疾的伴侣。这样的要求让小黄3年以来成为红娘团最难啃的"硬骨头"，也是红娘团安排相亲次数最多的一位残障人士。在小黄10余次的相亲经历中，曾有一次令她难以释怀的经历。当时，小黄与一位轻微残疾的相亲对象相约见面，然而过了约定时间后，相亲对象始终没有出现。后来在红娘团的了解下才知道，那位男子当时远远地看到等候在约定地点的小黄后，连招呼都没打一声，当场便直接离开了。心理预期与现实一次次发生冲突，这种被现实"猛扇一巴掌"的滋味，小黄很难接受。

出于精神对等的交流、气质匹配等需求，小黄这种拥有较高学历的残障人士就会对伴侣也提出相应的学历要求，或是因为自己的学历而提高择偶标准。然而在残障群体中，拥有较高文化水平的人居于少数，学历也并不是多数残障人会纳入婚恋考虑的因素，因而这部分较高学历的残障人群可能会面临十分尴尬的择偶境地。

2019年3月，通过介绍，小黄认识了盲人按摩师小孟。小孟视力二级残疾，其中一只眼睛完全失去视力。小孟同样也是大专毕业，目前作为按摩师年收入已达20万元，并且购置了婚房。小孟了解到小黄的左脚缺陷，丝毫没有表露出嫌弃，而是对小黄说："脚不健全没关系，我会帮你捏的，会好的。"然而，个人的高收入在残障恋爱价值观中始终显得没那么具有吸引力。这样一个在他人眼中算得上优质的对象,在希望伴侣仅是轻微残疾的小黄面前,依旧失了颜色。

(摘录自:徐庭娴,《隐痛与向往:聚焦残障青年的婚恋问题》,浙江大学硕士学位论文,2019年)

小黄的经历是大部分残障人士可能会遇到的。从心理学角度分析,小黄主要存在的是认知问题。一是对恋爱的不合理期待,大部分人包括残障人士会在还没有恋爱之前去理想化未来的另一半,会从各种影视作品或者文学作品里面寻找恋爱对象的原型,但是在现实生活中,很难找到想象中那样完美的人。提前设置一些较高的标准和要求,在遇到可以恋爱的对象时就会对照预设的标准,可能会出现较大的落差,从而导致恋爱还没开始就结束的情况。再加上残障人士身心的特殊情况会产生一些偏见,例如觉得自己是残疾人另一半应该也是残疾人才行,或者要求另一半必须是健全人士,不论是前者还是后者,都犯了先入为主的错误。二是不清楚自己对恋爱的需求是什么,简单来说就是不知道自己想要的另一半应该具备的合理的特质是什么?当问一个女生,你理想的另一半是什么样的时候,有的人会说:长得帅,有钱等等。但是影视剧里集万千优点于一身的男主很难在现实生活当中出现,所以考虑清楚自己的恋爱需求很重要,正确的恋爱需求应该是能给予适当的照顾和情绪价值等,更应该考虑的是在恋爱过程中出现困难和问题的时候要怎么解决,今后的经济、家务、工作等问题怎么分工等更为现实和具有实际价值的问题。所以在恋爱开始阶段,有合理的期待和明确的需求才是正确的做法。

二、心理解读

(一)残障人士的婚恋需求与现状

1.残障人士的婚恋需求

残障人士是社会大家庭中的一员,也有七情六欲,也与常人一样渴望着爱与被爱,希望拥有幸福美满的家庭。然而,作为一个特殊的群体,尽管当中多数人在用残缺追求完美、用拼搏写意人生,但他们的婚恋与常人相比,依然会遇到更多的困难。

目前我国残障人士总数已达8500多万。2011年世界卫生组织(WHO)也给出数据,全球约15%的人口存在某种残疾,且普遍面临婚姻歧视,尤其是在发展中国家。残障人士在婚姻家庭生活中遇到许多健全人难以想象的苦难。因为身体原因,他们更需要日常生活中的帮助和情感上的慰藉,可以说他们比健全人更加渴望拥有婚姻和家庭,残障人士的婚恋问题亟待解决。

2.残障人士的婚恋现状

首先,残障人士的婚姻困境依然存在,未婚状况虽有所改善,但仍存在离婚率高、再婚率低、丧偶率高、初婚时间晚等问题。尤其是男性残障人士比女性残障人士结婚难的问题更为突出,其中男性未婚和离婚的比例显著高于女性,而女性丧偶的比例显著高于男性。虽然经过近20年,残障人士的未婚率有所下降,但残障人士的初婚年龄比较晚,有些是50岁以后。

其次,残障人士在多数情况下只能与残障人士成家,甚至一家三口都是残障人士。这意味着,残障父母可能会生育出有残障的子女,或者可能因为经济困难、身体条件限制、精神问题等原因无法密切关注子女的健康状况,也可能因为身体及精神缺陷无法照顾好子女,致使发生意外造成残障。

再次,婚姻状况会显著影响到残障人士的生活能力和社会参与能力。随着残障人士生活活动能力的降低,未婚的人所占比例逐渐升高,残障人士面临结婚成家的困难会越来越大。已婚残障人士的轻度社会参与能力障碍的发生率较高,而未婚的残障人士中,重度社会参与能力障碍的发生率比较高。

贫困和失业是影响残障人士未婚的因素,未婚残障人士在经济上也需要补助与扶持,再就业上需要安置或扶持。残障家庭保障能力不足,在就业、养老、医疗、生育等方面都会遭遇重重困难。因某些残疾所具有的遗传风险而产生的已婚残障人士的生育问题、配偶(健全)一方出轨率高、家庭成员失业或者患病时经济负担重等导致残障人士婚姻质量低、满意度不高;相对于正常人士来说,残障人士美满婚姻的幸福感、满足感相对低。

(二)残障人士的婚恋心理

一些残障人士在适婚年龄阶段不愿面对婚姻,对婚姻持悲观消极的态度。这主要是因为自卑心理导致的。自卑是残障人士的心理特点之一,这种心理特点也体现在残障人士的婚恋中。一些残障人士认为自己身体有缺陷,所以没有人愿意跟自己恋爱结婚,他们的婚姻自我效能感低,认为婚姻往往失败多于成功。认知的偏差也会加剧残障人士在婚姻中的自卑体验,他们往往会隐瞒自己的缺陷和弱点。父母及家人的过高期待也是残障人士婚姻自卑心理产生的原因之一。残障人士的恋爱与婚姻问题往往是父母的一块"心病",他们自身也会对自己的恋爱与婚姻问题焦虑,再加上种种现实原因的限制,残障人士的恋爱与婚姻问题很难解决,这会导致残障人士内心有很大的压力,因此会产生自卑心理。残障人士由于自身有残疾和缺陷,因此会对自身的价值、生存的能力、恋爱婚姻等问题产生怀疑。再加上人们对残障人士的关注,有些是好奇,有些是怜悯,有些是歧视与嘲笑,为了自我保护,一些残障人士长期处于警觉之中,因此在恋爱中会产生怀疑心理。这种怀疑心理在爱情中是不理智的,会对两个人的感情造成不好的影响。那么在婚姻当中什么样的婚姻心理是不合适的呢?我们又该怎么样去识别呢?

美国家庭婚姻问题专家弗雷克利夫教授对离婚案例进行调查分析后认为,以下八种不健康婚姻心理最容易导致婚姻失败。

1. 过度完美型

对伴侣要求完美无缺,一旦婚后发现对方达不到自己的要求,便会产生不满而常常指责对方,因而产生矛盾并日益加深。

2. 听从父母型

这些伴侣在心理上还未完全成熟,没有个人主见,在经济和生活各方面过分依赖父母,一切唯父母之命是从。当婚姻生活出现各种问题时,不是夫妻二人协商解决,而是找父母寻求对策和支持,特别是女性的这种依赖性往往更强。因此,夫妻感情容易因过多"外来干涉"而受到伤害。

3. 过度浪漫型

对婚姻生活要求过高,充满了许多不切实际的幻想,一旦幻想破灭,双方便会发生摩擦冲突,频繁争吵,最终导致离异。

4.多愁善感型

对于气质类型是抑郁质的人来说,其心思比其他气质类型的人会更加敏感,在婚恋关系中,会因为一些细节问题多愁善感,诉苦抱怨,或以泪洗面,甚至装病以引起对方注意,但结果往往弄巧成拙,引起对方厌烦而最终离自己而去。

5.过于吝啬型

因为一方(特别是男方)过度吝啬节俭,使小家庭生活过于清贫单调,配偶在精神上得不到一点乐趣,在物质上不能满足基本需求,致使无法忍受而分手。

6.过度宠爱型

一方对伴侣过分宠爱和迁就,处处关心爱护备至,长期如此若对方没有做出相应的回报,就会感到心理不平衡,偶有"侍奉不周"便会成为冲突摩擦的导火线,使感情出现裂痕。

7.过分挑剔型

自己一贯正确,对伴侣的一切言行过分挑剔。总想让配偶一切都按照自己的习惯、爱好和要求去做,否则就不断唠叨,甚至在他人面前批评和指责配偶的种种不是,导致配偶反感引起冲突,最终会走上离婚之路。

8.事业至上型

一些人事业至上,结婚后认为万事大吉,整天在单位或办公室忙于自己的工作,很晚才回家,节假日也不休息,家里的事不闻不问,很少关心配偶的生活起居和兴趣爱好,久而久之,配偶得不到温暖,感到被冷落,终至无法忍受而分手。

(三)残障人士的常见婚恋困境

1.成家问题

成家成为首要难题,主要原因是就业和经济。许多残障人士成年后,因为身体残疾,勉强谋得一份工作,但难以获得高薪。但即便是生活并不宽裕的残障人士,其父母家庭或是其本人依旧会萌生成家的心愿。可以说,他们对获得情感的需求并不亚于他们对基本生活的需求。然而,在长期的失业或工资微薄的情况下，残障人士并不能很好地承担起成家所带来的责任与经济压力。在很多残障情侣温暖美好的爱情之间，都横亘着巨大的经济压力，并因此对自己缺乏信心，不敢对结婚成家抱有幻想。

2.沟通问题

很多家庭出现问题大部分是因为不能及时沟通，加上残障人士因身心的特殊性，如有听力障碍、言语障碍、视力障碍、精神障碍、智力障碍等，没有能力及时沟通解决问题，就会导致一系列的家庭矛盾，出现婚姻危机甚至婚姻破裂。

首先是婆媳矛盾或者岳父母与女婿关系不和。家庭矛盾一直是备受关注的，两代人之间因为生活方式和习惯的不同，认知和受教育程度的区别，导致对同一件事物的看法有很大的区别，加上遇到问题不及时沟通解决，就会加剧矛盾，最严重的情况就是导致婚姻和家庭破裂。

其次是家务劳动矛盾。中国的传统观念是男主外女主内，但是随着社会和经济的发展，女性经济独立的现象越来越多，对于残障人士也不例外。当一个家庭组建成功之后，家庭职责分工就是必须解决的问题。那么对于残障人士，首先要考虑的是能不能承担家务，如果能，谁来承担。如X先生因为一场意外，失去了左手，婚后N女士会心疼X先生干活辛苦，经常去给他帮忙，哪怕是怀着孕的时候也会去帮他，而X先生基本上没有承担过家务劳动；N女士一个人带两个孩子很辛苦，每天一大早，天还没亮就得起床照顾两个孩子，给孩子喂奶、换尿不湿等等，她自己照顾孩子很不容易，哪怕是自己生病了孩子都还是由自己来照顾，有时候实在忙不过来，大的也要喂小的也要喂，感觉自己每天像头牛一样拼命做事，还得不到X先生的关心与理解，她觉得很不值得。

3.生育与后代教育问题

寻觅到愿意彼此扶持的伴侣只是残障人士在通向幸福的婚姻道路上所需要解决的第一个难题，生育的踟蹰与后代教育的问题对于残障人士的婚恋来说，将会成为他们更大的挑战。许多残障夫妇明白身体残疾给自己人生所带来的痛苦，不愿意让残疾遗传给孩子，因而不敢生育。但矛盾的是，对于他们来说，生育自己的孩子是极其增添幸福感的事情。这样的踟蹰无疑会给残障家庭带来一定的痛苦。

有些残障人士的子女是先天性残障,有些是后天因为疾病或意外事故造成的残障。在残障人士的生育保健中一定要关注子女的健康,而在残障人士共同组成的家庭中子女照顾问题值得关注,可能因为经济困难、身体条件限制、精神问题等原因无法密切关注子女的健康状况,也可能因为身体及精神缺陷无法照顾好子女致使其发生意外造成残障,但无论是哪一种原因,都说明由残障人士共同组成的家庭,更应关注生育健康。

拓展阅读

残障会遗传吗?

残障是否遗传取决于致病原因。先天残障若由基因异常引起(如唇裂、唐氏综合征等),可能遗传给下一代;后天意外导致的残障则不会遗传。建议备孕前进行基因检测和遗传咨询,评估家族遗传病史。多数残障并无遗传性,健康父母也可能生育残障子女,这与精卵基因及孕期环境因素相关。

遗传率较高的残障类型:

1.先天性听障。先天性听障的遗传主要由染色体决定,该病的发病基因一半来自父亲,另一半来自母亲,也就是说,如果父母双方都是先天性听障,那么他们的孩子出现听障的概率较高。

2.遗传性精神病。遗传性精神病受父母的影响较大,其中抑郁症、躁郁症等遗传的概率较大,但也会受环境的影响而发生改变。目前可以通过改变外部环境而预防遗传精神病的发生。

3.智力障碍。智力障碍是一种受遗传因素影响较大的残障类型,主要表现为中枢神经系统发育受阻,导致智能发育迟滞并伴随其他精神异常症状。这类疾病通常具有明显的家族遗传倾向,往往通过亲子关系以垂直传递的方式在家族中延续。

(四)残障人士婚姻的缔结方式

由于轻率结婚或者盲目结婚而导致婚姻危机的案例并不少。一种情况就是相亲,男女双方迫于父母的压力或者因为经济原因等,在面对相亲对象时,在不加了解的情况下草率结婚,这种不理智的婚姻最容易出现问题。另外一种是闪婚现象,也就是所谓的一见钟情,注重感觉而结婚,这种婚姻也并不稳固。所以说婚姻的缔结方式也会影响婚姻质量。那对于残障人士来说,有哪些婚姻缔结方式?这些婚姻缔结方式有什么特殊呢?残障人士之间婚姻缔结的方式比较特殊,有以下两种。

1.残障结合

残障人士在多数情况下会与其他残障人士成家,这是由于夫妻双方都是残障人士,在结合上比较容易,夫妻双方容易接纳对方,家庭和社会都比较容易接纳婚姻双方。夫妻双方都是残障人士,精神上会有更多的共同之处,他们能够互相理解、支持,他们知道婚姻的来之不易,相处过程中彼此会更加包容与理解,所以婚姻关系更为稳固,婚变概率相对较小。

在残障人士的结合中,有许多是相同残障类型的组合。比如,夫妻双方皆为听障人士,他们在生活中能够运用手语自如交流,彼此都能精准领会对方的意思,沟通毫无障碍。

然而,还有一种情况是不同类别的残障人士结合,这往往给他们彼此间的交流和日常生活带来诸多棘手的难题。就像肢体残障人士在解读听障人士的手语时,常常会遭遇重重困难,如此一来,便极大地困扰了他们的日常沟通,使得交流过程充满阻碍。如果夫妻双方都是肢体残障人士,那么日常生活大概率都需要依赖他人的协助与照料。这不但给他们的生活造成诸多不便,带来无尽困扰,还会让家庭承受极大的经济压力,无论是日常护理开销,还是辅助器具的购置费用等,都成为生活中沉重的负担。

2.残健结合

当然并不是残障人士只能和残障人士结合,只要双方能够克服彼此之间交流和认知上的障碍,残健结合也是一种方式,但是残健结合会面临很大的困难和挑战,例如经济压力、家庭和社会舆论的压力。

婚姻跟恋爱不同,婚姻是要走进彼此的现实生活中。很多人恋爱时在心理上接纳了对方是个残障人士的事实,但是谈婚论嫁时,可能会被现实击垮。健全人和残障人士结婚成家,那么健全人注定要承担更多的家庭压力,残障的一方有身体缺陷需要被照顾,经济能力差,又有高昂的医疗费、生活的日常开销、抚养子女的经费,这些都需要健全的一方承担更多。健全人一方能否接受这些压力,双方能否共同去面对和解决,这是残健结合的婚姻能否维持的关键。

除了经济压力以外,还有来自家庭和社会舆论的压力。例如,残健结合的案例中,健康者将面临社会的"污名化"现象。中国有句老话叫"门当户对",有的家长会反对并阻挠自己的健全子女与残障人士结合,是因为他们觉得自己的孩子是个健全人,与残障人士结婚根本不搭。自己辛辛苦苦养大孩子,希望他结婚后的生活能够幸福美满,可是与残障人士结婚后不仅要照顾对方,还要承担那么大的生活压力。再者,来自社会的舆论和偏见也是一个大问题,周围人对残健结合婚姻的看法也会是一种无形的压力。有的家长很好面子,尤其是在子女的教育、婚姻、生活等方面,他们之间会攀比,倘若谁家的孩子跟残障人士结婚了,势必会成为他们的谈资,会被说闲话,这些都是残健结合双方要承担的压力。

(五)影响残障人士婚恋的因素

1.生理因素

(1)性别

性别也是影响残障人士婚恋的重要因素之一。对武汉市残障人士的调查发现,残障人士婚恋状况呈现出男性未婚率离婚率高,女性有配偶率高但丧偶率也高的特点。在被调查的残障人士中,男性的未婚率为67.4%,高于女性的49.0%,男性的离婚率为23.5%,同样高于女性的16.3%;在初婚和再婚比例方面,女性则比男性要高,分别为17.3%和8.2%。比起女性,男性残障人士结婚难、离婚率高的问题显得更为突出(杜源恺等,2015)。

(2)残疾程度及类型

残障人士的恋爱很大程度上受到了他们自身的生理和功能障碍的影响。残疾类型和程度也影响着残障人士的恋爱和婚姻。主要表现在,肢体残疾的人更容易恋爱结婚,而精神残疾和听力、语言残疾的残障人士则比较困难,而残疾程度越轻,其恋爱与结婚的难度越小。智力残疾和精神残疾的群体在沟通交流上可能存在困难,工作和经济上也面临挑战,此类型的多数残障人士需要家庭支持或者政府扶持。此外,此类残障人士很多是先天性残疾,后代致残概率也比其他残疾类型高很多,这就使得智力残疾和精神残疾的人群在择偶过程中会遇到更多困难,他们面临着比较严峻的婚恋困难。

2.心理因素

(1)自卑心理

前面提到,由于身体或功能缺陷,残障人士在心理上表现出自卑、敏感等特点,使他们在人际交往中出现一些问题,如不愿意与人交流,敏感、多疑。如果健全人对残障人士的接纳度不够,他们可能会封闭自己的内心,不愿意与别人交流沟通,不能结识新的朋友,接触不到更广的社交圈子,寻找恋爱对象也会有所限制。

(2)个人态度

残障人士在面对个人的婚姻问题时可能会积极性不够,大部分残障人士是通过亲友介绍或者撮合的方式接触异性,还有一部分残障人士持单身主义,这些被动和消极的态度极大地影响了残障人士的婚恋发展。

有研究者对单身未婚的残障人士的访谈如下:

访谈者B:我曾经谈的几个对象都是亲戚朋友介绍的,刚接触时感觉还好,后来相处久了发现还是不合适就分开了。

访谈者E:我希望与我的另一半是因为爱情而结合的,所以这就是为什么尽管有人追求我,但我还一直单身,与其嫁给一个不喜欢的人,还不如单身一个人的好。

通过调查访谈发现,残障人士对待婚姻的不同态度也会影响残障人士的择偶和婚恋状况。一方面,婚姻大事毕竟是个人的选择,外界的支持是有限的,这种"应付"的心理很难保障婚姻的质量;另一方面随着时代的发展和思想的解放,有的残障人士也开始信奉"独身主义",他们认为只要活得快乐有价值,一个人生活也不错。

3.社会因素

(1)社会偏见和歧视

生理缺陷是残障人士婚恋所面临的源于自身的最大困难,社会歧视是来自外界的最大困难,这种困难是整个社会大环境造成的,短时间内很难改变,需要每个人的努力。

残障结合的家庭所面临的生活困难更大,夫妻关系较健全人更紧张,可以说,公众舆论、社会歧视产生的不良结果表现为残障人士离婚率偏高。

对个别残障人士的访谈如下:

访谈者A:我就感觉我们这类人找对象自己身体情况是最大的问题,行动不便不仅交友圈子就那么大,平常生活自理都比较困难,更不用提照顾另一半了。

访谈者C:虽然大家都不说对我们这类人恋爱结婚有什么偏见,也不会表现得很明显。但我心里总还是觉得我们和健全人不同,生活已经很辛苦了,谁还会去找一个残障人士过一辈子,经历过几次不愉快的相亲经历,我也看清了,我们想找个合适的人结婚还是难。

通过访谈及相关调查我们可以看到,残障人士认为阻碍自身婚恋的最大困难,主要表现在因为残疾造成的生理缺陷导致生活不能自理的生理状态和社会歧视导致自卑的心理状态。那么,残障人士要解决婚恋问题应该主要考虑的是努力改善自身的生理状况(积极乐观地接受治疗和做好康复训练)和积极进行心理调适。

残障人群之间存在的特殊"鄙视链",同样影响了残障人士的婚恋。相比社会上惯常存在的学历、经济上的"鄙视链",残障人士婚恋圈的"鄙视链"则更多地围绕残疾类型。这意味着,如果说受教育程度、工作状况、经济水平、个体残疾情况等因素是影响残障青年婚恋的诸多因素,那么其中的"个体残疾情况因素"被赋予的权重是最大的。较为轻微的残疾或是对生活影响较小的残疾(比如听力和言语障碍),在这个婚恋圈中会更受欢迎,也更容易找到对象。

(2)经济因素

不论是残障人士还是健全人,经济问题都是必然要面对的。从马斯洛需求层次理论来说,只有满足了安全、生理需求之后,才能更好地去寻找归属与爱,才能更加坦然和有底气地面对爱情和婚姻。家庭收入状况好的残障人士有婚恋优势,主要表现在这类残障人士更容易解决个人婚恋问题。所以,对于残障人士来说,要尽可能地解决自己的工作问题,能给婚恋提供一定的物质基础,不能觉得自己是残障人士就放弃工作和融入社会的机会,在工作上也能寻找到自己的价值和生活的意义所在,也能让自己更加自信和积极。

许多残障人士因身体的缺陷与心灵的自卑,难以或不敢融入社会,以至于缺乏一份收入稳定的工作,这无疑不利于寻找爱情。因此,进一步完善残障人士的就业帮扶制度迫在眉睫,这种就业帮扶不仅包括为残障人士介绍合适的就业地点、提供可靠的就业渠道,还包括主动为残障人士提供心理疏导,鼓励更多的残障青年从狭窄的生活圈中走出来,通过自己的努力去拥抱更广阔的天地。所以,对于残障人士来说,要利用好身边的有效资源,解决就业和经济问题,为自己的生活和婚恋奠定良好的基础。

三、培养残障人士正确的恋爱观

恋爱观对恋爱有导向作用,培养正确的恋爱观有利于正确看待、处理、协调恋爱中出现的问题,掌握人生,获得幸福。那么残障人士该怎么培养正确的恋爱观呢?

(一)正确理解爱情

正确地理解和对待爱情是树立正确恋爱观的前提。首先要结合自身情况对爱情有合理的期待,明确恋爱需求,有正确恋爱动机,不能为了利益,为了摆脱空虚、寂寞,跟风恋爱。更不能对爱情悲观,将自己内心封闭不愿走出来,或者对恋爱草率、态度盲目。因此,应当正确地理解和对待爱情,理解爱情的真谛,不要为了完成任务或者出于其他的不纯洁动机表达和接受爱,也不要轻易地放弃或者拒绝爱。简而言之,就是要有爱的能力,也要有接受爱的能力。

既不应该为了生活或者工作而拒绝谈恋爱,也不应该把全部的时间放在谈情说爱上,健康的恋爱是能够促进人的成长的。处理好恋爱与生活、工作的关系,需要平衡多方的因素。如果把恋爱视为生命的唯一而忽视生活和工作或者学习,即使有了爱情,这种爱情也可能经受不起考验。

(二)正确看待自身和对方的缺陷问题

在"鄙视链"面前,我们应该理性地分析当前的问题,而不是一味地将自身的看法和意见强加给别人。首先,尊重他人的身心缺陷问题,在恋爱或者结婚之前做好心理准备,不能将对方或者自己的身心缺陷当成谈资或者产生矛盾的点。其次,也不能因为自己有缺陷就要求对方要一味地包容和忍让自己,任何的包容理解和忍让都是有度的。

(三)提高恋爱的抗挫折能力

虽然我们都渴望谈一场不分手的恋爱,但现实生活并不会这么理想,因为诸多原因导致分手的情况屡见不鲜。残障人士在学习、生活和工作中都会受到影响,一些比较敏感的个体,在面对恋爱受挫的时候,更加容易爆发负面和极端的情绪。因此,残障人士更加需要提高自己在恋爱方面的抗挫折能力(抗挫折能力就是人们面对挫折和困难的时候所表现出的态度,也就是所表现出来的心理容忍力,通俗地讲,是人们遇到困难和压力时自身的反应和心理承受能力,并且进行自我调整和自我解决的能力),坦诚地接受爱情的到来和离去。

拓展阅读

如何面对失恋呢?

有些残障人士在遭受失恋的痛苦与打击后,可能会出现自暴自弃、心灰意冷。因此,如何正确地对待失恋已成为一个重要的问题。

首先,要勇于面对现实,不要悲观失望。很多人可能会经历失败的恋爱,但这不代表人生的失败,如果可以,请你继续保持对爱情的期待和真诚,合适的人会在未来的路上,所以不要害怕失恋。

其次,要文明和妥善地分手。分手应该心平气和,避免产生一些极端的想法和行为。如果真的面对分开,真诚地表达想法和意见,感谢对方的陪伴,好聚好散。

最后,要及时地总结失恋的原因,重新寻找希望。失恋不可怕,要学会总结经验和教训,吃一堑长一智,要在恋爱中学会成长,弥补自己恋爱中的不足,让自己变得更好,在下一段恋爱中好好把握。

四、残障人士的婚姻和恋爱宝典

(一)具备爱的能力

爱的能力包括迎接爱的能力、拒绝爱的能力和发展爱的能力。

1.迎接爱的能力

在心理学中,爱的能力是指不期待地付出,被爱的能力是指不带内疚地接受,要先被爱,感受过爱,才能够把这份爱传递给他人。一个人心中有了爱,在理智分析之后要敢于表达、善于表达,这是一种爱的能力。一个人面对别人的示爱,能及时准确地对爱做出判断,并做出接受、谢绝或再观察的选择,这也是一种爱的能力。残障人士需要走出内心的封闭世界,要具有迎接爱的能力。如果可以,尝试去发现和感受自己的爱。

2.拒绝爱的能力

自己不愿或不值得接受的爱应有勇气加以拒绝。拒绝爱要注意两个方面:一是在并不希望得到的爱情到来时,要果断、勇敢地说"不",因为爱情容不得半点勉强和将就。如果优柔寡断或屈服于对方的穷追不舍,发展下去对双方都是不利的。二是要掌握恰当的拒绝方式,虽然每个人都有拒绝爱的权利,但是珍重每一份真挚的感情是对他人的尊重,同时是对一个人道德情操的检验。不顾情面,处理方法简单轻率,甚至恶语相加,结果使对方的感情和自尊心受到伤害,这些做法是很不妥当的。

3.发展爱的能力

发展爱的能力,并不是非要具体到对某一异性的爱,可以是更广泛意义上的爱。亲人、同学、朋友、祖国和人民,都值得去热爱。发展爱的能力,就是要培养无私的品格和奉献精神,要培养善于处理矛盾的能力,有效地化解消除恋爱和家庭生活中的矛盾纠纷,为对方负责。

首先要做到情绪管理。用合理的方式和准确的话语表达自己当下的情绪,歇斯底里和伤春悲秋都不是明智的做法,认真对待自己和伴侣的情绪,允许并且接纳情绪的发生,多觉察自己的身体发出的信号。例如,紧张的时候身体会发抖,悲伤的时候食欲不佳,焦虑的时候会失眠等。

其次是共情彼此。在心理学上,共情并不是要求你一定要经历对方的经历,只要你是设身处地地站在对方角度去思考问题,相信在婚恋关系中你一定是一个合格的倾听者。

最后是允许。尊重差异,允许成长。允许自己有不完美的地方,在和人相处时也不用做到百分百完美。如果想开始一段关系,就主动去做;如果想结束,也可以勇敢决定。

拓展阅读

残障人士怎么向心仪的人表达爱意?

1. 真诚表达爱慕。以生活细节展现心动原因,如"那次你帮我推轮椅时专注的神情让我难忘"。避免直接说"我爱你",可通过共同回忆自然流露情感。

2. 坦然自我披露。用积极态度说明身体情况,如"虽然行动需要辅助工具,但它们让我更懂得珍惜每次相遇"。重点展示完整人格与兴趣爱好,而非强调缺陷。

3. 创意表达方式。听障人士可用国际手语"我爱你"手势(拇指+食指+小指伸展),附手工折纸花或有共同记忆的纪念品增加仪式感。

4. 适度邀约。选择无障碍场所约会,如"周末美术馆有无障碍通道,愿意一起看新展吗?"并给予充分考虑时间。

5. 递送方式。当面递交最佳,不便时可录制手语视频或通过亲友转交。听力障碍和言语障碍情侣可通过手语翻译协助沟通。

(二)主动迎接爱情

内心闭塞是许多残障青年难以挣脱的枷锁。对爱情充满向往却往往羞于表达。许多残障人因为内心自卑、害羞内敛等原因并不会说出他们求偶的诉求。想要从这些自卑情结中走出来,就需要外力的介入与干预。例如像"红娘团"的社会公益组织、社区街道、社工服务、政府部门等多元社会主体等。这些力量可以通过各种渠道与残障青年建立稳定的联系,给予残障青年鼓励,帮助残障青年走出闭塞的内心世界,拓宽生活交际圈,树立自信心,敢于追求属于自己幸福的权利。

许多残障人的生活圈子极其狭小,如果没有融入社会的勇气,他们会失去很多追求幸福的机会。可以寻求专业人士的帮助。例如,社区服务、心理咨询和社会帮扶等,都可以帮助残障人士建立信心,融入社会。

残障人士的婚恋问题终究还是属于其个人的生活问题,外界给予的帮助只能是"推波助澜",究其本真还是要通过残障人士自身的主观能动性来解决个人的婚恋问题,从而整个社会的残障人士婚恋问题才能得以解决。所以,对于残障人士来说,要对生活有美好的向往,对婚恋有合理的期待,要克服自身因为身体原因造成的自卑心态,积极面对人生,融入社会生活中,同时在自己力所能及的范围内不断提高自己的个人生活能力,通过工作改善自己的生活条件,要相信能改变命运的只有自己。

(三)抓住机遇

残障人士除了要面对健全人,也要面对的婚恋危机,还要面对更复杂的环境,塞翁失马,焉知非福。正如每个硬币都有正反两面,一面是危机,另一面就是转机。只有反思危机,才能实现转机。

面对不同的危机,如果双方真的不适合,允许自己主动结束一段关系,人生并不会因为一段关系的分离就与幸福失之交臂;如果还想继续经营好这段感情,主动给对方台阶,抓住转机,化险为夷。我们一起来看看下面的案例。

❋ 案例

豆豆是先天残疾,梦梦在她20岁的时候因为车祸失去了双腿,他们因为网恋认识、相爱,一起去长沙开始了二人世界的生活。梦梦说,第一次走出坐轮椅的阴影,是因为豆豆在身边,他们一起坐着轮椅,去了很多以前想去的地方,在那段时间里,双方都得到了治愈。相处两年之后,他们结婚了,为了生活开始创业,由于经济和工作的压力,他们的交流变少了,矛盾越来越多,感情在无数次的争吵中慢慢地变淡了,最后一次吵架之后,豆豆选择了离开。

双方都知道,他们是在磨合期,面对无休止的争吵和矛盾,退一步,给彼此时间和空间去放空、去发泄才是正确的选择。所以,梦梦约了闺蜜好友一起出去散心,将情绪和委屈抛在旅途中,一个星期之后,双方都冷静下来。在分开的这段时间里,梦梦一直在反思他们为什么会走到天天吵架的地步,再一次见面的时候,他们都相互妥协。豆豆觉得自己不够包容梦梦,梦梦觉得自己不够理解豆豆,也正是这样的一场危机,让他们更加坚定地选择对方。

对于这一对从轮椅恋人走到轮椅夫妻的经历,轮椅便是他们的月老,也正是因为轮椅,他们在后来的日子里,更加懂得对方的不容易,他们两个人在一起不是1+1≥2,而是0.5+0.5=1,双方要学会褪去自己一半的个性和对方重新组成一个整体,这就是磨合。

面对危机,不论是恋爱还是婚姻,只要我们能够抓住机遇,不去一味坚持自己的观点,能够知道磨合是相互理解和包容,褪去不利于双方的个性特点,也会像豆豆和梦梦一样,找到最后的平衡点。

在一档节目"幸福来敲门"中,有一个抢眼的标题叫作"残障男子娶了袖珍妻子"。康丽患有侏儒症,但是长相甜美,男子则是面部神经萎缩,导致面部肌肉凹陷。面对主持人和观众的发问:"你们嫌弃过对方吗?"双方都说:"不嫌弃,他都不嫌弃我,我为什么要嫌弃他。"在他们的回答里,听得出他们对彼此的坚定选择。但是在他们选择彼此的过程中,因为两家离得很远,家里父母极力反对,也因为康丽身体矮小,很多事情没办法自理的时候,也会有婆媳关系和矛盾发生,但是面对这些矛盾和冲突,他们没有争吵,而是选择积极面对和克服,康丽在家里用凳子垫着做家务,努力去理解彼此。他们之间也是在危机中找到了平衡点,现在他们的女儿也出生了,面对经济压力和抚养下一代的责任和义务,他们知道还需要面对很多困难,但是积极乐观总会在他们的关系中更胜一筹。

所以,不论是面对失恋的危机,还是婚姻的危机,只要两个人积极面对,认识到一段关系的问题在哪里,寻找适合这段关系的交流和相处的平衡点,最终都可以和谐平淡地相处下去。在本章的最后,有夫妻沟通问卷,可以自测做参考。

(四)学会幸福婚恋阶段技巧

美国的著名心理学家卡伦·霍妮写作的《婚姻心理学》被誉为"最接地气的婚恋幸福宝典"。作者将幸福婚姻拆解为以下5个必经的阶段。残障人士可以从这5个阶段中学习到经营恋爱和幸福婚姻的秘诀,显著提升恋爱和婚姻的幸福感。

1.重新认知

想要拥有幸福婚姻,就必须充分认识到与自己组成婚姻关系的人是会不断变化的。面对这种变化,你需要学会积极应对,不断增强对婚姻的情感投入和经营;也需要改变自己对另一半的认知,不断磨合和相互完善。在人生的长河中,婚姻的船不会是一帆风顺的,但也恰恰是因为有这些礁石、暗沙和激流,才为幸福的婚姻提供了无限的发展潜力。

2.理解差异

每个人都有自己的独特性,夫妻之间和谐相处的秘诀就是要理解个体之间的差异性。首先,需要理解男女双方在沟通和处理问题方面都存在着差异,女性思考问题偏感性,而男性思考问题偏理性,因此会造成两者在信息沟通方面出现偏差,在处理问题的方式上也存在差异。其次,正确看待和处理夫妻双方的差异,需要做到尊重对方的不同,引导对方合理地表达情绪,学会换位思考,理解对方的想法和处境。

3.理解自我

婚姻是夫妻双方共同经营的结果,倘若婚姻生活出现了严重危机,那一定是夫妻双方共同造成的。残障人士可能会因为身心原因,不愿意沟通或者没办法及时解决问题,所以可能会独自承担许多家庭的重任和自己的负面情绪,也不能很好地表达自己的合理需求。因此,想要化解出现的情感危机,首先就需要理解自己,充分了解自己的需求,认识自身存在的问题。是不善沟通,还是不愿沟通?是专横霸道,还是委曲求全……一些人拥有不幸福的婚姻却不愿放手,就是因为不能很好地理解自己,压抑了自己的合理需求,委屈自己成为一个"好妻子"或是"好丈夫"。

4.有效表达

夫妻之间每天需要表达和交流的事情有很多,但有一些是没有达到任何效果的。面对争吵时,有效表达自己诉求的关键在于要脱离原生家庭的束缚,不要把原生家庭的观念带到自己的婚姻生活中,不要把父母的经验作为自己处理问题的参考标准,而是需要构建起属于自己这个家庭的沟通模式。例如,当夫妻两人有分歧或争执时,不要把父母的观点和想法带进来,"我爸认为我们应该怎么样""我妈说他们之前是怎么解决这些问题的"这些表达方式都是不可取的。

有效表达还有一个关键是要不断进行自我暴露。对于亲密的夫妻关系,主动向对方表达自己的一些情绪、态度、观念、感受,更能够增加彼此的亲密程度。在心理学上,这个过程被称为"自我暴露",即个体把与自己有关的信息告诉给他人,与他人共享自己的感受和信念。

美国的一名心理学家亚瑟·阿伦曾经做过这样一个实验,他设计了36个问题,然后让参与实验的陌生人,两两分组坐在一起,彼此提问并回答这些问题,然后互相凝视4分钟。实验结果显示:有30%的参与者表示,自己和一起参与实验的人的关系,已经超过人生中和其他人的任何一段关系;有37%的参与者一段时间后,在上课时选择坐在一起;有35%的参与者,在实验结束后已经开始约会;还有一对参与者,在实验结束6个月后结婚。

这就是自我暴露的魅力所在,能够增强表达的有效性,拉近夫妻双方的距离。它是人际关系发展的核心,自我暴露的程度越高,关系间的亲密水平就越高。

5.宽恕和解

两个性格、脾气、生活习惯、兴趣爱好截然不同的两个人,因为爱情走到一起,组成家庭。虽然有爱情,但争吵和矛盾也是难免的。面对差异和冲突,需要夫妻双方的包容和宽恕,才能使这些矛盾冲突有效化解。想要维持婚姻的长久稳定,需要掌握如下两个技巧:首先,在吵架后要及时进行感情修复尝试,可以通过一些积极、简单的行为防止消极情绪的再度发酵;其次,建立夫妻二人共同的目标,这是婚姻持久幸福的重要秘诀。对残障人士来说,这个目标可以是事业的上升,或者是家庭的稳定,或是孩子的成长成才,或者是身体康复治疗,只要夫妻二人朝着共同的目标努力,就会提高他们的幸福指数。

五、婚恋关系的角色调适

(一)恋人角色

没有完美的恋人角色,只有相互磨合过程中寻找彼此能接受的平衡点。任何一段关系都是需要两个人一起努力的,尤其是对于残障人士,需要双方更多地坚持。

作为一对合适的恋人,应该是相互理解、支持和包容的。在情绪上稳定,张弛有度,有情绪的时候寻找合适的机会去沟通,积极地处理,而不是逃避问题,夸大情绪和将问题恶化,以至于导致更严重的后果;在人格上,独立于彼此,不将自己依附于对方,有自己的想法和观点,有自己喜欢和坚持的事情,保持我一个人可以过得不错,你来之后也会更好的态度,而不是把这个人和这段感情变成生活及人生的全部;在社交和工作上,经济独立对于残障人士也许不是一件容易的事,但是不能将自己的生活和工作完全交付于对方,这样过度依赖会给彼此带来很大的压力,同时也是断了自己的退路,任何时候都应该寻找更多的可能性。

(二)夫妻角色

一些新婚夫妻,面对角色变化,很难适应和转变,所以在婚姻开始阶段,做好角色的调适是必不可少的,好的伴侣会给生活增添色彩和趣味。那么对于残障人士来说,好的伴侣会给生活减轻困难,带来温暖,也是生活的动力。

传统文化强调男主外女主内,但是现在随着社会的进步,很多女强人的出现,使得这些传统的观点在慢慢地变化。对于任何一段夫妻关系,不一定非要是男主外女主内或者男主内女主外,只要做好家庭任务的分工,找到彼此的底线和界限,相互帮助和理解,没有要求家务就是妻子的责任,也没有要求赚钱养家就是丈夫的责任,这是一个家庭的共同责任。

夫妻应及时接受婚姻辅导培训。现实生活中,儿童因为夫妻关系的恶化而无辜受到伤害的悲剧太多,实际上这些悲剧都是夫妻的角色定位不当造成的。在传统眼光里,很多人认为孩子是维系婚姻的纽带,但是同时却忘了,孩子其实是独立的个体,夫妻关系与亲子关系是独立存在的。婚姻辅导培训的目的是引导夫妻更好地经营感情、维持婚姻。但更重要的是,引导夫妻改变老眼光,正确看待和对待夫妻关系与亲子关系,给儿童一个健康安全的成长空间。

(三)父母角色

父母的角色是残障人士比较难适应和承受的,因为残障人士的残疾存在遗传的风险,选择延续生命的时候,残障家庭面对的困难远远比正常家庭复杂得多。父母角色定位在很大程度上影响着家庭氛围的和谐与否,构建父母角色定位的合理模式有利于家庭和谐与社会发展。

子女的身心健康发展,与社会的稳定和谐息息相关。父母在家庭中的角色定位,深刻影响着他们的育儿理念,在很大程度上,甚至决定了对孩子的教养方式。可以说,合理的父母角色定位,是营造和谐家庭氛围的重要基础。然而在当今社会,许多家庭中父母的角色定位模糊不清,他们并不明确自己在家庭中应承担的责任和扮演的角色,也不清楚各角色对应的行为模式。这一现状,使得探讨父母的教养方式显得尤为必要。所谓教养方式,是指父母在养育孩子的过程中,通过各种行为传递给孩子,并被孩子所感知到的家长态度和情感氛围。它通常涵盖了教养信念、目标、风格,以及具体实践等多个方面,这些要素相互交织,共同塑造着孩子成长的家庭环境。美国加利福尼亚大学教授、心理学家戴安娜·鲍姆林德根据要求性和反应性这两个维度,把教养方式分为以下4种类型(表7-1):

表7-1 教养方式类型表

父母教养方式类型	父母教养特点	儿童个性表现
权威型(民主型)	以儿童为中心,控制程度中等,给儿童较大的自由空间和充分的信任,允许他们自己做决定。	有很强的自信心和较好的自我控制能力,比较乐观、积极。
专制型	严格但不民主,要求孩子无条件地服从自己。	表现出焦虑、退缩、怀疑等负面情绪和行为,可能在家长面前和背后言行不一。
纵容型	对孩子很温暖,但管教纪律很松懈。	缺乏持久地执行计划的能力,而且控制冲动的能力弱。
忽视型	对孩子不很关心,不会对孩子提出要求和对其行为进行控制,同时也不会对其表现出爱和期待。	容易出现适应障碍,适应能力和自我控制能力往往较差。

在这4种教养方式中,最有利于父母角色和孩子成长的是权威型(民主型)教养方式。对于残障人士的家庭来说,也需要注意作为父母的角色,及时反思和提高与孩子的相处能力。

❋ 心灵小结

1.在面对恋爱中的诸多问题时,残障人士一定要正确认识爱情、正确对待爱情,培养爱的能力和爱的技巧。这既能为自己创造更多追求幸福的机会,也能帮助自己更好地经营彼此之间的感情。

2.残障人士维系良好的恋爱和夫妻关系十分重要。幸福的恋爱和婚姻是相互沟通、相互理解、相互支持的良性互动结果,婚恋的秘诀在于双方携手从恋爱到婚姻,寻找共同的目标,走完人生中美好的旅程。

3.当我们处于脆弱或没有安全感的状态时,自我保护机制被削弱,这使得原本潜藏在无意识中的恐惧悄然涌出,我们的情绪也随之爆发。如果我们需要一段健康的恋爱、婚姻关系,第一步必须去承认这些创伤不是别人的责任,我们需要为自己的感受和情绪负责。

❀ 心理自测

请仔细阅读以下每一道题目,然后根据您的实际感觉,选择最适合您本人情况的选项并打上"√"。

夫妻沟通问卷

题目	非常不符合	比较不符合	不确定	比较符合	非常符合
1.我相信我的配偶会对我好,不会做伤害我的事	1	2	3	4	5
2.与我的配偶在一起,我总是很愉快	1	2	3	4	5
3.能与我的配偶结合是我这辈子的幸福	1	2	3	4	5
4.配偶很欣赏我身上的优点	1	2	3	4	5
5.我在好好努力使我们这个家变得更好	1	2	3	4	5

续表

题目	非常不符合	比较不符合	不确定	比较符合	非常符合
6.我知道配偶身上的一些不适与疾病	1	2	3	4	5
7.我知道我们的经济收入与开支安排	1	2	3	4	5
8.多数情况下,我都知道配偶的想法	1	2	3	4	5
9.我们互相知道对方的优点和缺点	1	2	3	4	5
10.我了解配偶的性格	1	2	3	4	5
11.我觉得没必要经常把我的感受直接告诉配偶,因为他应该体会得到	1	2	3	4	5
12.有时,我很难相信配偶告诉我的每一件事	1	2	3	4	5
13.有时,我不敢找配偶要我需要的东西	1	2	3	4	5
14.我的配偶有时会发表一些贬低我的意见	1	2	3	4	5

评分标准:

问卷由14道题组成,正向计分10道,反向计分4道(第11、12、13、14题)。其中,"1"表示非常不符合,"2"表示比较不符合,"3"表示不确定,"4"表示比较符合,"5"表示非常符合。将每道题目的得分相加,总得分越高说明夫妻关系越好。

第八章　残障人士的性问题

内容简介

　　残障与性,是大众鲜少谈论的一个话题,然而性是人类重要的生活组成部分,残障人士也拥有追求幸福性生活的权利。实际上,残障人士的性与健全人没有本质区别,只是残障人士需要面对更多的困境,跨越更多障碍,解决更多难题,才能获得像健全人一样愉悦的性体验,顺利地行使自己的性权利。这需要残障人士凭借自身的毅力,联合家庭的配合、大众的理解来共同实现。要想实现这些愿景,首先需要大众正视一个事实——残障人士也像常人一样有性需求,也能平等享有性权利;同时也需要残障人士及其家人摆脱自身的束缚,解决面临的困境,共同营造美好生活。

　　本章内容涉及残障人士性相关的问题,主要包括残障人士的性需求、所面临的性困境、性探索、性教育、性康复,以及残障人士提升性满意度的小技巧等,以期为残障人士及其家庭成员提供行之有效的方法,让残障人士更好地认识自己,与伴侣积极沟通,从而走上追求幸福的道路。

一、案例分析

案例一

　　我的头颅硕大,躯干短粗,腹腔里有一块骨头突起,使我的肚子看起来浑圆而诡异。我的四肢短小，穷其一生也无法直立行走，只能坐着或躺着。

虽然无法站立，但是我用一个小板凳充当"交通工具"，长期用手抬起自己，手臂得到了一定的训练，上肢倒也算结实有力。下肢的情况就不那么好了，由于骨骼纤细，身体躯干又太重，双腿根本无法支撑上身的重量，常年都是将双腿交叉着向前盘起。

这是一种叫作"瓷娃娃"的病，又叫"脆骨病"。由于成骨发育不全，患者非常容易骨折，同时这种疾病会迫使患者躯干发育异常，严重的会导致器官被挤压成细条状。作为一种罕见遗传性骨疾病，发病率约十万分之三，而我就是其中之一。

当我一年年长大，我开始发育了。脸上长出了痘痘，嘴唇上方冒出了胡须，声音变得粗犷，连喉结都冒出来了。

17岁的一个早晨，我从梦中惊醒。那个梦里闪现了各种各样的人像面孔，穿着清凉的女孩，模糊的面孔，娇俏的笑声，裸露的身体。醒来时我察觉到身体的异样，裤裆里一片潮湿。我不敢向家人提起，惶恐地上网搜索，才知道这叫作遗精。

我断断续续地开始有了晨勃，那憋尿一样的感觉，让我有种无处发泄的冲动。看着身下丑陋的器官，我羞耻而无助。

作为一个心理和性生理都与常人无异的残疾人，我也有性需求，也会性幻想。我渴望被爱，渴望被亲抚。一般人不会理解，他们会诧异残疾人也有性需求，甚至我的父母家人，也始终把我当成一个无欲无求的孩子。

当欲望来临，我都是用手来自行解决。为了避免家人碰到，引起不必要的尴尬和误解，我会在深夜的时候，关上房门，隐秘地进行处理。每当这时我的脑子里会克制不住地浮现出一张面孔，那张不算好看，却真实可爱的脸。

（摘录自：沈通，《绑在板凳上的爱欲：残疾人的性需求与爱情》，知乎，2020年）

案例二

阿冲一个人站在黑暗的舞台上，正如他此生的处境。

他出生于河北沧州，身患先天性眼疾。12岁时，阿冲被送进盲校，跟全国大多数盲校学生一样,他学到的唯一技能是按摩。15岁后,他进入按摩店工作。之后的11年,他辗转于全国各地的按摩店,直到自己忍无可忍。

按摩师平均每天需要工作十几个小时,每天的活动就在按摩店里的方寸之地。有些按摩店提供集体宿舍,十几个人挤在一个房间,有的店直接让他们睡在按摩床上,狭小的活动空间让他们之间没有太多的隐私。盲人按摩店里,男按摩师面对的是长时间的性压抑,女按摩师面对的还有性侵犯。

狭隘的社交圈和自身的视觉障碍,造成了男性按摩师的高单身率。他们虽然看不见,但是心智和生理需求是正常的。盲人按摩店里一般的男女比例是4∶1。长时间、高强度的工作,让他们没有时间和精力参加店外的活动,店里的客人也鲜有能发生故事的,这使得男性按摩师找对象难上加难。

…………

有伴侣的按摩师境况同样尴尬。阿冲偶尔看到按摩师夫妇在集体宿舍里亲热,男的动作不敢太大,女的则更加胆怯。在按摩店内则更没有隐私可言,偶尔有好事者,甚至会偷偷拿出表来计时,随后成为第二天的谈资。他们有时候就干脆到厕所里"解决"性需要。虽然各种不方便,盲人夫妇还是很少选择到外面租房,一则少有人愿意把房子租给两个盲人,二来上班也不方便。

"一堵看不见的墙——视障按摩师的性难题",这是阿冲的演讲题目。他把按摩店里的隐秘性事讲了出来,因为他想让外界知道,视障人士除了眼睛跟健全人不一样,其他需求是一样的,他们也有生理和精神需求,也希望能有一个伴侣。

(改编自:佚名,《〈盲人不按摩〉盼盲人职业不再"天注定"》,中国青年志愿者网,2015年)

案例一是一个成骨不全症(俗称"脆骨病""瓷娃娃病")患者的自述。他讲述了所有男孩从儿童到青春期的成长历程,也展现了残障人士在成长过程中所遇到的困难与尴尬。案例中的男孩虽然身体残疾,但他心智健全,所表现出的性生理与性心理也与常人并无差异。到了青春期,他开始注意到自己生理上的变化,冒青春痘、长胡须等等。17岁时,他出现了梦遗的现象,并伴有对异性的性幻想。残障人士的性意识在青春期开始逐渐萌发,但由于性教育的不足和自身的不自信等原因,他们面对自己的性意识,往往是充满恐惧和羞耻的。其实,不管是健全人还是残障人士，都会对爱情充满向往、对性充满幻想。残障人士拥有性意识不仅是本能的，也是美好的。本该是正常的生理现象，案例中的男孩却对此感到羞耻，而现实生活中，这种羞耻自卑的情绪在残障人士中屡见不鲜。"我都已经这样了，怎么还想这些事？"这些疑惑时常伴随着残障人士的成长，但很容易被他人忽视，因而他们把这些情绪压抑在心底，容易给未来的交友、恋爱带来问题。此外，案例中的男孩还表现出了对自身身体的不自信。性本能的产生与外貌无关，绝大多数残障人士也会产生性本能，青春期对自我第二性征的正确认识能引导青少年形成成熟的性观念，从而为成年后正确的恋爱观、婚姻观建立基础。

案例二则是来自一场勇敢表达自己性需求的演讲。演讲的主人公是一位盲人按摩师——阿冲。阿冲朴素却有力量的演讲，说出了盲人按摩师在性问题上面临的困境：自身的障碍、狭窄的社交圈等，揭示了大众长期以来忽视的一个事实——残障人士也有性需求。

阿冲正视自己的性需求，是一种成长。在众人面前抛掉所谓的"性羞耻"，分享自我的困境与理解，同时也鼓励了其他残障人士：要积极地正视自己的性需求，勇敢表达爱。诚然，由于身体的不便和需要他人照顾，社会及残障家属容易忽略残障人士的性问题，甚至在残障人士内部，也存在一种普遍的声音：我们哪里有资格享受性？性与残障看上去是两个毫不相关的话题，人们也因此常常忽视残障人士的性问题，认为残障人士没有性生活的需求，也没有进行性生活的能力。"残障人士有性需求吗？"这句话总是被大众作为一个疑问句抛出，但其实，这理应是个陈述句：残障人士也有性需求。

二、心理解读

（一）残障人士的性本能

性是整个生物界繁衍进化的基础，也是人类的基本需要和基本权利。从青春期第二性征出现开始，青少年的性生理、性心理特征、性冲动开始变化，开始关注性相关问题，探索自身生理变化，逐渐形成成熟的性心理。成年后，性意识中开始注入崇高、浪漫的成分,并将性与择偶、婚姻、道德相联系,对性的理解也越发深刻。此时的性,自然而然成为婚姻生活的重要组成部分,是每个成年人的正常需求。

由于绝大多数残障并不涉及性器官的病变,残障人士的性与健全人并无本质区别。如同残障人士享受亲密关系带来的感情一般,残障人士也会在青春期迎来第二性征,也会在成年后体验到性带来的美妙感受。人类拥有本能的性意识,这些与生俱来的成长与变化是健全人与残障人士的共性,残障人士也会经历性意识的萌发、探索、成熟等阶段,他们拥有与健全人一样的内心活动。

(二)残障人士的性需求

性,是人类美好的感官与情感体验,是人类正常的需求之一。从"谈性色变"到如今开放的社会氛围,性欲望是人类的本能欲望已成为共识。对普通人来说,拥有性需求并无可耻之处,那么,对残障人士来说也是一样。然而在大多数人脑海中,一切与性有关的事物,都很难与残障人士挂钩,这种将残障人士排除在外的心理是对他们的误解。从本质上来说,残障人士对性的需求和普通人没有什么区别,他们具有同样的感知能力和对感情的渴望,也同样需要表达内心的性欲望,因此,必须正视残障人士的性需求。性需求包括性生理需求和性心理需求。

1.性生理需求

1943年,美国心理学家马斯洛提出了著名的需求层次理论,他从动机的角度将人类的需求分为了5个层次,分别为生理需求、安全需求、社交需求、尊重需求、自我实现需求。其中性需求是人类最基本的生理需求之一,处于需求层次的第一级。马斯洛认为,人类的生理需求是最基本的需求,只有最基本的需求得到满足后,才有动力探求更高层次的需求。所以,无论残障与否,性需求都是存在且合理的。

2.性心理需求

作为社会性动物,人类的性需求不应仅局限于生理层面,还应包含心理因素,性需求暗含着人类对美好爱情、肌肤相亲的渴望,性行为很多时候不仅是为了满足生理需求,也是人类进行两性交往、结合家庭的重要基础。人类需要他人的关爱、尊重与接纳,来感受自己存在的重要性。从马斯洛的需求层次理论来看,这时候,性需求又是同时隶属于爱与归属的高级需求了。所以,心理需求和生理需求一样重要,不可或缺。即使因为身体原因,残障人士的激素水平与常人存在差异,表现出不同的性心理需求。但对绝大多数残障人士来说,身体的残疾并不影响他们追求爱情的心理,他们也想与他人建立亲密关系,获得他人的认可与关爱,渴望与伴侣共同创造令人愉悦的性生活。

(三)残障人士性需求现状

1.残障人士对自身性需求的了解不深

由于身体机能受限和认知发展水平的影响,残障人士获取性知识的途径相对较少,对自身性需求了解不深,性知识匮乏,压抑自己内心的需求,拒绝承认自己有性需求,常常在言语和行为上对性持否定态度,对性的认知落后于健全人。

2.家庭成员容易忽视残障人士的性需求

在残障人士的成长过程中,由于其身体的障碍会带来种种不便,父母、教师总是对他们关怀备至、过度保护,容易把他们当作长不大的孩子一般来看待,从而忽略了他们产生的正常性需求,对其性需求和性权利避而不谈,忽视他们的性需要。

3.社会对残障人士性需求的表达包容度较低

The Atlantic杂志在2014年展开了一项民意调查,询问英国的民众对残障人士性问题的看法。调查显示,大多数人都不相信残障人士可以发生性关系,当问他们是否愿意与残障人士发生性关系时,44%的人坚定持否定态度。虽然随着社会文化的发展,大众对性的包容程度越来越高,甚至可以在公共场合谈论性相关话题。但当性与残障联系起来时,大多数人秉持着"从没想过"或"难以置信"的态度,这种既定的偏见态度让残障人士在公众中的性表达大大减少,甚至有许多人认为"残缺无法拥有性""残疾的性是羞耻的"。这表明社会大众对残障人士性需求的包容度较低。

(四)残障人士的性权利

性权利作为一种具有普适性的权利,具体是指一个人在不侵犯他人,也不危害公众福利的条件下,有权表达和满足其性爱和性欲,不必存有任何外加的犯罪感、羞耻感、不道德感和恐惧感。《残疾人权利公约》中明确指出残障人士拥有获得性与生殖健康的权利。世界卫生组织(WHO)和联合国人口活动基金会(UNFPA)在《提升残疾人的性与生殖健康》中指出残障人士和其他人一样有性与生殖健康的需求,但在获得相关信息和服务时他们经常面临着各种阻碍,而这些阻碍主要不是因为残疾本身,而是来自社会和个人的忽视和态度。

性权利是人与生俱来的一项基本权利,性权利是人人享有的,无论性别、国籍、性倾向如何,无论是健全人还是残障人,人类的性是自由的,是属于每个人的权利。残障人士和健全人并无二致,拥有生活的权利,也有性的权利。残障人士具有与非残障人士一样的性与生殖健康需求,享有与非残障人士一样的性教育与生殖健康服务权利。随着社会的经济文化的发展,残障人士的权益得到了进一步的发展和保障,在教育、医疗、职业、娱乐活动等领域里获得了基本权利,社会和公众也正在形成接纳、理解的态度。

拓展阅读

残障人士享有的性权利

关于残障人士的权利,国际上普遍达成共识的文件是《残疾人权利公约》。公约的第25条"健康"中提到:"缔约国确认,残疾人有权享有可达到的最高健康标准,不受基于残疾的歧视。缔约国应当采取一切适当措施,确保残疾人获得考虑到性别因素的医疗卫生服务,包括与健康有关的康复服务。缔约国尤其应当:向残疾人提供其他人享有的,在范围、质量和标准方面相同的免费或费用低廉的医疗保健服务和方案,包括性健康和生殖健康及全民公共卫生方案方面。"这表明,性健康和生殖健康是残障人士享有的权利,是性权利的重要部分,可以保障残障人士能够进行负责、满意和安全的性生活。

(摘录自:《残疾人权利公约》,联合国,2007年)

三、残障人士面临的"性困境"

案例一

残障人士小丽在童年因为车祸失去了一条腿,她和男朋友交往了两年,两人都觉得到了可以见双方父母的阶段。小丽到了男友家后,察觉到男友的妈妈虽然没有对自己残障人士的身份明说什么,但是眼神依然会时不时地落在她失去的那条腿上,这让她十分尴尬。她之后跟男朋友提及此事,男友安慰她不要多想,说自己并不介意她的残障。

但是小丽觉得男友的母亲就是嫌弃自己,本来她对车祸的事情随着时间的推移慢慢变得不在意,可是现在她要和男友结婚,如果得不到其母亲的认可,这段婚姻无法幸福。于是,她对于自己身体"残缺"的烦恼又重新燃起,甚至认为自己十分丑陋。当男友想要进行性生活时,她总是拒绝,认为这样会一览无余地暴露自己畸形的身体。小丽去医院体检时,医生也很自然地略过妇科检查,认为她"既然没有腿,那肯定是健康的",这种说法也令小丽十分羞耻,不得不去揣度旁人对她的看法。"连医生都这么认为,那我更不敢进行性生活了。"小丽在心中默默想到。

因为种种原因,两人的矛盾越来越大,男友不理解她,小丽认为自己很委屈,两人都觉得应该分手了。

案例二

华某,大学毕业后顺利地找到了工作,在公司干了4年多,老板准备给他升职。华某有一个从大学时期就开始交往的女朋友,两人正在商议升职后结婚的事。这时华某发病了,经医院确诊为舞蹈症(症状表现为累及面部、躯干和肢体的快速、不自主、无节律的运动)。华某的升职和期待已久的结婚,都因此成了泡影。

发病后华某一直在家休养,病程6年内,其不自主运动和肌张力障碍逐渐加重,但性需求及情绪感知能力完整。华某也向家人提出使用辅助器具缓解性需求,均被以"不体面""忍忍就好"等理由拒绝,之后华某也不愿再提了。但每次想到这个问题,华某内心都十分烦闷,脑海里反复回想家人说的忍忍就好,觉得家人很不理解自己,恨自己没有能力反抗,只能被家人安排,心中满是怒火。情绪激动时,会大吼大叫、摔东西。

案例一中的小丽在童年时就因车祸失去了一条腿,即使她在其他方面已实现不错的社会适应,能够独立生活、学习、工作,但涉及谈婚论嫁时,小丽难免会在意对方及家庭的眼光。对自身外表的不自信严重影响了小丽与男友的感情,也因此产生抗拒的心理,不愿意进行性生活。小丽因为身体的残缺,表现出了对自身的不自信,其实许多残障人士也有这种烦恼,他们讨厌自己不完美的身体,无法接纳自己的残缺,对性的态度是胆怯且羞耻的,这种心态影响了夫妻生活,从而使他们更加厌恶自己,认为自己不配拥有幸福的爱情。除了对自身的不自信,小丽还在爱情中产生了多疑的心理,对男友及其家人的一举一动十分敏感,容易将他人的言语和行为过度解读,认为他们无法接受自己的残缺。不自信、多疑等心理因素让小丽难以与男友进行有效沟通,她把负面情绪埋藏在心底,从而激发了两人之间的矛盾。

案例二中的华某发病前,拥有学业、事业和爱情,是旁人眼中优秀的青年人,前途一片大好。但由于身体的疾病,华某不幸失去了这一切,只得在家中疗养。作为一个心智健全的成年人,身体的疾病也并没有影响到性功能,华某有性欲望是再正常不过的。然而家人的不理解让华某愤怒情绪爆发,华某只有深深的无力感,在现实面前,他只得不断压抑自己,逃避问题,久而久之,负面情绪累积,华某的身心健康受到影响。

在这两个案例中,案主都遭受了外界的不理解,有的来自伴侣的抱怨,有的来自家人的打击,还有的来自大众的偏见。大众不经思考与了解,直接将残障与无性画上等号,忽视残障人士的性问题。即使是作为专业人士的妇科医生都直截了当地让其不用检查,这说明了大众对残障人士性问题的误解很深,就连个别医生也理所当然地认为残障人群不可能有性行为,这是一种不合理的偏见。这些态度也间接让一些残障人士认为自己是没有资格拥有性的,从而造成自卑、消极的心理。

(一)残障人士的社会视角

1.对残障人士狭隘的偏见

长期以来,人们总是难以将"残障"与"性"联系在一起,对残障人士的感情也是同情多于理解。诚然,大众无法对残障人士的经历完全感同身受,但也不能忽视残障人士面临的诸多困境。当残障人士自己谈论起性问题时,往往会遭受来自外界的不理解。外界甚至认为残障人士连生活都无法自理,哪里需要谈论性问题?实际上,残障人士不仅有性的需要,也有完成性的能力,身体的缺陷并不直接导致性能力的缺陷,但社会对性问题的漠视态度反而会让残障人士不敢去接触性,害怕自己的行为不符合大众的认知,从而引来一些异样目光。

2.对残障人士性问题的刻板印象

刻板印象是指人们对某个事物或群体形成的一种概括固定的看法,这种看法会使人们忽视个体差异,认为整个事物或群体都有这种特征。因为残障人士心理、生理、人体结构的功能丧失或不正常,社会群体往往对残障人士存在着"身体受损"的刻板印象,这样的刻板印象又会让公众形成"残障人士能力低下""心理一定不健康""健全人能做的事情残障人士往往无法完成"等错误认知,最终产生对残障人士的偏见和歧视,如不公正待遇、社会排斥和贬低等。

由于对残障人士性问题刻板印象的存在,人们容易忽略残障人士的个人特征,只关注他们的残障特征,并且错误地认为有一方面残障的人,在另一方面也是有缺陷的。所以,即使绝大多数残障人士的缺陷并不涉及性器官,但在人们眼中,仍会被刻板看作是"没有性能力"和"不需要性行为"的群体。这些负面的假设会对残障人士本身的心态造成影响,当他们谈论性相关话题时,对方投来疑惑不解的目光;当他们与别人约会时,对方却只是给予同情的安慰……这些负面影响可能会被残障人士内化,导致产生不自信等心理问题,从而影响交友与恋爱。

(二)残障人士的性压抑

性压抑是指人本身拥有性需求和性欲望,但却因为种种原因无法发泄,只能自己进行制约和控制的一种生理和心理状态。

1.性压抑的表现

第一,生理表现。部分残障人士由于身体不便、不自信等,往往容易忽略性需求,甚至会过分压抑性需求,这可能导致性压抑。由于性观念的束缚和负面情绪的影响,部分残障人士在进行性行为时,性压抑会引起紧张和焦虑,从而影响生理表现,导致性交疼痛和性功能障碍等问题,使得性行为不成功。

第二,心理表现。性压抑的心理表现形式如回避性及性相关的事物,拒绝谈论性相关话题,对性相关的影视或艺术作品感到不适,在性行为后会产生内心的羞耻、愧疚、悲痛等情绪,无法享受亲密关系中的性,长此以往,容易导致夫妻之间的不愉快,进而影响家庭氛围。

第三,社会文化表现。性压抑的社会文化表现为抑制性的表达和性的诉求,并伴随道德焦虑的产生。长期处于性压抑状态的人会出现持续的愤怒、焦虑情绪,进而影响工作效率和家庭幸福,降低生活质量。

2.影响残障人士性压抑的因素

第一,社会的态度。虽社会对性的态度逐渐开放,但残障人士作为特殊人群,他们的性需求难以得到大众的正视,甚至会遭受许多误解。社会对残障人士及性问题存有负面态度,一方面,难以将残障人士和性问题联系起来,正视其正常的性需求和性权利;另一方面,对残障人士有不合理的刻板印象,认为身体的残缺等于性能力的缺失,残障人士无法进行性生活。这些负面态度会给残障人士划定一道看不见的道德边界,让残障人士长期忽视或否认自己的性愿望,成为"无性"的人。

第二,隐私空间的缺乏。部分残障人士由于自身障碍导致生活上不能完全自理,日常需要家人照顾,个人隐私空间缺乏。根据心理学中人际交往的心理距离理论,情侣间的亲密距离在45厘米以内,而这一距离范围属于私人化的敏感领域,残障人士若需要家人的长时间陪护,就很难有属于伴侣间的私人化时间来进行亲密接触。

第三,缺乏"性自信"。缺乏"性自信"主要体现在以下3个方面:一是无法对自己的外貌、身材无条件接纳;二是无法用平常心看待自己的性欲,不知道如何寻求和享受性满足;三是性知识匮乏,不懂得沟通性需求,也不会主动创造安全舒适的性爱体验。

(三)残障人士的体象问题

1.什么是体象问题?

体象,是个体对身体形态与功能的自我感觉和自我认识。现代社会虽倡导审美多元化,但也有不少人存在"外貌焦虑"的现象,过分关注外貌上的缺点,认为自己不够完美,导致在社交中出现不自信、多疑等问题。即使是健全人也存在外貌焦虑,残障人士更容易受到不完美的外貌的影响。

很多后天致残的人,可能在生活中会听到这样的言语:"哎,你以前多漂亮啊!""真是太可惜了!"这样的话其实是大众对残障人士的一种内隐刻板印象——残障人士与性吸引力、魅力十足是没有关系的,这样的观念对于残障人士无疑是一种负面心理暗示,伤害了他们的自尊心,压抑了他们的性欲望。慢慢地,残障人士形成了自我否定的体象意识,甚至厌恶自身残疾,认为自己"丑陋无比""只能做一个无性的人"。

2.影响残障人士体象认知的因素

第一,社会大众的目光。社会大众对残障人士身体的反应有时会持有否定或者不欢迎的态度,例如在与残障人士交往时,下意识地流露出恐惧、惊讶的表情等。很大一部分残障人士长期接受这种来自外部世界的否定信息,难以忍受世人怜悯或者异样的目光,选择将这种信息内化为自己的问题,认为就是因为自己"丑陋不堪",才导致别人的否定和不欢迎,从而产生仇视自己身体的现象。

第二,身体焦虑。残障人士对自己的身体可能存在无法控制的焦虑感,即无法控制自己是否残疾,对某些器官和某些动作感到无能为力,并进行消极归因,认为自己所有的烦恼均来自身体,从而引起身体焦虑,对自身体象形成负面认知。

第三,使用辅助器。辅助器在给行动带来便利的同时,也给身体带来了"异样"的感觉,许多残障人士需要依靠金属或者其他材质的器械以帮助自己生活,但他们往往很难对这些器械产生温暖的感觉,也不易将冰冷的它们作为自己的一部分。辅助器的存在会让残障人士看起来与常人有明显的不同,让他们产生"我本身就长得与正常人不一样"的心理,难以接纳辅助器成为自己身体的一部分,无法欣赏自己的身体,从而影响体象自信。

第四,伴侣的态度。残障人士对外貌的认知一部分源自重要的人的评价,伴侣就是其中之一。部分残障人士担心伴侣会因为自己的身份拒绝自己,宁愿自我隔离,也不愿与异性接触。若伴侣呈现积极接纳、淡化残疾的态度,在保护对方的同时尽量包容残疾带来的不便,他们会感到被爱与鼓励,从而发展出自信,逐渐接纳自己的身体。若伴侣消极悲观,或厌恶嫌弃,他们会更加难以正视自己的身形,造成更严重的体象不自信。因此,伴侣的鼓励和赞美可以让残障人士正视自己的外貌,提升体象自信。

四、残障人士的性探索

案例

有一位30多岁的中年男性,属于三级残疾。年纪轻轻的他,因疾病不得不截去一条腿,一只胳膊也受到影响。他结识了一位研究性学的专家,十分自豪地找到对方,聊起自己截肢后夫妻间的性生活。他学习了性相关知识,在了解自身身体状况后,摸索出一种非常适合他和妻子的性生活体位,这种方式带来的性生活质量甚至比他肢体健全时还要高。他还借助了部分辅助性器具,探索出一种适合自己的性爱方式。他说,他让媳妇体验到了她所能拥有的全部幸福,对此他很自豪。交流时,他反复强调:"你们要多研究这件事,残疾人的性康复应该受到重视。"

案例中的男子虽然受到残疾的困扰,但并未放弃夫妻生活,而是以积极的态度进行性探索。不仅帮助他自己实现了性满足,也让伴侣获得了性满足,共同拥有更和谐的生活状态。然而,有人认为残障人士无法获得性愉悦,从而轻视性带来的积极作用。事实上,只要通过训练和探索,残障人士性体验的愉悦程度并不亚于健全人。

很多残障人士无法像案例中的男子一样积极探索。即便了解了一定的性知识,他们仍对真正的性实践心存疑惑和顾虑。"我的身体已经感受不到刺激了,我还能感受到性刺激吗?""我只能感受到疼痛和无助,我怎么去享受性爱呢?"这些疑虑不断在残障人士的脑海中浮现,阻碍他们开启真实的性实践,迈向完整幸福的生活。实际上,通过合理科学的方式,残障人士同样能够享受性生活,实现性满足和性愉悦。夫妻间的良好沟通,自身对性知识的学习,以及培养乐观的心理品质,都能助力残障人士成功进行性实践。

残障人士的性生活主要呈现出两个显著特点。其一,容易产生焦虑情绪。在残障群体中,普遍存在着一种对性的错误认知,他们觉得身体的残疾必然会直接削弱性能力,致使残障的身体难以顺利完成性行为。基于这样的误解,残障人士在进行性行为之前,往往会陷入焦虑的情绪之中,既担心自己不完美的身材展露无遗,又忧虑性过程中产生的疼痛自己无法承受,更害怕自己没有足够的能力完成性生活。其二,敏感区发生变化。20世纪中叶,马斯特斯和约翰逊针对残障人士性问题展开了一系列实验研究。其中,一名因车祸而高位截瘫的女性参与了此项研究。据她描述,截瘫之前,胸部区域受刺激时难以产生兴奋感,可在失去盆骨部分感知能力后,胸部区域的敏感程度却大幅提升。经过持续6个月的实验研究与追踪调查,发现她的胸部区域比截瘫前更为敏感,胸部区域还能产生其他性兴奋反应。这一现象充分表明,残障人士的性敏感程度并非一成不变,即便在残疾之后,也能够通过不断尝试获得性满足。这背后涉及心理学上的感觉补偿效应,即某种感觉系统机能丧失后,其他感觉系统机能会得到突出发展以作弥补,例如视力障碍者的听觉和触觉就比常人更为敏锐。在残障人士的性意识中同样存在这种效应,一种感觉的缺失,反而有可能在另一种感官上引发更敏感的体验,进而触发其他敏感区域,通过其他方式实现性满足。

(一)影响残障人士性生活的因素

1.疼痛

一旦疼痛袭来,残障人士的大脑很难再去思考别的事情,他们也不敢去尝试性生活。然而,达到性愉悦反而能让残障人士分散注意力,体会到身体的美妙感觉,从而缓解疼痛。

2.药物作用

残障人士首先可以观察自身对药物的敏感程度,判断哪些药物的副作用更强。其次,可以与主治医师沟通,了解自己所服用的药物对性行为和性功能可能产生的影响,尽量避免因药物作用而影响性实践。许多残障人士每日需要服用大量药物,某些药物会产生副作用,导致残障人士精神疲惫或身体不适。

3.负面认知

残障人士往往容易在两个方面形成负面认知:一是对性行为的实现方式,二是对自己的身体和能力。对于前者,残障人士需要了解性知识,调整心态,放下压力,坚定自己的信念,摒弃附加在平常性生活上的负面态度。对于后者,残障人士很容易形成负面的自我认知,扭曲对自己的认识,进而拒绝性行为实践。

4.伴侣的忽视

残障人士有时很难放下自身的尴尬与不安,主动与伴侣分享性相关的话题。如果伴侣只关注残障人士的其他需求,而忽视他们之间的性问题,那么残障人士对性问题就会更加难以启齿,很难进行有效的性表达。

(二)残障人士对性生活的认知误区

1.性不等于性行为

传统思维认为性仅仅是性行为,"如果性行为不成功,那么我就是不幸福的",这种观念普遍存在。其实,一个完整的性,绝不仅仅是性行为本身,而是一个包含了不同情感和行为的活动,它需要夫妻俩主动创造,其意义对于每个家庭都是不同的。性可以包含许多意义,例如亲吻、告白、感受肌肤的温度、身体的结合等等,接纳不完美的身体,也是性的一部分。很多残障人士把性完全当作性行为本身,过多考虑性的生理层面,从而忽视了其心理层面的重要性。其实,人们在性生活中的满意度除了受性行为本身的影响,还因自己是否感到浪漫、舒适,对方是否具有吸引力而发生变化。残障人士把性的概念看得更加宽广,就能放下思想枷锁,真正享受性。

2.性愉悦不等于生殖器愉悦

很多人认为性愉悦等于性高潮,如果人没有达到生理上的愉悦,那么这次性行为就不算完整。但事实上,性愉悦不仅与生殖器这一个器官有关,还与肢体接触、抚摸，双方的交流等因素有关。性愉悦是一种关乎全身的感受体验，残障人士获得性愉悦的器官或许因为身体构造的不同而与常人的不一样，这就更需要走出这个误区，去挖掘性过程中积极正面的感受。

3.性吸引力不等于完美无缺

"我的身体有缺陷，难道他还能觉得我有性吸引力吗？"很多残障人士难以鼓起勇气表达性需求，都是因为对自身的不自信，对性吸引力存在误解。性吸引力与自身的性魅力相关，提到性魅力，很多人下意识地将自己是否有性魅力与身材联系在一起，认为只有符合主流审美的完美身形才能拥有性魅力。但事实上，几乎没有人可以达到所谓的完美，而在伴侣眼中的性魅力，也绝不仅仅停留在长相与身材上，它包含自身对性的积极态度，以及自爱、对伴侣的尊重、有效的沟通和真诚的情感表达。改变对性的传统审美，用真诚的态度与伴侣沟通，并保持积极自信的心态，在这样的状态下，残障带来的体象缺陷反而是影响性过程的最小因素。

五、残障儿童的性教育和性咨询

案例

我是一名视力障碍者。10岁时因药物性青光眼导致视神经萎缩，在进入大学之前，一直在普通学校上学。和大多数非残障人一样，我最初的性启蒙，或者说第一次与性的正面接触，来自初中生物课的"生殖系统"部分的学习。但当老师让大家自学时，作为视力障碍者的我，与这部分知识的第一次接触就陷入了尴尬境地。有些性知识即便没人专门教，大家也会有所了解，可我却因视力问题难以自学。在当时，是不太好请同学们给我读书和讲解的，也是不能回家问父母的。

后来到了高中，男同学间有了一些默契，他们会去书店租来一些"小黄书"，会在周末相约去某位同学家一起看碟片，我虽能明白他们在干什么，但因为视力障碍，无法参与进去。其实类似的经历，很多残障者都会遭遇。当残障遇上性，障碍重重，这样的感触，在我上大学时达到顶点。

按照当时的政策，我无法参加普通高考，而是通过单考单招去了专门为盲人开办的特殊学院，专业是针灸推拿。第一学期的专业课有一门是《正常人体解剖学》，没想到的是，到了生殖系统这一章，我再次得到了"自学"的指示。期待了许久的我们，自认为是成年人了，在课堂上鼓起勇气跟老师辩驳，但老师一句玩笑话却让我们无言——"反正你们将来又用不到。"可能老师只是一句托词，但这句话的背后，是对残障者生理上和心理上不需要"性"的成见，对残障者而言是一种难以承受的伤害。

（摘录自：蔡聪，《我们的身体，我们的声音——残障视角下的性教育》，《教育家》，2019年）

上述案例的作者是一加一残障人公益集团合伙人蔡聪。蔡聪是一位盲人，这些年来，他以辩手、演讲者等身份，向大众展现真实的盲人生活和他们遇到的困境，并致力于帮助更多人看见残障人士的性问题。这段自述展示了残障人士在成长过程中性教育的缺失。青春期时，蔡聪和其他同龄人一样，对生理构造等性相关问题感到好奇，但老师总避而不谈，让包括他在内的同学们自学。由于自身的视力缺陷，蔡聪理解性知识总是比别人更慢一些。好在蔡聪在被老师拒绝之后，并没有放弃求知的渴望，从青春期和同学玩笑似的探索，再到大学去阅读相关学科的知识，蔡聪在不断地汲取知识，没有放弃追求自己的权利。

（一）残障儿童的性教育

1. 残障儿童性教育现状

残障人士的性教育是指以残障人士为主体，以保护和促进残障人士的性与生殖健康权利为目的，为其提供高质量的性与生殖健康信息和服务的全面性教育。

随着时代的发展，教育行业逐渐意识到我国儿童与青少年性教育的缺失，许多学校与家庭开始重视性教育，开展性教育的相关课程。然而，特殊教育行业里的性教育还较为缺乏，许多家长和老师无暇顾及残障儿童与青少年的性教育。一味地忽视和压抑，不仅会阻碍其独立能力的发展，也会对其未来的成年生活造成不利的影响。

在2018年11月开展的中国第五个"残障发声月"活动中,残障儿童的性教育问题被提出并得到了重视。从首届到第五届,从讨论残障人士基本的性权利到开始关注残障青少年的性教育问题,中国残障人士的性问题被看见、被重视,研讨的话题也逐渐深入。会上发布的《中国残障儿童与青年的性相关知识、态度与行为报告》(以下简称《报告》)显示,残障儿童遭受性骚扰、性侵犯的比例高于健康儿童。面对这样的社会现状,未成年残障人士的性教育是不可或缺的。《报告》还表明,视障、听障、智力障碍和肢体障碍儿童与青年虽然在获取性知识、理解亲密关系上会比一般人多一些困难,但总体上已经向便捷化、丰富化发展。受传统观念等因素影响,对残障人士,尤其是残障儿童和青少年的全面性教育还不够深入。

2.残障儿童性教育内容

性教育的内容是确保性教育质量的关键所在,也是开展性教育的核心。虽然不同的性教育方案所包含的教育内容有较大差别,但全面的性教育应包含性的认知、情感、社会等多个层面,涉及对身体、生理知识的了解,性别、两性关系、依恋的情感认识,社会性别平等、性道德规范、夫妻沟通技巧的学习,以及未成年人性侵犯的预防等。

(二)残障儿童性侵犯的防范

残障人士作为认知水平有限的弱势群体,很容易成为性侵犯案件的受害者。吴胜儒曾对媒体表明,心智障碍者比一般人群受到性侵害的比例高出20%以上。例如发生在一个小乡村的案件中,一名智力障碍女性独自居家时,被同乡男子哄骗,发生了性关系。另外,残障女性所遭受的性暴力风险也比非残障的同龄女性高,获得紧急避孕和性传播疾病治疗的机会也很有限。

由于对性没有足够的认知,某些残障儿童有时连分清自身与他人的性别都难以做到,更不用说对性相关问题有深入的了解,所以他们无法做出有效的性同意。仗着他们的"无知",趁机进行性骚扰、性侵犯的案例不在少数,受害者的年龄跨度较大,从未成年到中老年。作为弱势群体的心智障碍者,是容易受到性侵犯的群体,需要重点保护。无论是心智障碍还是其他残障儿童,都属于社会的弱势群体,容易遭受性骚扰和性侵犯,家庭和社会对他们的保护至关重要。

其中,最重要的一步就是做好性教育。

残障儿童的性教育除了参考普遍的性教育手段,还要增加以下内容:向残障儿童强调"拒绝"的重要性,防范陌生人的搭话、邀约,在外不与陌生人轻易交谈,不跟随陌生人离开;教育残障儿童学会拒绝熟人的不合理要求,即使是认识的人,也不能有随意的亲密接触;教会残障儿童学会区分隐私部位,辨别他人的行为是不是善意的,同时树立合理行为的规范;父母要给予残障儿童信任感,了解孩子独自在外时发生的事件,预防潜在的危险。

(三)成年残障人士的性咨询

1.性咨询的目的

性教育和性咨询是一个帮助残障人士获得知识和理解、端正态度,提升其作为"有性人"的自我价值感的过程。通过这样的教育与咨询,预防和解决他们的性忧虑。通过专业的引导和沟通,帮助残障儿童理解自身的身体状况和性发展,消除他们对性相关话题的困惑和恐惧,树立正确的性观念。

2.性咨询的内容

由于群体的特殊性,残障人士的性咨询范围更广,包括性知识的科普、亲密关系的处理、性生活中产生的困扰、健康的性心理等。残障儿童性咨询内容包括性别认同、性冲动困惑和性好奇等,残障青少年性咨询内容包括恋爱、性知识、性道德等。根据残障儿童的类型,如智力障碍、肢体残疾、视力障碍等,提供更具针对性的性教育内容。例如,对于智力障碍儿童,采用更简单、直观的教学方法和反复强化的方式;对于视力障碍儿童,注重通过触觉、听觉等感官来认识身体和理解性知识。

3.性咨询的形式

性咨询多数指性心理咨询,由心理咨询师接诊,在咨询室里进行。咨询师通过专业技术,营造互相信任的咨访关系,提供温暖舒适的环境,倾听、陪伴来访者,帮助来访者探索问题的答案。在咨询过程中,咨询师深入了解残障儿童的想法和困惑,针对性解答问题。对较私密或复杂性问题,如对身体变化的困惑、情感困扰等,让残障儿童充分表达自我,并为其提供帮助。

六、残障人士的性康复

康复是对残障人士在残疾条件的限制下生活和工作的再训练,使残障人士能最大限度地恢复到接近健全人的生活水平,更好地融入社会。残障人士康复的领域包含很多内容,然而,由于传统观念的束缚,残障人士的性康复问题常被忽视,极少有人单独研究残障人士的性康复问题。性是个人的基本需求,也是婚姻生活的重要组成部分,回避残障人士的性康复问题,不仅会影响他们的日常生活质量,还有可能进一步影响他们的婚姻及家庭关系。

影响残障人士性康复的一个重要原因是残障人士缺乏自信。残疾发生后,许多残障人士对自己的外貌、能力等产生怀疑,不愿意去了解科学知识,主观地认为自己无法完成性康复。但大多数残疾对性功能没有造成影响,只是需要面对更多的身体及心理障碍。因此,对性康复持积极态度,认为性是夫妻生活中一个不可或缺的组成部分,是性康复成功的一个心理前提。

(一)改变错误认知

1.爱自己原本的样貌

提高性满意度的第一步,是要真正地接纳自己、爱自己。不自信的人,总是不断放大自己不完美的部分,比其他人更加在意自己的残缺。残障人士首先要改变对自己身体的认知,一旦自己接纳自己的身体,不因此感到羞耻,表现出积极自信的态度,别人也会感受到能量,就会放下一贯的同情目光,用坦然的态度与之交往。

有些残障人士很容易对自己的身材不满意,导致产生自卑心理,不敢开始性尝试,可现实生活中哪有那么多完美?每个人都有缺点,但对性的审美是个人的,它包含对配偶的爱意与激情。听障、视盲、肢体残缺看似与性感、热烈、激情等词毫不相干,但爱人的眼光是独特的,个人的审美也是可以改变的,接受残缺的美,也许才是最大的热烈与激情。

2.拓宽对性的认识

性不仅仅是简单的生理结合,更是包含着深层情感和爱意的行为。扩大对性本身的认知,才能不为性中的那些不完美而感到羞耻和忧虑,才能更加愉悦地体会到性满足。

性本身就是情感交流的途径之一,广义的性包括牵手、触摸、拥抱、接吻、爱抚等方式。一个完整的性,包含了亲密关系的投射、肢体的触摸、情感的渗透、言语与非言语的互动。大多数残障人士可以克服肢体上的困难,与伴侣积极沟通,找到令自己愉悦的方式。肢体残障伴侣也可以改变性刺激的方法,通过过程性性行为和边缘性性行为来达到伴侣间的性满足,例如接吻、爱抚、触摸等方式也能唤起性快感,让伴侣间感受爱的存在,以此慰藉心灵。

(二)与伴侣进行良好的性沟通

即使是亲密的伴侣,在进行性问题的讨论时,有时也会羞于表达,有时面对困难也不知如何开口。性问题中的沟通十分重要,了解性行为中的表达技巧,会扫除阻挡在两人之间的障碍,伴侣关系更加亲密无间。

1. 学会肢体表达

克服性尴尬,告诉伴侣如何让自己达到性愉悦,是残障人士可以努力迈出的第一步。我们习惯性地认为,夫妻间的沟通必须通过语言来完成。然而在性生活这件事上,有时候肢体表达比言语表达更有效。残障人士由于身体原因,往往难以用口头语言表达自己对性的要求和感受,肢体语言反而更加直接,容易让伴侣理解。残障人士可以用手引导伴侣抚摸自己能产生愉悦的区域,或者自己进行示范,间接地告诉伴侣什么样的方式是自己喜欢的,什么样的做法是自己无法接受的。身体语言的魅力在于肌肤间的接触,身体的温度,都让人感受到真实、存在和爱。残障人士可以利用自己惯用的肢体,来表达爱意。

2. 告知疼痛区

残障人士经历的不便和疼痛,即使是作为伴侣,也无法完全感同身受。在进行亲密行为之前,伴侣间可以明确说明,哪些身体部位是敏感疼痛的,是他人不可接触的。提前的沟通会避免不必要的伤害,为残障人士的健康性行为提供保障。

无论如何,残障人士的身体素质与他人不同,在与伴侣进行性尝试时,要把安全放在第一位,同时要与伴侣共同学习性知识,克服身体障碍,以深厚的感情为基础,适应残障的存在。

3.主动了解伴侣的喜好

尝试了解伴侣对性的偏好、态度及价值观,积极表达自己的需求,能让伴侣对你的要求更加清晰,也能促进双方的有效沟通。交流可以从生活中的小事或观看的电影作品入手,了解并表达性行为中的细节问题,可以让性融入夫妻生活,不去刻意回避,顺其自然地进行性生活。

4.降低实践要求并循序渐进

需要注意的是,残障人士解决性问题,不应该单纯参照健全人的性功能标准,要了解性满足有不同层次。由于残疾的种类和程度较为复杂,必须从实际出发,有相当一部分残障人士只能以低层次的性满足为目标,不能有不切实际的期望和过高的要求。残障人士在性实践的初期,可以降低要求,互相鼓励,再循序渐进,逐步达到高质量的性实践,获得更舒适的性体验。

(三)在性生活中探索新方式

性满足可以通过性交达到,不通过性交也能达到。性满足是一个多因素作用的结果,除了性器官的刺激,还有其他丰富内涵,如感情的表达、爱抚的舒适感等。残障人士可学习性知识或向医生咨询,了解自己的疾病对性反应和性活动可能造成的影响。知晓自己的身体状况后,能有效地利用有利条件,寻找适合自己的方式,从而在避免伤害自己的情况下达到性满足。

虽然残障可能会导致性活动的变化,惯常的性表现和性活动方式会受到某些限制,但实际上,残障人士通过探索新的表现和性活动方式,尝试新的体位、新的爱抚形式,就会发现还有很多其他的性活动方式可供选择。

研究表明,大脑可以不依赖性器官的刺激而产生性体验,从而达到性满足。例如,一些丧失了下半身感觉的截瘫妇女,在性交中却能感受到满足感,这就是新方式和心理因素起了作用。心理因素是产生性兴奋的重要前提,在一定情境下,心理因素比生理因素更为有力。夫妻间应抛弃传统思想,探索新的能达到性愉悦的方式,能够助力营造和谐的家庭氛围。

七、家庭与社区的支持

(一)家庭的理解

1. 正视需求

对于残障人士而言,他们渴望家庭可以理解他们追求爱情的需要,正视他们的性需求。但往往家人的关注重点在残障人士的基本生活层面,容易忽视他们的感情需求。家人作为残障人士最有力的社会支持,应该主动了解残障人士的各类需求,给予充分的理解,并且鼓励残障人士勇敢追求爱情,发展亲密关系,满足感情需要,使残障人士更好地适应社会,提升幸福水平。

2. 重视教育

残障儿童的父母务必重视性教育问题。身为残障儿童的父母,往往有着诸多顾虑,考虑到孩子身体上的不便,以及可能面临的外界歧视,在性教育这件事上常常难以启齿。但必须明确,回避性教育会给残障儿童带来潜在风险。残障儿童同样具备性意识,可他们在社会中属于弱势群体。如果他们对性知识一无所知,一旦遭遇性骚扰甚至性侵犯,很可能因为不了解情况、不知如何应对,而难以向父母和警方求助,最终导致遭受更严重的身心伤害。

家庭是孩子接受性教育的第一课堂,残障儿童的父母应树立性教育的意识,在家庭中开展性教育,培养孩子的自我保护意识。父母首先要摒弃对性问题难以启齿的观念,克服在表达性知识时出现的羞怯、紧张的心理,把对性的合理态度传递给孩子。其次,父母应关注孩子在青春期期间的生理及心理发展,主动向孩子科普性知识,让孩子正确认识自身变化,帮助残障儿童进行合理的性探索,形成正确的性表达。同时,家长还可以与老师协作,及时向老师了解孩子的情况,参与到孩子的成长中。例如在老师开展性教育的理论部分后,帮助孩子在家庭中运用所学知识,用情境教学、游戏、绘本辅助教学等方法,将性教育融入家庭,让孩子切身了解性知识,关爱他们的成长。

(二)社区的关爱

1. 助力交往

对于社区而言,除了可以为残障人士提供外出陪伴及接送服务、康复陪护服务、技能培训服务、文体娱乐服务等,还可以组织开展残障人士相亲交友联谊会,帮助残障人士寻找伴侣。一方面,对于残障人士来说,寻找爱情、获得婚姻从某种程度上比健全人困难,这样的相亲交友联谊会不仅能让单身残障人士走出家门,而且能让他们更好地融入社会。另一方面,这样的相亲交友联谊会也是另一种形式的团体心理辅导,残障人士在这样的团体里能够找到同伴,更容易打开心扉。除此之外,社区可以建立专门的未婚残障人士数据库,未婚的残障人士通过报名让自己的信息储存在这个数据库里,每个人都有自己的编号文档,包括性别、个人基本信息和择偶标准等,用系统匹配合适的相亲对象。

2. 科普教育

防范性虐待的教育,还应有专业的康复工作者的参与和指导,这需要社区、特殊教育学校以及医院的合作。以美国西雅图市为例,该市实施的"促进残障人士发展计划"成效显著。该计划专门设立了一项特殊教育计划,其涵盖对象十分广泛,不仅包括6至18岁的残障儿童以及心智发育迟缓的成人,还将他们的父母和特殊教育工作人员纳入其中。通过这一教育计划,各方人员对性虐待的认识和了解得以大幅提升,从而能够更好地为残障人士构建起一道防范性虐待的坚固防线。

防范性虐待教育方法宜具有直观性和形象性,可采取讲故事、播放幻灯片、观看视频等形式。通过讲解和讨论,使残障人士了解什么是性虐待,各种性虐待行为的特点,发生虐待的情境,性虐待可能造成的后果,以及虐待者可能采取何种方式接近受害人。同时教会残障儿童和青少年应对性虐待的各种方法,如怎样使用言语和非言语方式回避或拒绝不正当接触,鼓励他们遭遇性虐待时要立即报告。

✵ 心灵小结

1.我们要深入理解残障人士在性教育和性健康方面遇到的独特挑战,认识到这些问题的复杂性和敏感性。通过教育和心理咨询,帮助他们客观分析和理解自身需求,提高对情感和性的自我认知,培养积极的自我形象,增强心理韧性,学会接纳和珍视自己的性需求,成为自己情感的主人。

2.探索正向策略,帮助残障人士处理可能出现的负面情绪,通过内外双重途径强化他们面对性健康问题的能力。内在层面,着重于心理调节、自我接纳和寻找生命中的意义;外在层面,通过身体训练和健康管理改善身体状态,促进正面情绪的生成,构建稳定而乐观的情感基础。

3.强调身体健康在性教育和性咨询中的重要性,特别是对于残障人士而言。身体健康不仅关系到个人的情绪状态,更直接影响性健康和性生活的质量。因此,关注并促进残障人士的身体健康,既是对他们现实需求的响应,也是促进其心理健康、提升生活质量的关键。通过综合性教育和支持服务,为残障人士营造健康、和谐的性生活环境,帮助他们走出困境,拥抱更加充实和快乐的生活。

第九章　残障人士的职场心理

内容简介

每个人都要踏入职场,残障人士也不例外。但因自身缺陷,他们的职业之路更为艰难。当前,部分残障人士对就业形势认识不足,缺乏职业规划,求职遇挫时易自卑、抗拒。在职场中,他们还面临工作压力、人际关系处理难题,长期重压下易身心疲惫。若这些问题得不到解决,可能引发心理问题。不过,国家一直大力帮扶残障人士,出台诸多政策保障其权益。身处新时代职场,残障人士需提升心理力量,抓住互联网时代机遇,积极投入工作,创造美好生活。

本章主要介绍残障人士的就业心理特点和常见职场心理问题,探讨如何借助社会各界力量把握时代机遇,实现人生价值、提升心理力量。通过案例分析,提出可行应对措施,助力残障人士融入社会、适应职场,提高心理调适能力,做好职场减压与健康管理,收获职场幸福,实现人生价值。

一、案例分析

案例一

家住某市的小高在21岁那年因一场车祸而失去了双腿,自此便整日颓废消沉,一蹶不振。这种状态一直延续到两年后,小高也到了即将毕业的年龄。但是他没有目标也没有动力,不想去找工作,只想待在家靠着国家发的补贴度日。

而他的家人也一直处于对他保护照顾的状态,尽可能地去顺应他的想法。一次偶然的机会,小高的老师通过多方打听,了解到某校正在召开残疾人就业专场招聘会,于是劝说小高前去试试看。小高在老师的鼓励下,抱着试一试的心态参加了这次招聘会。在招聘会上有一家企业向小高抛出了橄榄枝,但是每月薪资只有1000元,除了交通、吃饭等成本,所剩无几。于是小高拒绝了这份工作,打算继续靠国家的补贴和家庭的帮助生活。他认为国家给他的补贴也不低,而且可以在家享"清福",何乐而不为呢?小高由此彻底放弃了找工作的念头,以补贴度日。

(改编自:陶承志,《零就业家庭无意"脱零":宁愿吃低保,不愿去上班》,中国新闻网,2010年)

案例二

小郭,一名专职、免费为穷人打官司的律师,来自内蒙古呼和浩特法律援助中心。她在1岁时双手被灶台上的滚开水烫坏,于是永远地失去了双手。但是从小到大,家里人并没有特殊对待她。她的妈妈曾对她说过:人只要活得有价值、有尊严,手就会长出来,不要试图安于现状、碌碌无为。随着她的慢慢长大,她渐渐懂得了这句话的真正含义:只要朝着阳光,便不会看见黑暗,只要加倍努力,用心灵、用知识,一样可以拥有一双无形的双手!

(摘录自:郭二玲、李樱,《双手赢得尊严来》,《中国残疾人》,2014年)

案例一中的小高因为一场车祸而永远地失去了双腿,这场突如其来的灾难使得他遭受了巨大的心理冲击。他开始自暴自弃,一蹶不振,一味地沉浸在过去的痛苦中,不能平静地处理好现实生活中正在面临的问题。毕业后,他因为自身生理的缺陷,自我封闭、自我否定、感到自卑、缺乏自信,再加上家人对他的过度保护,疏于正确的教育引导,使得他养成了十分严重的依赖心理,缺乏自立自强的品性和奋斗的精神,丧失了生活的责任感,失去了前行的方向。他总是指望得到政府的照顾和帮扶,不愿走自食其力的道路,导致他失去了发展的机会,在就业路上越走越窄。

反观案例二中的小郭,尽管自幼因意外失去双手,却依然活出了人生的精彩。成长过程中,家人并未因她是残障人士就区别对待,而是不断鼓励她积极去创造属于自己的价值。在这样的家庭氛围熏陶下,小郭塑造了坚韧不拔、自信乐观、积极向上的个性品质。她凭借自身不懈的努力,不仅一步步实现了人生理想,赢得了他人的尊重,更收获了一双无形却无比强大的"手",这双"手"助力她掌控自己的人生方向,在人生道路上坚定前行。

二、心理解读

(一)残障人士的就业现状

《2024年残疾人事业发展统计公报》显示,2024年全国城乡持证残疾人就业人数为914.4万人,新增51.2万人。残障人士总体就业趋势向好发展。但是由于残障人士自身的一些缺陷,使得他们的就业竞争能力较弱,在就业市场中处于劣势地位。调查显示,劳动能力相对较好(听力残疾,轻度残疾)的残障人士就业率较高,女性残障人士、精神残障人士、智力残障人士及重度残障人士处于就业劣势。当前残障人士实现就业的三大渠道分别是:熟人介绍、社区村居委会推荐、残联推荐(赵勇等,2021)。从残障人士就业结构来看,残障人士受自身条件所限,受教育程度普遍不高,掌握专业技术水平的能力也相对不足。加之其他客观因素的共同作用,使得残障人士在就业市场竞争中处于劣势地位,很难在技术性、专业性要求较高的行业部门谋得职业。

(二)残障人士就业存在的问题

许多残障人士在求职时处于一种迷茫的状态,并没有对自身和今后的发展进行仔细考虑和定位,缺乏就业目标;就业思想存在误差,对于工作的要求要么太高要么太低,总是会出现不同程度的误判。部分残障人士因自身的自卑心理、家庭的过度保护,以及享受了国家所提供的最低保障,安于现状,不愿就业。也有一部分残障人士在求职过程中自我认知不清,定位不准,对自己将来所从事的职业没有一个具体的规划,抑或在求职路上遭受过歧视和偏见,导致求职不顺,一味地聚焦于自己的失败,产生退缩心理。还有一些残障人士眼高手低,对来之不易的工作机会挑三拣四,产生"自大"思想。

三、清晰认知自我

(一)正确认识自己

残障人士要充分考虑自身条件和当前就业形势,切勿眼高手低。首先,要有一个正确的自我认知,通过对自己的感知、思维和意向等方面进行觉察,进而对自己的想法、期望、行为和人格特征等进行判断与评估。残障人士在求职之前可以先问自己几个问题:我擅长什么?我不擅长什么?我目前有什么能力可以胜任这份工作?这份工作真的适合我吗?了解了这几个问题之后,再针对这份工作,结合自己的实际情况对自身做一个相对合理的判断。看清自己的优势和不足,正视自己的缺点,最大限度地发挥自己的长处,取长补短。通过自我分析,明确自我定位,可以使自己在求职时事半功倍,找到自己擅长且适合的职位。其次,在对自我进行精准分析后,就要对当下的市场环境进行系统的了解,充分考虑当前的就业形势。根据自身经验选择、推断自己未来可能从事的职业方向或工作机会。职业方向决定着一个人的职业发展,职业方向的选择应根据自己的兴趣、所长、所需等方面进行筛选。残障人士在面对适合自己的就业机会时,应努力争取,一步一个脚印成就自己的事业。

总之,面对当前日益增加的就业压力,残障人士需要正确地认识自己,做好自我职业定位,转变就业观念,明确选择方向,学会用长处来经营自己。努力跟上时代发展的脚步,适应社会需求,这样才不至于被淘汰出局。

(二)打破自我限制

一些残障人士在求职遭遇失败后,常常下意识地认为是自身身体缺陷导致了应聘失利。有这类想法的残障人士,实际上是陷入了自我设限的困境。他们为了逃避或减轻因表现欠佳带来的不良影响,会不自觉地将失败的原因更多地归结于外部因素,而不是从自身寻找问题。这种思维模式不仅限制了他们对自身能力的正确认知,也阻碍了他们在求职道路上的进一步探索与成长。

在求职之前求职者可以转变一下思路,如果真的想拥有这份工作,而自己某些技术方面的能力又不足,这时可以去参与职业培训与工作坊。现在各种学习资源十分丰富,如果肯花一些时间去学习一门技术,是可以胜任很多简单的工作的。不要总对自己说不行,要转变思路,通过学习让一切变得可行。在短时间内掌握核心技能确实十分困难,但要达到自己想要实现的目标总是要付出汗水与努力的。试着平复自己着急就业的心,静下心来学习,提升自己,细心打磨,让自己慢慢地去接触想从事的行业。通过各种渠道增强自己的实力,深入地了解行业情况,在之后求职过程中也会更加自信、更有把握。

> **拓展阅读**
>
> 求职技巧早知道
>
> 1. 求职途径。残障人士可通过社会上各级各类人才市场、中介机构进行择业。此外,还可通过社区服务中心了解就业信息,还可通过大众传媒求职,如残疾人就业网、中国残疾人就业创业网络服务平台等。
>
> 2. 笔试技巧。常见的笔试种类有智商测试、心理测试、专业能力测试、综合能力测试、命题写作等。考前应结合具体职位翻阅相关资料,了解笔试内容,提高自己的分析能力和逻辑思维能力。在考试前还需提前熟悉考场,消除应试紧张心理,科学答卷,认真对待。
>
> 3. 面试准备。在参加面试时要注重自己的仪表,给考官留下美好的第一印象。面试中,应试者的举止也是一个重要的测试要素,举止大方,不卑不亢为最好。在参加面试之前要做好充分的准备,尽可能地收集有关招聘单位的详细资料,做到心中有数。
>
> (摘录自:邱淑女、陈瑞英,《残疾生就业与创业指导》,中国人民大学出版社,2014年)

四、职场中面临的心理问题

初入职场的残障人士面对与日俱增的工作压力,越来越多的工作任务,如何有效做好精力管理、缓解焦虑,是其职场适应中的必修课。在职场中,每个人既要与上级打交道,又要和同事们朝夕相处,在工作中与同伴产生摩擦是在所难免的。加上残障人士身体情况特殊,可能会让矛盾冲突变得更为敏感。如果不对来自各方面的压力进行及时排解,很可能会使个体慢慢丧失对工作的热情,出现身体疲劳、情绪低落、创造力衰竭、价值感降低等症状,进而影响整个生活状态。所以,及时调整心态,做好时间管理,掌握沟通技巧,丰富生活内容有利于残障人士更好地享受职场生活,在劳动中创造出属于自己的价值。

(一)职场压力大,感到焦虑怎么办

案例

公司财务处的小吴,虽然患有听力障碍,但在公司非常努力。工作中,对待每一笔账都十分认真,这令上司十分器重她。所以她每天工作加倍努力,时常得到老板的嘉奖。但是最近小吴的心理压力很大,月底正是结算工资对账的时候,而且还需要为下个月月初的报税填表做准备,与此同时,上司找到小吴希望给她指派一些其他部门的工作。起初小吴欣然地接受了上司的安排,但过了几天就发现额外的工作十分繁杂且枯燥,让本来月末繁忙的她更加手足无措。接连几次失误让她慌了手脚,分管经理也找到她进行谈话批评。小吴觉得自己十分委屈,情绪非常激动,认为自己很笨什么都做不好,在公司这么久了也还是在做十分基础的东西,跟她最开始所畅想的一点都不一样,她陷入了深深的迷茫与焦虑,看不到自己的未来。

(改编自:佚名,《职场案例故事——真正能把工作做成事业的人,都是先做好这件事》,知乎,2021年))

刚开始小吴在对待工作时非常积极认真,职务之内的事必定亲力亲为,但随着日益增多的工作任务,她没有做好时间管理,没能协调好上司指派的一些其他部门的工作与自己本职工作之间的关系,开始出现了焦虑心理,导致频频犯错。加上身为听障人士的她与别人交流时存在一些障碍,被上司责难后更是顿失信心,开始对自己的能力产生了疑问,甚至对未来职业之路感到迷茫。

小吴对自己目前的能力没有进行正确评估,从而在接到新任务后应接不暇。本来就缺乏自信,在突发事件的影响下更是产生了很强的焦虑感,在被上司批评后又进一步否定自己,对自己产生疑问。本身只是工作上的疏忽,现在小吴延伸到了生活,甚至延伸到了自己的未来。她出现了一定程度的认知歪曲,对自己工作上的失误过度概括化,正是这种不合理的信念使得小吴备受煎熬。其实换个角度想,正是小吴一开始的努力,让上司对于她的能力给予了高度的肯定,随后才放心把一些其他部门的工作交给小吴,这是对她的信任,更是对她的青睐。我们不能错误地将对某一件事情的疏忽扩展到对自己整个未来的否定,这是欠妥的。在从事新的工作时难免会犯错,这是很正常的现象,工作繁忙时也会容易将问题的困难程度人为地夸大,所以要正确看待工作中的挫折,妥善应对压力。

残障人士在工作中不可避免地会产生压力过大的问题。就其工作实际而言,产生压力的原因有多种,如工作任务冗杂,精神压力较大;事务应接不暇,缺乏时间管理;工作出现问题,顿感手足无措等等。其中,听障人士和言语障碍人士还存在着与同事日常交流沟通困难等问题。除了这些外部原因以外,残障人士自身的敏感心理也是造成工作压力过大的重要原因。部分残障人士常常因为自身的生理和心理缺陷而对自己缺乏信心,在工作中一经受挫便对自己产生怀疑,使得本就自卑的自己更为不自信,在工作上的焦虑感也越来越强。来自不同方面的压力源相互作用,使得残障人士的压力水平持续提高,对工作和生活造成极大的不良影响。此时不妨采取以下几种办法来缓解压力。

1. 提升应对能力

残障人士在日常生活中,都对自己有一定的期望,通过期望与自我觉察等心理过程,对自己进行判断。但如果事情的发生超出了自己的能力范围,在面对困难时对于突发事件的处理能力不足,就会产生许多问题。如果残障人士的心理弹性较强,往往就可以承受较大的冲击,从而冷静地处理突发事件。遇到困难的时候,勇敢面对,正视事情本身,使自己的心坚韧起来,不要慌乱,逐步分解问题,相信残障人士应对突发困难的能力会越来越强。

2. 加强时间管理

时间管理是指通过事先规划和运用一定的技巧、方法与工具实现对时间的灵活以及有效运用,从而实现个人或组织的既定目标的过程。加强时间管理要学会以下几个方面。一是杜绝拖延。手中有了工作就开始着手计划,合理安排每天的工作,这样既增加了自己对工作的掌控感,也缓解了迫在眉睫的焦虑感。二是秉持要事为先的原则,分清轻重缓急。急事不等于重要的事,要先着手处理重要的问题。三是合理整合碎片化的时间。在我们的日常工作与生活中会有许多零碎的时间,如果我们把这些零碎的时间有效地利用起来,就会大大提升我们的办事效率。例如,我们在上班的路上可以思考一下今天大致的工作安排,午饭时间可以适当休息一下大脑,洗澡的时候可以回想一下今天工作所遇到的问题,等等。

3.合理宣泄情绪

及时调整心态,学会宣泄消极情绪。合理的宣泄方法有:向亲朋好友、具有较高学识修养和实践经验的人倾诉;到大操场上跑几圈,做做重力活,等累到满头大汗、筋疲力尽时,便释放了积聚的负性能量。宣泄要合理,迁怒于人、摔碗砸壶、破坏设备等都是不合理的。还可采用转移注意力的方法,例如外出旅游、走亲访友等等。

(二)工作关系不如意怎么办

1.退一步海阔天空

如果残障人士在工作中与他人发生矛盾冲突,不妨先冷静下来,给双方一个缓冲思考的时间,在恢复理智之后,再对此次的矛盾进行分析。如果是因为双方缺乏了解而产生的矛盾,应该坦诚相待,以心换心,加强思想和情感的交流,让对方了解真实的你。如果是由于双方误会造成的冲突,应该以宽容大度的心态去处理,以便消除误会。

2.学会沟通

在职场中要常怀感恩之心,常念相助之人,没有谁生来就应该帮助我们,不要把别人对自己的善意和帮助当成是理所应当的。在日常生活和工作中,当别人帮助了我们,我们应该向对方表示感谢;当同事需要我们的帮助时,我们应该及时伸出援手。在职场中大家互帮互助、相互促进,有利于营造一个和谐友爱的职场环境。在与同事进行沟通时要学会控制自己的情绪,不要带着情绪去沟通,以免失去理智,做出冲动、懊悔的决定;还要注意自己的说话语气和方式,尽可能不要恶语伤人。

3.克服不良心理

在工作中要想建立良好的人际关系,首先要学会服从领导的命令,支持领导的工作,战胜自己不习惯服从的心理,明确自己的位置。在被领导批评后要勇于承认自己的错误,并诚恳地接受批评,总结教训并及时加以改正。在与同事的交往中,要学会尊重他人,谦虚随和,给人以亲近的感觉。要正视自己,戒骄戒躁,切忌盲目自信、自命不凡。要主动与同事进行沟通,在交流中相互学习,取长补短,不断扩大自己的视野,增长知识,提高自身素质。

> **拓展阅读**
>
> 谢里夫实验
>
> 谢里夫实验(1954年)是一项经典的群体冲突研究。心理学家将21名11岁男孩随机分为"老鹰队"和"响尾蛇队"参加夏令营。实验分为3个阶段:首先,两组各自进行活动,建立了强烈的团队认同;其次,通过组织体育竞赛等竞争性活动,很快引发了激烈的群体冲突,表现为语言侮辱、烧毁对方旗帜等敌对行为;最后,研究者设计了一系列需要合作才能完成的任务(如修复供水系统、共同筹款看电影),这些共同目标促使两个群体逐渐消除敌意,最终达成和解。该实验揭示了群体冲突的形成机制:竞争性关系会快速引发群体对立,而设定需要协作完成的共同目标能有效化解冲突。这一发现为理解现实中的群体矛盾提供了重要启示,但实验过程涉及的伦理问题也引发了后续讨论。
>
> (摘录自:林崇德、杨治良、黄希庭,《心理学大辞典》,上海教育出版社,2003年)

(三)如何应对职业倦怠期

残障人士如果在工作中面对长期单一、固定、无挑战性的工作,就会很容易感到困倦和疲乏,进而产生职业倦怠。职业倦怠最早由美国临床心理学家弗鲁顿伯格于1974年提出,他认为职业倦怠是指个体因为不能有效应对工作上连续不断的各种压力而产生的一种长期性反应。那么残障人士应该如何克服职业倦怠呢?

1.寻找工作意义

工作意义是个体所拥有的一种内心状态、主观感受或体验,包含了自我实现和社会价值。残障人士可以对自我进行审视,思考是什么让自己充满活力和快乐,积极面对工作中所存在的问题,清楚地认识自己的能力和机会;积极向领导表达自己对于某些事情的看法和意见,争取发展机会,主动挑战高难度工作,锻炼自己的能力,提升成就感,实现自我价值。

残障人士通过看到自己所从事的工作对他人产生积极的影响,为琐碎的工作赋予宏大的意义。可以用心理暗示的方法提醒自己:"我在组织中是不可或缺的一分子""我所从事的工作为他人带来了极大的便利""我的工作是有意义的,我要不断突破自我,为社会贡献出自己的一份力量"。当我们为自己的工作赋予意义后,就会感受到一种工作快感,自主性工作动机也会随之增强。

2.丰富生活内容

工作与生活的平衡是十分重要的,要学会划清工作与生活的界限。培养兴趣爱好,丰富业余生活,可以试着画几幅画、练一练字、读几本书、弹一弹琴等等,都会让你在这个过程中感到轻松愉悦。

3.优化组织维度

企业应建立预防性管理体系,从以下3个方面发力:一是加强职业道德教育,通过集中教育、举办竞技活动、营造文化氛围等形式,让职业道德深入员工内心;二是为员工搭建持续成长平台,入职起就制定完善职业规划,在生活、工作、学习上给予全方位支持;三是准确分析员工价值,加强职业指导,助其认清自身优劣势与潜在价值,树立正确发展目标。通过个体和企业共同发力,才能有效应对职业枯竭,营造积极工作氛围,实现共同发展。

五、把握时代机遇

残障人士作为社会上的弱势群体,是最需要关心、扶持和帮助的群体。为了促进残障人士就业,保障残障人士的劳动权利,国家陆续颁布了《残疾人就业条例》《中华人民共和国就业促进法》《中华人民共和国残疾人保障法》,使残障人士就业步入法治化和制度化的轨道。国务院办公厅印发了《促进残疾人就业三年行动方案(2022—2024年)》,明确了2022—2024年开展促进残疾人就业专项行动的任务目标、主要措施和保障条件等内容,更好地发挥政府促进就业的作用,加大残疾人职业技能培训力度,稳定和扩大就业岗位,形成良好的就业环境。应该看到,残障人士就业问题一直是我国政府高度重视的问题,为了促进残障人士较为充分较高质量地就业,我国政府一直在不断完善残障人士就业促进和保护政策。

在互联网时代,残障人士实现了自我赋权,通过互联网构建了属于自己的支持系统,不断聚焦于自身能力建设和能力提升,更加关注自我,重新定位自我,提高了自尊心、自信心和社会参与度。随着当下就业模式的不断更新,再结合政府主导下的残障人士就业政策,社会的包容性愈来愈强。因此,残障人士应该把握时代机遇,抓住时代先机,紧跟时代浪潮,充分挖掘自身潜能,实现更好就业。

(一)就业帮扶在身边

案例

"我终于又能为社会服务了!"35岁的马女士感慨地说。目前她在一家外企从事前台接待工作,感觉又实现了人生价值,每月工资有6000多元。对这份新工作,她很满意,能够成功再就业离不开朝阳区残联就业指导中心在就业过程中给予的心理辅导和职业能力评估指导。

据悉,朝阳区残联每年都会在残障人士帮扶性就业基地举办多场培训会、对接会,建立起供应方和需求方的双向联动机制,为企业讲解残障人士就业优惠政策,帮助企业科学设计残障人士岗位。针对应届毕业生,区残联专门开设了残障大学生职业训练营,为应届残障大学生上岗就业提供平台和信息渠道。在职业培训方面,残障人士帮扶性就业基地开设了打字员、动漫设计、计算机编程、网页制作等技能培训项目,帮助残障人士提高就业专业技能。

同时,朝阳区残联还将继续加强残障人士就业创业精细化服务,通过开发公益性岗位、鼓励扶持残障人士自主创业等多种方式,拓宽残障人士就业创业渠道,进行"造血式"孵化;通过总结不同残疾类别的就业服务模式,探索可复制可推广的分级服务模型,带动街道和地区残障人士工作者提升就业服务专业化水平。朝阳区残联将充分发挥"代表、服务、管理"职能,打造更多先进典型,发挥引领示范作用,激励更多残障人士为实现就业创业梦想努力奋斗。

(摘录自:佚名,《圆了就业梦!朝阳区努力让每位残障人士活出精彩人生》,北京朝阳文明网,2022年)

案例中的马女士在残联就业指导中心的帮助下成功再就业,找到了满意的工作,实现了自我价值。目前我国残障人士就业服务体系逐渐完善,残障人士就业状况得到明显改善。案例中的朝阳区残联为残障人士和相关企业"搭桥引线",建立起双向联动机制,便捷了供需双方。针对残障大学生,开设了职业训练营,为其提供平台和信息渠道。在帮扶性就业基地内开设了多个技能培训项目,以帮助残障人士提高就业技能。同时,还要继续加强残障人士就业创业精细化服务,采用多种方式助力残障人士在就业之路上走得更稳更好。该区残联的做法有力地促进了残障人士的就业创业,值得其他地区借鉴学习。

残障人士的就业和创业问题一直以来都是国家关注的重点。为了更好地促进残障人士就业,国家采取多种措施保障残障人士的劳动权利,为残障人士的未来发展保驾护航。目前我国主要实行集中就业和分散就业相结合的方针,鼓励社会组织和个人通过多种渠道、多种形式,帮助、支持残障人士就业,鼓励残障人士通过应聘等多种形式就业。要求各部门和相关单位在职责范围内做好残障人士就业工作,并依照相关法律法规对残障人士就业工作的具体组织实施进行监督,对在残障人士就业工作中做出显著成绩的单位和个人,给予表彰和奖励。党中央、国务院对残障人士就业工作高度重视,为了让残障人士实现较为充分、较高质量就业,在"十四五"期间就残障人士就业工作提出了一系列具体而明确的要求,促使残障人士就业进入新的发展阶段。可以看出,目前国家残障人士就业政策体系相对完备,通过开展专项行动汇集、落实、推广现有扶持政策,让符合条件的用人单位和残障人士实实在在地受益。但是,残障人士就业服务不仅仅是帮助残障人士找工作,还需要关注其心理健康,提升其心理素质,帮助他们更好地适应职场生活。

1. 规范部门管理并建立系统化评估机制

就业服务管理部门应当构建残障人士就业支持体系,重点强化政策执行效能、资源整合机制及服务创新维度,通过建立岗位适配评估系统、开发辅助技术支持平台、拓展多元就业形态渠道等举措,协同推进职业培训精准化、就业安置个性化及职场融入长效化,形成政府主导、市场参与、社会协同的包容性就业生态闭环。将医疗、康复和教育有机融合在就业服务中,保障服务效果。

服务部门更应加强对服务过程的完善,规范服务机构和人员的职业指导行为。政府可以设立相应的机构对相关人员进行职业指导能力的评估,或委托独立的专业机构进行评估,以使整个服务过程更加规范化。同时,残障人士心理素质的高低会极大地影响工作效率和工作满意度。残障人士就业服务中应该注重对残障人士的心理健康水平进行评估,根据评估结果提供针对性的预防和干预措施,引导残障人士在就业活动中身心健康发展。具体来说,可建立残障人士社区心理服务机构,为残障人士提供科学合理的就业能力评估、职业定位指导、就业心理辅导等服务;加强心理学知识的科学宣传,帮助残障人士提升自我心理调适能力,提升就业技能(李祚山等,2018)。

2. 提供就业信息咨询和就业技能培训服务

相比健全人,残障人士对就业信息的接收能力相对较弱,因此残障人士就业指导中心以及有条件的社区,可以安排相应的工作人员通过网格化平台和入户走访等方式对辖区内的各类残障人士进行调查摸底,根据残障人士的家庭基本信息、身体状况、就业能力、就业意愿等情况建立健全残障人士信息台账,便于针对性地开展就业服务工作;还可与企业进行对接联系,每月通过实地走访、电话联系等方式,主动为企业提供就业人才信息,并把有招聘要求的企业信息反馈到社区未就业的残障人士当中,以实现充分就业。

残障人士就业指导中心和各个社区的劳动服务保障站可加大就业技能培训宣传力度,拓展就业技能培训渠道。根据辖区内残障人士的情况和就业需求,有针对性地引导残障人士参加就业技能培训,使他们通过职业技能培训提升自身就业技能,提高职业竞争力;引导暂无就业意愿的残障人士转变不合理的就业观念,积极自谋职业,实现自力更生,收获人生价值。

3.引导企业承担残疾人就业的社会责任

企业在实现劳动力就业过程中起着决定性的作用。企业应逐渐转变过去对残障人士的传统的错误观念,在招聘员工时,摒弃狭隘的旧观念,抛弃那种认为残障人士没有工作能力或工作能力极低的观点,全面了解残障求职者的就业能力水平,让残障人士有权利享受机会公平。同时,企业还应该在自身发展壮大的过程中,充分重视并积极承担企业社会责任,积极吸纳有能力的残障人士就业。通过促进残障人士就业问题的解决,增加残障人士家庭收入,提高残障人士的生活质量和生活水平,缓解社会压力,促进社会稳定。

(二)"互联网+"新时代的残障人士就业帮扶

随着互联网的发展,非智力残障人士有机会利用新技术成为新劳动力,从场景限制和身体限制中解放出来,成为互联网的参与者、受益者和创造者,实现灵活就业,促进职业的快速转换与升级。互联网为残障人士平等参与社会生活、共享社会经济发展成果搭建了新的桥梁,也为他们的未来发展打开了新的空间。

1.利用新媒体把握就业新机会

残障人士应该紧跟互联网的发展趋势,依托互联网平台寻找发展机会,时时保持对互联网的高度嗅觉;不断学习新的技能,掌握新的技术,永葆学习之心,努力跟上不断变化发展的时代;依托互联网技术,自主学习行业相关知识,不断提升自身能力。

随着科学技术的发展,新媒体也在互联网行业中崭露头角。残障人士可以合理利用新媒体获取更多知识和信息,也可以在新媒体时代背景下成为自媒体运营官,依托媒体平台分享自己的生活,与不同个体产生积极的交互作用,在共鸣中收获朋友、得到支持,提升自我认同感,提高心理健康水平。

2.打造无障碍的就业环境

为了增加残障人士在互联网经济时代的就业机会,一方面需要残障人士自我探索,紧握机会;另一方面也需要相关政府部门和组织为残障人士打造无障碍的就业环境,消除阻碍残障人士就业的因素。要积极鼓励残障人士使用互联网参加社会互动,为其提供社会支持。利用互联网、人工智能、大数据等先进技术研制残障人士辅助设备,为残障人士打造无障碍的公共生活环境,消除残人士目前所面临的物理障碍。充分利用互联网平台开展残障人士职业技能培训,建立残障人士大数据中心,为残障人士和职业进行精准匹配。大力推进移动互联网信息服务的无障碍设计,辅助残障人士学习使用电子产品,鼓励、支持他们利用网络平台打开就业新空间。

六、掌握职业必备技能

残障人士不仅需要通过学习职业技能来提升职场安全感,还需要积极感知周围环境对自己的帮助和支持,来获得更多的幸福感,提高心理健康水平,筑牢心理防线,在职场中更好地施展自己的才华,收获更多的满足感、成就感和快乐感。

(一)技能助力职场发展

1.充分发挥自我价值

残障人士常常因为自身的身体缺陷而总是自我怀疑、自我否定,因此,在生活中经常会错过许多机会。其实,要知道每个人都不可能是十全十美的,要学会接纳有缺陷的自己。在这个社会中取得成功的人,都是那些善于抓住机会的人;如果没有机会可抓,他们就自己创造机会。在对自我进行重新审视后,就要试着去学习一些技能,以此来提高和充实自己。

2.具备一定的职业规划能力

职业生涯规划是在对一个人职业生涯的主客观条件进行测定、分析、总结研究的基础上,对其兴趣、爱好、能力、特长、经历及不足等各方面进行综合分析和权衡,结合时代特点,根据个体职业倾向,确定最佳的职业奋斗目标,并为实现这一目标做出行之有效的安排。主要包括以下几个步骤。第一,进行自我剖析与定位,对自己的气质、性格、能力、兴趣进行全面认识,清楚自己的优势和不足。第二,对外部环境进行评估,对职业所处行业环境、组织环境以及本身环境进行分析,明确行业优势、劣势、发展趋势、组织实力、文化等因素。第三,确定职业生涯目标,明确自己想成为一个什么样的人,具体来说就是担任某一职务、达到某一级别。第四,把目标转换为具体方案和措施,分阶段进行,可以制定行动计划表格予以落实。第五,对已确定的职业生涯规划进行评估、反馈和修正,并随时进行动态调整。

3.提升信息整合能力

不论是求职还是工作,信息整合能力都是十分重要的。信息整合能力是指人们将各种信息进行筛选分析、优化组合、综合利用、加工创新和创造的一种能力,主要包括信息获取能力、信息加工能力和信息利用能力。残障人士在求职时要积极参与社会互动,明确就业信息的获取渠道,在接收到信息后对已获得的信息进行甄别选取,选择对自己有用、有价值的信息,最后合理利用已加工的信息,获取适合自己的职业。

4.修炼职场人的执行力

职场中的执行力是不可小觑的,它直接影响个人的工作效率,甚至决定着任务的成功与否。执行力顾名思义就是按质按量地完成工作任务的能力。职场中的残障人士要培养自己的职业素养,不管做什么事情,一定要有较强的执行力,这样才能更快更好地完成工作。工作中要积极主动,敢于负责,不论领导在与不在,都要用严谨负责的态度对待工作,注重细节,把事情做得完美。此外,要对工作投入度高,有韧性,全身心地投入到工作中去,保持热忱、执着、勇气,不吝啬付出和奉献。

5.不要停下学习的脚步

在当今时代,经济和社会的发展对劳动者文化素质的要求也越来越高,这就需要残障人士重视自身教育,不要放弃学习机会,不断努力学习以提高自身的文化水平和综合素质。不光如此,学习是一件应该持续终身的事情,只有保持不间断地学习才能够紧跟时代步伐,不至于被这个不断变化的时代所淘汰。学海无涯,残障人士应永葆学习之心,不断进行自我探索和自我更新,才能在职业之路上越走越好。

(二)构建社会支持体系

1.强化家庭情感纽带

家庭是人们生活的主要环境,也是最为活跃的社会细胞。对于残障人士来说,家庭的意义尤为重要。家庭是他们感受温暖、得以依靠的港湾,也是构成残障人士社会支持系统中的重要一环。当残障人士在工作中遇到烦心事时,不妨与家人敞开心扉进行交流,听听他们的意见和看法,使自己得到更多情感支持,有效缓解自己的焦虑和不安,释放不良情绪。这样做一方面可以获得更多积极的心理资源,另一方面还可以增强与家人的沟通和联系,增进彼此间的情感交流,有利于营造一个健康、舒适、和谐的家庭环境。

2.寻求身边朋友和同事的支持

残障人士应该积极走出家门,多多参与社会活动,结交更多志同道合的朋友。朋友可以提供帮助、分享心情、化解孤独、提供情感寄托,残障人士在感到力不从心、疲惫不堪或遭遇低谷时,可向身边的朋友寻求支持。此外,除了家人和朋友以外,每天接触最多的人便是同事了,同事的支持也尤为重要。同事支持是指处于相仿地位的人们之间互相帮助和支持。作为社会支持的一种形式,同事支持是通过情感关注、工具支持和信息提供而建立起的一种组织环境中的人际交往关系。良好的同事支持环境可以帮助个人更好地适应工作,提高工作效率,提升工作满意度,对个体的职业认同、专业知识技能等发展也是至关重要的。残障人士要加强与同事之间的沟通交流和学习,支持是相互的,可以主动向同事表达关心、提供物质帮助或交换信息、给予意见等,为构建良好的同事支持环境尽一份自己的力量。

3.寻找心灵驿站的帮助

现如今有条件的社区都会设置专门的残障人士就业指导中心以及心灵驿站,当残障人士在职场中遇到特别棘手、难以解决的问题后,可以试着去找他们来帮助自己。心灵驿站会定期举办一些团体活动和知识讲座,在活动中通过示范、鼓励、引导等方式,提高残障人士的自信心,激励他们勇于创新、大胆探索。另外,有些地区的心灵驿站还会进一步促进残健交流互动,让残障人士和健全人一起参与活动,从而收获温暖、感受幸福。残障人士可以积极参加心灵驿站所举办的活动,在帮扶互动中感受温暖,拥抱阳光,不断提高心理力量。

❋ 心灵小结

1.保持乐观心态。要相信任何事情不可能一蹴而就,都需要一个积累的过程。乐观的心态能够让你一直充满自信,给你努力前行的鼓励,面试的时候,也会让企业面试官看到你身上积极向上的正能量,成为一个提升印象的闪光点。

2.寻找失败原因。在找工作无果时,试试寻找原因,"对症下药",不断调整自己找工作的方式或方向,一定能找到自己心仪的岗位。

3.不断学习,提升自己。任何工作岗位都需要一定的技能基础,因此残障人士要注重在平时的技能积累,多多学习各种知识和技能。总之要记住,你所学习的每一种技能,都是对就业的极大帮助。

心理自测

请您根据自己的感受,判断以下题目在您身上发生的频率,并在相应选项打上"√"。

角色压力源量表

题目	非常不同意	比较不同意	不确定	比较同意	非常同意
1.我经常要面对一些要求彼此冲突的情形					
2.我从两个或者更多的人那里接收到互相矛盾的要求					
3.我不得不去面临一些不同的情形,并以不同的方式来做这些事情					
4.我的工作有明确的、计划好的目标与目的					
5.我确切地了解单位对我的期望是什么					
6.我知道我的职责是什么					
7.我非常明确我承担多大的责任					
8.我的职责有明确的界定					
9.我很需要减轻自己的部分工作					
10.在工作中,我感觉负担过多					
11.我承担了太多的职责					
12.我的工作负担太重					
13.我所承担的工作量太大,以至于我不能保证工作的质量					

评分标准：

量表由13道题组成，其中第4、5、6、7、8题为反向计分，其余题目均为正向计分。计分方法为："1"代表非常不同意，"2"代表比较不同意，"3"代表不确定，"4"代表比较同意，"5"代表非常同意。将每道题目的得分相加，总得分越高代表个体的角色压力越严重。

第十章　残障人士的家庭与心理健康维护

> **内容简介**
>
> 　　家庭是亲情联系的纽带,是爱的港湾。中国人历来重视家庭观念,注重家风家训建设,致力于为孩子打造一个有益成长的家庭环境,残障人士的家庭也不例外。鉴于残疾带来的种种困难,残障人士更加需要家人的悉心照料,更加渴望营造和谐的家庭氛围,更加需要培养积极向上的心态,以及掌握科学的教育方法,从而增强其社会适应能力,促进其健康成长。
>
> 　　本章介绍了家庭对残障儿童成长的影响、残障人士家属的心路历程、残障家庭亲子沟通问题及影响因素;分析了家庭在残障人士生活、学习中产生的巨大作用;阐述了残障人士及家属在自我接纳与亲子沟通上可能存在的问题,并提出了相应的解决措施,为残障人士及家属提供科学有效的方法,帮助他们正确认识残障,妥善经营家庭与生活。

一、案例分析

案例一

　　G某,女,43岁,未婚,父亲早逝,自幼与母亲同住。幼时因手术留下后遗症,导致肢体残疾,后又患上轻度狂躁症,行动不便,情绪不稳定,生活不能自理。G某先前在城隍庙担任票务员,后因病情加重,无法继续工作。其性格由原先较为外向开朗逐渐变得孤僻，时常因病痛而情绪失控，与人沟通存在障碍。

其母亲承担了照顾G某和处理全部家务工作的责任，因工作劳累，缺乏足够的耐心教导G某，有时还会控制不住情绪，向G某发泄。家中没有经济来源，仅依靠之前的储蓄维持生活，生活压力较大。

（改编自：陈媛媛，《成年残障人士照顾者压力缓解的个案服务研究——以上海市D社区G某为例》，西北民族大学硕士学位论文，2022年）

从上述案例可以看出，G某作为成年残障者，身心健康状况不佳。残疾与慢性躯体性疾病对G某的身体、情绪和行为均产生了不良影响，损害了其心理健康。随着病情的加重，其性格由先前的开朗转变为孤僻，并伴有情绪失控、沟通障碍等问题。

家庭经济结构、父母状况、教育观念、教养方式等，都会对一个人的心理发展产生重要影响。家庭结构是指家庭中各种角色的成员之间（如夫妻、亲子）的相互联系。家庭作为一个整体，每个成员都有其特定的角色和功能。G某的父亲去世后，原本由夫妻双方共同承担的经济供给、日常照顾、精神支持等功能，全部由母亲一人承担。由于时间、精力和资源渠道大大减少，母亲的压力剧增，G某所得到的供给和支持也不及双亲家庭。

同时，残障人士的社会交往通常较为单一，关系网络简单，家庭成为其获得社会支持的重要途径。G某因身体的特殊性，内心更加敏感和自卑，常常感觉自己与他人不同，并格外在意他人对自己的看法。由于绝大部分时间都与母亲在一起，其社会交往和互动基本局限于家庭内部。母亲对G某的态度和行为，直接影响了其成长和性格的塑造。然而，母亲年纪较大，家务工作繁重，家庭经济压力巨大，这些因素进一步加剧了G某的心理压力。

案例二

吾儿喜禾：

这封信本来打算在你18岁的时候写给你。提前16年写的好处是有16年的时间来修改、更正、增补，坏处是16年里都得不到回信。

一年365天，每天都差不多。但因为有人在那天出生，那一天就区别于另外的364天，有了纪念意义。在你的生日之外，还有一天意义重大。那天，你被诊断为孤独症,你才两岁零六天。

那天你真可爱,一路上咯咯笑个不停,一点都不像个有问题的孩子。你姥姥本来就不同意带你去医院检查,半路上就说不去了。但我还是要带你去。你都两岁了,不会说话,没叫过爸爸妈妈,不跟小朋友玩,你也不玩玩具——知道你是想替父亲省下买玩具的钱,但有些玩具是别人送的,你玩玩没关系的。你成天就喜欢进厨房,看见洗衣机就像看见你的亲爹。你这个样子我怎么能放下心。

专家问了你很多问题,但我们都代劳了。专家还拿了一张表,让我们在上面打钩打叉。表上列了很多问题:是不是不跟人对视?对呼唤没有反应?不玩玩具……符合上述特征就打钩。每打一个钩,都是在父母心上扎一刀。你也太优秀了吧,怎么能得这么多钩?

专家说,你是高功能低智能孤独症。你终于得到了一把叉。你的人生被否决了,你父母的人生也被否决了。

我问专家:"孤独症是什么原因造成的?"专家去繁就简,只说了两个字:"未知。"我又问:"那怎么医治呢?"专家回答:"无方!"

那天,你父亲哭得像个孩子。花园的草看到了,你父亲可以拔掉;树也看到了,你父亲却没办法,它们受植树法保护。

你母亲为了照顾你,果断地辞去了工作。你父亲只是沉沦了三天。沉沦三日后,他马上振作了起来。振作的标志就是:每天在微博上拿你开玩笑。这不是讨厌你,而是太爱你了。你的一举一动都可爱至极,你父亲的胡言乱语也满是爱意。

你收到这封信后,我知道你会把它吃掉。你爱吃饼干,但我找遍了全世界,也没找到用饼干做的纸,所以你就别在意口感了,至少比烟头和泥土好吃吧,你又不是没吃过。

信里面絮絮叨叨说了很多医院的事,那些事情忘不了,索性写出来,你吃掉,以后也就没有了。那些都是你的过去,不是你的现在,更不是你的将来。现在你一天比一天进步,我看在眼里,乐在心里。你势头很猛啊,小朋友,不得了啊。照此发展,你八十岁的时候就可以说:"其实我也是个普通人嘛。"有的人八十岁还未必能达到。一个曾经的高官,现在的阶下囚说:"我就想做一个普通人。"呸！不经过努力,没有奋斗,能成为普通人吗？

我对你曾经有很多期待和愿望。这些期待和愿望有的冠冕堂皇,上得了台面,比如你成为诺贝尔文学奖获得者,比如你当上省委书记,比如成为考古工作者,但这些其实都是浮云,算不得什么。父母对你最大的期待和愿望是:你是一个快乐的人。希望你能帮父母完成,我们也会尽力协助,但主要还是靠你自己。

（摘录自:蔡春猪,《悦读——蔡春猪致喜禾:写给儿子的一封信》,搜狐网,2017年）

孤独症,又被称为"早期幼儿孤独症""儿童期孤独症"等。我国大部分地区称其为"孤独症",孤独症患者也被称为"星星的孩子"。通过对孤独症儿童的临床观察研究,指出孤独症儿童特有的一组特征:极端的自闭性孤立、同一性的保持、出色的机械记忆能力、模仿言语的迟误、对刺激的过度敏感、自发性活动类型的局限性、良好的潜在认知能力（李国瑞等,2004）。

喜禾在2岁时被诊断为孤独症。家人观察到,喜禾"两岁了,不会说话,没叫过爸爸妈妈",存在模仿言语的迟误,可能存在一定的语言障碍;"没叫过爸爸妈妈,不跟小朋友玩",表现出自闭性孤立,未体现出对亲友、同伴等社交关系的关注,可能存在一定的社交障碍;此外,喜禾"不玩玩具",对很多游戏没有兴趣,表现出自发性活动类型的局限性,存在刻板的兴趣和行为。喜禾的行为符合孤独症的3个典型特征:社会交往障碍、语言障碍以及刻板的兴趣和行为。

与正常家庭相比,孤独症儿童家庭所要面对的问题尤为突出。从起初满心欣喜到得知孩子患有孤独症,再到最终接受事实,他们经历了内心的煎熬与挣扎。在得知自己的孩子与其他孩子不同时,家属立即陷入沮丧、绝望等负面情绪。与此同时,面对这类"噩耗"却无法否认后,家属往往会失去理智地进行归因,进而陷入更深的自责与负面情绪中,甚至有人会质问命运为何如此不公。

除此之外,他们还需面对巨额的康复治疗和教育费用,承受长期照顾和教育的巨大压力。在这一过程中,有的家长逐渐接受孩子患有孤独症的事实,以乐观的心态对待孩子的成长和自己的生活;有的家庭则相反,由于早期对孩子期望过高,投入大量热情但康复效果不明显,导致许多家长身心俱疲,影响继续教育的信心;还有的家庭因孩子的康复、照顾和教育问题,家庭冲突不断,夫妻关系破裂,给原本不幸的家庭雪上加霜。而外界的冷漠和歧视,更让他们变得自卑、消极,生活更加封闭。因此,家属从困境中走出来,接纳并认同现实,往往需要经历复杂而漫长的心路历程。

残障儿童家庭能否有效应对这些问题,直接关系到儿童后天的成长和发展。而这些家庭是否有足够的渠道和方法获得支持,以及能否有效利用资源,在很大程度上决定了问题能否得到有效解决。

二、心理解读

(一)家庭对残障儿童成长的影响

家庭是残障人士活动的主要场所,家庭成员对待残障人士的态度和行为,会直接影响其成长及性格的塑造。

1.家庭结构的影响

家庭结构是指家庭中成员的构成及其相互作用、相互影响的状态,以及由这种状态形成的相对稳定的联系模式。家庭结构包括两个基本方面:一是家庭人口要素,即家庭由多少人组成,家庭规模大小;二是家庭模式要素,即家庭成员之间如何相互联系,以及因联系方式不同而形成的不同家庭模式(徐汉明等,2010)。家庭结构对家庭成员的生理、心理和行为有重要影响。

(1)人口要素

一般而言,家庭人口越多,家庭结构越复杂,出现家庭矛盾的可能性越大,关心与爱护越少,越不利于残障儿童的成长。

(2)模式要素

按家庭的代际数量和亲属关系的特征,可以分为以下几类:

一是夫妻家庭,即只由夫妻两人组成的家庭;

二是核心家庭,即由父母和未婚子女组成的家庭;

三是主干家庭,即由两代或两代以上夫妻组成,每代最多不超过一对夫妻且中间无断代的家庭;

四是联合家庭,指家庭中任何一代含有两对或两对以上夫妻的家庭。

家庭环境对孩子的社交发展有着重要影响。通常而言,生活在多代同堂或成员较多的大家庭中的孩子,更容易与同学、老师建立融洽的关系,朋友数量较多且人际互动更为积极。单亲、重组家庭以及父母长期不在身边的留守儿童,在交友方面往往面临更多挑战,尤其是留守儿童更容易感到被同伴疏远,主动交友的意愿和机会也相对较少。

帕森斯提出的家庭结构社会化理论认为,家庭在子女社会化过程中发挥了重要作用,父母在其中承担了不同的角色。其中一方的缺位会导致其功能缺失,进而对子女的社会化产生负面影响。有研究发现,家庭中父母一方或双方缺位的孩子,其教育发展和心理发展水平显著低于双亲共同抚育的孩子(游志麒等,2016)。具体表现为,如果一个家庭失去了父亲这个角色,那么母亲给孩子的教育更倾向于女性特质。这样的残障儿童可能缺乏决断力和果敢,容易犹豫不决。男性特质过少的残障儿童,其逻辑、决断力和行动力容易受到影响,不利于其未来走出家庭,参加工作。如果一个家庭失去了母亲这个角色,那么残障儿童与父亲的链接会变强,孩子身上的男性特质会变得更强,可能表现出坚强甚至固执,但缺乏女性的韧劲和包容心。女性特质过少的残障儿童,人际关系容易受到影响,缺乏处理各种关系所需的耐心、爱心与包容心,难以建立良好的亲密关系。

2.家庭氛围的影响

家庭氛围是指家庭环境的气氛与情调。它客观地存在于每个家庭之中,并且会对生理和心理都处于迅速发育和发展过程中的孩子产生重要影响。良好的家庭氛围可以让孩子感到舒适和亲切,孩子们可以从中感受到父母之爱和家庭温暖,其身心也会得到健康发展。反之,如果家庭不和谐,孩子得不到正常的照顾和爱护,也缺乏适当的管教和引导,便容易形成偏激的性格,甚至出现行为偏差。因此,建立和谐、愉快、整洁、有序的家庭氛围是保证残障儿童健康成长的有效途径。

3.家庭教育方式的影响

家庭教育在孩子的成长过程中具有不可替代的作用。家庭教育旨在让孩子接受家庭文化的熏陶,培养其礼貌、守纪、有担当,以及具备社会责任感的品质,从而帮助孩子更快地适应社会环境,获得更大的发展。父母是教育过程中最重要的资源提供者与活动支持者,他们通过强化子女的正面行为,营造积极的学习环境,教导他们如何与人有效沟通,并引导他们的兴趣与爱好。

不同家庭的教育方式存在较大差异。家长往往对男孩侧重独立性培养,对女孩更多关注情感沟通;父母受教育程度较高、工作环境较好的家庭,通常在教育方法上更为科学合理;而那些习惯用否定打击、过度干涉或区别对待子女的家庭,容易使孩子自卑、焦虑。对残障儿童而言,他们接触到的绝大部分社会关系是自己的家人,这在无形中放大了家庭教养方式的影响。专制型教养方式下的残障儿童常表现出焦虑、退缩和不快乐,同伴关系较差,遇到挫折时容易产生敌对反应;溺爱型教养方式下的残障儿童相比其他儿童更易表现出不成熟、以自我为中心、合作性差等特点;忽视型教养方式下的残障儿童缺乏安全感,很少为他人考虑,缺乏热情与关心,具有较强的攻击性。相比之下,权威型教养方式具有高要求和高反应性,是一种较为理想的教育方式。

(二)残障人士家属的心路历程

不管是先天性还是后天意外发生的残障,都会给残障人士及残障家庭带来巨大痛苦和各方面的压力,直接影响着他们的正常生活能力和心理健康水平。在心理层次上,残障家庭的情绪心理反应过程一般是经历暂时性的震惊状态之后,随之而来的是否定、混乱、害怕、恐惧、沮丧、情绪麻木、易怒与静不下来(马洪路,2007)。而后残障家庭理清思绪,新的认同感出现,逐渐适应,接受现实。残障家庭心路历程一般会经历以下6个阶段(图1)。

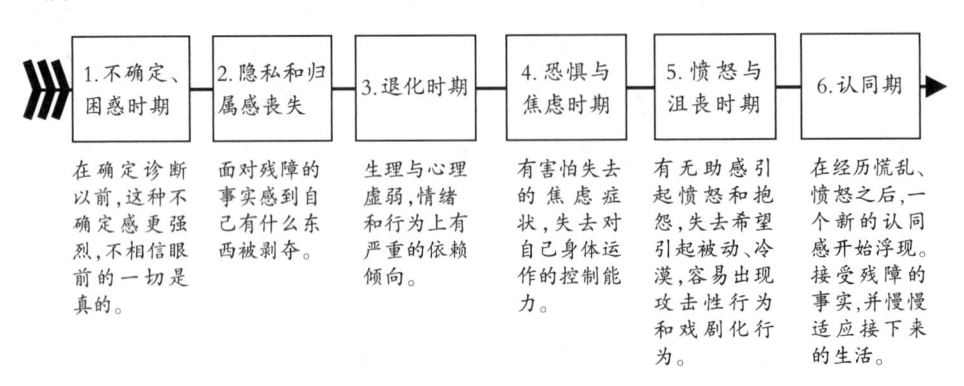

1.不确定、困惑时期	2.隐私和归属感丧失	3.退化时期	4.恐惧与焦虑时期	5.愤怒与沮丧时期	6.认同期
在确定诊断以前,这种不确定感更强烈,不相信眼前的一切是真的。	面对残障的事实感到自己有什么东西被剥夺。	生理与心理虚弱,情绪和行为上有严重的依赖倾向。	有害怕失去的焦虑症状,失去对自己身体运作的控制能力。	有无助感引起愤怒和抱怨,失去希望引起被动、冷漠,容易出现攻击性行为和戏剧化行为。	在经历慌乱、愤怒之后,一个新的认同感开始浮现。接受残障的事实,并慢慢适应接下来的生活。

图1 残障家庭心路历程

1. 不确定、困惑时期

在确诊之前或最初得知残障事实时,残障人士家属情绪上会经历一种巨大的震撼感,不愿相信自己的猜想或医生的诊断。残障人士家属往往表现为手足无措、心慌意乱,感到十分痛苦。尤其在确诊之前,这种不确定感和困惑感更为强烈。

在案例二中,家长察觉到孩子的异常,描述孩子"不会说话,没叫过爸爸妈妈,不跟小朋友玩,也不玩玩具",这些表现让他感到不安,内心充满疑惑。于是,他与妻子带儿子去医院进行诊断。"你姥姥本来就不同意带你去医院检查,半路上就说不去了",这个描述说明家属对医院的抗拒以及对自身行为的否定,实际上是对病情不确定而产生的心慌意乱。这些心理活动表明,他们既想知道答案,又害怕得到答案,最担心的是验证自己内心的猜想,本质上是害怕面对残酷的事实。

2. 隐私和归属感丧失期

大多数残障人士家属在此时会感到强烈的失落感,仿佛失去了最珍贵的东西。他们会认为自己的正常生活和完美家庭被剥夺,但又会努力寻找重建的方法。因此,在拿到诊断结果后,残障人士家属往往一时难以接受残酷的现实,可能会带着残障人士四处求医,希望出现奇迹。此时,他们不愿意接受现实,只要有一丝希望,都会想尽办法去尝试。

在这一时期,残障人士家属内心拒绝接受孩子残障事实,感觉自己失去了某些重要的东西,从而产生心理防御。他们可能不愿意相信家人残障的事实,会继续四处求医。这是一个短暂的过渡时期。残障人士家属的内心并未处于消极静止状态,而是极不平静,感到悲哀和不安,经常失眠,并不断搜集各种治疗残障的信息和资源。

3. 退化时期

本阶段通常出现在残障人士家属燃起斗志、满怀希望地四处寻医问药和搜集资料之后。当他们意识到残障事实无法改变时,往往会感到身心俱疲,难以自我调节情绪和行为。同时,在这一阶段,残障人士家属还可能会表现出情感和行为上的依赖倾向,期望通过这种方式缓解心理压力,减轻焦虑情绪。

4.恐惧与焦虑时期

在案例一中,G某的母亲承担了照顾G某和操持全部家务的工作,十分劳累,没有足够的耐心教导G某,有时还会控制不住情绪,拿G某撒气。治疗费用、生活费用以及长期劳作等,给母亲带来了极大的恐惧和焦虑,致使她有时会控制不住情绪,对G某发火。

残障问题会增加家庭的经济和生活负担。家人不仅需要承担起照顾残障人士部分日常起居的责任,还不得不牺牲自己的发展机会与私人空间。面对突如其来的经济、体力或其他方面的压力,如果没能调适好心态,就容易精力耗竭,失去对自身情绪和行为的控制能力。

5.愤怒与沮丧时期

这一时期,残障人士家属变得被动、冷漠,容易出现攻击性行为和戏剧化行为。当经过一切努力,奇迹却并未发生,孩子的问题依然存在时,父母的情绪会转为恐惧,他们很容易感到万念俱灰,对一切漠不关心,不愿与外界接触,害怕别人询问孩子的情况,恐惧别人投来的目光,哪怕是善意的目光。

部分家庭会出现对残障人士过度保护的情况。归根结底,是这些残障家庭的成员害怕残障人士的状况让他们"失面子",认为残障是一件让人感觉羞愧的事情。为了隐藏这份羞愧,他们会刻意地避开某些话题,或以谎言回应朋友、同事的关心,甚至疏远朋友。久而久之,这样的行为不仅使家庭自我封闭,也阻断了社会信息的获取。

在这种家庭环境下,大部分残障人士依赖性强、独立意识差,对社会充满敌意,这严重影响了残障人士的生活质量和心理健康水平。

6.认同期

案例

儿童医院的医生诊断玲玲智力发育有障碍,这消息如晴天霹雳。方妈妈说,当时她简直无法接受这样的诊断,感觉老天爷跟她开了一个天大的玩笑。方妈妈不甘心女儿就这样被残酷地定义,于是抱着孩子辗转北京、广州、深圳等地到处看病,尝试了西医、中医,吃过药,做过针灸,但都没什么效果。8岁时,玲玲被送到元平特校,看到玲玲的同学也是个个身有缺陷,她还是不甘心孩子从此成为特殊群体中的一员,半年后,又把玲玲接回家,继续寻找让孩子融入正常教育的机会。

经过一年的不断尝试与波折,方妈妈无奈地意识到,还是元平特校的教育最适合孩子。于是,玲玲又回到了元平。其实,玲玲在元平过得很开心,生活也丰富多彩。然而,就算事业做得好,方妈妈的心理压力依然很大。忙碌的时候还不觉得,一旦静下来,她就恨不得大哭一场。当参加一般的朋友聚会,话题难免谈及孩子时,方妈妈往往哑口无言,不知从何说起。慢慢地,她会有意无意地避开这种社交场合。

有一次,方妈妈参加了一个心理自我成长的课程,她把玲玲也带去了。面对着陌生的同学们,方妈妈讲述了自己心里的困惑,同学们很包容、理解她,热情地鼓励她,也非常接纳玲玲。她感到自己找到了一个释放压力的出口,她在心里觉得自己要勇于面对现实,承担起责任来。方妈妈开始尝试接纳玲玲的状况,不再总把焦点放在她与常人不一样的地方,她逐渐地发现了女儿身上不少的闪光点……方妈妈说:"当你感觉女儿是生活中的拖累时,有时难免会把气撒到她身上,没有好脸色。但是,当对孩子的认知改变后,对她的态度也会更加温柔和耐心。"

尽管命运多舛,但方妈妈学会了感恩。她感恩家人的和睦与相互扶持,感恩深圳为玲玲的成长提供了良好的环境,她重新觉得自己拥有一个温馨、幸福的家庭。

(改编自:温凯菲,《面对智障女儿,她从迷茫绝望到心怀感恩》,深圳市残疾人联合会网,2018年)

当方妈妈得知女儿患有智力障碍时,她的内心经历了一个漫长而痛苦的心路历程。起初,这消息如晴天霹雳,她精神遭受重创,不愿相信这是事实,于是抱着孩子辗转全国各地看病,尝试了西医、中医,吃了药,做了针灸,可惜都收效甚微。随后,她开始否定事实,出现心理防御,不承认玲玲与其他孩子不同,拒绝让玲玲去上特殊教育学校,而是带着女儿去普通小学就读,结果却发现了女儿与其他同学之间的差距。在这个过程中,她也有过极度沮丧、想要退缩的时候,一度逃避与朋友讨论女儿的话题。

但方妈妈并没有一直消沉下去,她开始收拾情绪,重新认识女儿,逐渐发现了女儿身上的闪光点。接着,她整顿自己的能量,积极适应现状,带着女儿一起参加心理成长课程,最终为女儿选择了最适合的学校。最后,方妈妈和玲玲都有了残障认同(自我认同)的意识,开始接受残障事实。方妈妈接纳了玲玲的特殊,她不再为此心烦意乱,而是积极适应并参与社会生活。

像方妈妈一样,残障家庭一般都经历了一个从精神受创、逃避退缩到重新认识自我的心路历程。在这过程中有许多情绪或行为反应,有可能反反复复,比如,感到失落、无助,在偌大世界里千辛万苦都找不到希望;感到焦虑沮丧,想逃避现实,疏离人际关系,自欺欺人来安慰自己;但又不得不面对现实去寻找适当的服务,家庭和残障人士还在等着自己的帮助。在经历过这些难熬的时期,残障家庭和残障人士内心积聚了更多能量,对残障认识、应对路径、社会支持有了很多了解后,会有一个重新认识阶段,而后整合所有的信心和资源,残障家庭和残障人士会逐渐接受这个事情,构建一套适应的机制。

(三)残障家庭亲子沟通问题及影响因素

亲子沟通是父母和孩子信息交流的过程,家庭中的亲子沟通是家庭中父母和孩子之间通过交换信息、观点、意见和情感,达到相互了解、信任和合作的过程(王争艳等,2002)。残障家庭亲子沟通是指家长和残障子女运用言语和非言语的形式来传递信息、交流感情的过程。

1.残障家庭亲子沟通问题

(1)沟通频率低

残障人士因生理或心理上的缺陷与障碍,往往深感孤独与自卑,不愿与他人进行沟通,对自己的家人也是如此。对于养育残障子女的家长而言,他们肩负着改善家庭生活的重任,一方面须细心照料残障子女的生活日常,另一方面又须外出工作以维持家庭生计。在照顾压力与工作压力的双重压力之下,残障子女的家长难免会对子女失去耐心,更倾向于从问题的角度出发看待他们,缺乏与残障子女沟通的时间,也不愿过多地与残障子女沟通,沟通频率较低。

(2)沟通时间短

残障子女因其自身的特殊性,活动范围相对有限。当他们心情愉悦时,会与家长进行简短的交流,通常仅限于几句简单的对话。从康复站的工作人员那里了解到,在进行康复活动时,残障子女更倾向于与自己较为熟悉的同伴互动,而对于不太熟悉的人,他们则很少主动进行沟通。尽管有时家长也会陪同残障子女到康复站参与活动,但大多数情况下,家长只是在一旁观察,偶尔与子女进行简短交流,这些交流的时间也相对较短。

(3)沟通主动性弱

相较于健全人,残障人士往往因自身存在的某些缺陷而感到他人可能不愿与自己交流,进而自己也缺乏主动沟通的意愿。此外,在家庭环境中,残障子女的家长习惯批评指责他们,认为他们缺乏能力。长此以往,这种态度不仅让残障子女逐渐认同自己是无能的,还使他们变得消极被动。虽然他们内心渴望与家长沟通,但又因害怕受到指责而犹豫不决,最终导致了沟通主动性的逐渐减弱。无论是残障子女还是他们的家长,在双方的交流过程中,都展现出了较弱的主动性。

2.影响残障家庭亲子沟通的因素

在日常生活中,父母和孩子都常常为不良沟通而烦恼。那么,影响亲子沟通的因素有哪些呢?

(1)亲子关系满意度

亲子沟通是在先前亲子交往经验的基础上进行的,先前形成的亲子关系影响着后续的沟通行为,对亲子关系感到满意有利于养成健康、良性的亲子沟通模式;而不当的教育方式、过分压抑孩子的天性等,都容易对亲子关系满意度造成负面影响。

(2)父母的自我状况

自我状况涵盖自我价值、成长环境、婚姻状况、理想、欲求,特别是即时的情绪状态和身体健康状况等方面。如果将一个人的"自我状态"比作一只"坛子",那么父母"坛子"里装的东西,会影响其与孩子及其他家人的沟通。尤其需要注意的是,当父母情绪不佳或身体疲惫时,会无意之中放大孩子的过错。所以,父母随时留意清理自己"坛子"里的"东西",是促成亲子之间、家人之间良好沟通的前提。

(3)亲子之间的感知差异

亲子沟通也建立在亲子双方对对方行为相互感知的基础之上。父母和子女通过感知并解释彼此的沟通行为,会影响后续的沟通。双方对沟通感知的一致性,既反映了亲子之间的理解程度,也体现了其家庭特征。较高水平的一致性反映出家庭成员的亲密程度较高,较低水平的一致性则反映出家庭中存在更多问题。这种感知差异是亲子之间产生误解的标志之一。

家长往往认为残障子女懒惰、不听话、容易惹麻烦,不体谅自己的辛苦,不感激自己的付出;而残障子女觉得家长唠叨、脾气暴躁,不能理解自己的感受,对自己期望过高,所以不愿意与家长沟通。如果亲子双方都以问题视角看待彼此,家长无法很好地控制自己的情绪,一味批评残障子女,不能发现残障子女的优点,子女也不能站在家长的角度看待问题,总是只看到家庭存在经济压力、时间冲突、信息闭塞等现实问题,不能体谅父母的艰辛,那么沟通不畅便是必然的结果。

(4)父母和子女的人格特点

父母和子女的人格特点不仅影响其自身的沟通行为,还影响着对对方沟通行为的感知。研究表明,外向者在沟通中表现出较高的开放性和支持性;宜人性个体在沟通中合作性较强,更倾向于与对方维持和谐关系。外向者和宜人性个体善于对他人行为进行积极的感知和归因,特别是高宜人性个体在沟通中较少感知到冲突,对冲突的评价也更为积极。神经质者较为冷漠,倾向于将对方行为归因为不诚实,因此表现出较多的沟通担忧和敌意,难以与对方维持良好的沟通。此外,沟通是一个互动过程,双方人格之间的关系也会对沟通产生影响。

(5)家庭中成年人之间的沟通状况

一般而言,孩子与父母的沟通模式,会受到父母沟通模式潜移默化的影响。无声的沟通行动往往比有声的沟通语言更有效,父母的行为方式和生活理念会对子女产生影响。如果父母是讲究礼节、生活规律的人,子女通常也会有礼貌、有原则,更容易受到周围人的欢迎;如果父母生活懒散,作息不规律,不爱整理家务,孩子对自己的要求往往也会较低,生活自理能力较差,在学习上也不思进取。

> **拓展阅读**
>
> 如何早期识别孤独症？
>
> 近年来越来越多研究发现，早期发现、早期行为干预和教育可显著改善孤独症患儿的不良预后，家中提供良好支持，孤独症患者可获得部分生活自理和自我照顾能力。因此对于孤独症儿童的早期识别非常重要，孤独症儿童通常从很早期就会表现出一些异常迹象。如果家长发现以下情况，应该及时寻求专业帮助。
>
> 6个月龄前：很少或没有灿烂的笑容或其他温暖、快乐和可爱的表情。6至9个月龄：很少或没有对声音、微笑或其他面部表情的分享和反馈。
>
> 9至12个月龄：很少或没有牙牙学语；很少或根本没有指向、显示、达到的手势或挥手表达或反馈；对叫其名字几乎没有反应。
>
> 12至16个月龄：不能说出一个完整的单词。
>
> 16至18个月龄：不会玩"过家家"游戏或不会模仿。
>
> 18至24个月龄：不会说两个单词的短语。
>
> 在任何一个年龄段语言技能或社交技能倒退。
>
> （摘录自：佚名，《如何早期识别孤独症？孩子有这几种情况，爸妈要警惕！》，央广网，2025年）

三、营造良好的家庭氛围

家庭心理氛围对孩子的成长至关重要。那么，我们该如何营造一个有利于孩子成长的健康家庭心理氛围呢？

（一）拉近家庭成员间关系

家庭成员之间的人际关系，决定了家庭心理氛围和家庭的稳定程度。现代家庭中的亲子关系，既是长辈与晚辈的关系，也是伙伴和朋友的关系。从长辈与晚辈的关系角度看,父母要关爱残障子女,关注他们的成长,帮助他们克服困难、树立信心;同时,残障子女也应对父母尊重和爱戴。从伙伴和朋友的关系角度看,父母与残障子女之间应保持平等,相互尊重,特别是父母应尊重残障孩子的人格。此外,夫妻之间更应相互理解,共同承担家务以及教育残障子女的责任。家庭人际关系的和睦,有利于家庭成员之间心理相容,避免心理冲突,从而使家庭成员的心理健康水平不断提高。

(二)重视亲子之间的交流与互动

现代社会生活节奏加快,加之残障儿童所需的康复等费用较高,许多父母不得不花费更多的时间和精力去工作,因而疏于和子女交流。此外,两代人在价值观、个性等方面存在差异,这也容易形成心理隔阂。只有双方经常沟通交流,才能缩短心理距离。

因此,除了一般的日常接触外,父母还应有目的地与残障孩子沟通交流。比如安排家务劳动;在进行重大决策时征求并采纳孩子的合理建议;选择好书、好节目和孩子一起观看;耐心倾听孩子讲述学校或康复机构中的事情;帮助他们面对挫折、克服困难;安排亲子共同出游,培养生活情趣,丰富精神生活等。通过这些方式,让残障孩子时刻意识到自己是家庭的一员,从而乐意与父母沟通。

(三)对孩子期望适中

父母对孩子的期望,能让孩子感受到父母的关心与爱,是激发孩子积极向上的动力。然而,脱离孩子实际水平的过高期望,尤其是期望残障孩子去做他们力所不能及的事情,会使家庭教育处于一种高压状态。一旦孩子达不到父母的要求,父母就会失望、埋怨,甚至打骂孩子,这严重影响家庭和谐。

因此,父母应实事求是地调整对残障孩子的期望,以孩子的幸福成长为出发点。尤其要注意,在言谈中不能拿自己的残障孩子与"别人家的孩子"作对比。

(四)父母不断提高自身素质

1. 提高文化素质

未来的家庭将是学习型家庭。父母持续学习文化知识,不仅能提升家庭教育的水平,其学习态度和精神还能为孩子树立良好的榜样。特别是在有残障人士的家庭中,家庭成员积极学习残障人士病理及日常护理知识,这不仅能增进对残障人士的理解,还能让他们生活得更舒心,更深刻地体会到自己是家庭的一员。

2. 提高心理素质

父母的心理素质对家庭心理氛围影响极大。心理素质是指一个人的心理特征及其所表现出的行为和态度,包括自我意识、自控力、自尊水平、乐观积极程度、情感管理能力、学习能力、逻辑思维能力、沟通表达能力、解决问题能力,以及道德品格。在生活、工作以及残障孩子成长过程中遇到困难时,若父母情绪稳定、积极乐观、对家庭有责任感、对残障孩子有信心,实际上就已经为孩子营造了一种良好的家庭氛围。

3. 提高修养

修养,指人的综合素质。孩子的思想品德素质正处于形成时期,可塑性强。残障孩子与父母生活在一起,耳濡目染,父母的一言一行都起着潜移默化的教育作用,对孩子的影响非常深刻。

正如教育家马卡连柯所说:"你怎样穿衣服,怎样和别人谈话,怎样谈论其他人,你怎样表现欢欣和不快,怎样对待朋友和仇敌,怎样笑,怎样读报——所有这些对儿童都有很大的意义。"因此,父母高尚的情操、文明的举止,会深深感染孩子,进而促使家庭心理氛围积极向上。

四、家庭成员如何助力残障人士自我成长

社会乃至亲人异样的目光,常常成为残障人士融入社会的阻碍。面对这一

挑战,家庭应如何有效助力残障人士实现自我成长与发展?

(一)让残障儿童感受更多的爱

生理残障的孩子往往更容易感到自卑与孤独,因此,父母需要倾注更多的爱心与关怀,让他们深切体会到家庭的温暖与接纳,绝对不能歧视或嫌弃他们。

父母对残障子女的爱,不仅体现在无微不至地照顾和大量的时间付出上,更需要根据他们身心特点(即便存在生理残障,但在精神世界也有独特需求),从精神层面给予关爱与支持。要鼓励残障子女乐于向父母袒露心声、表达情绪,以此缓解紧张心理,消除内心的痛苦。特别是当残障儿童遭遇困难与烦恼时,父母可以采用观影、开展兴趣活动以及变换环境等方法,有效转移他们的注意力,帮助他们排解内心的抑郁情绪。此外,父母应时常激励残障子女积极为他人和社会做出贡献,通过这些行为让他们获得心理上的满足感,进而增强其面对生活的勇气以及克服困难的信心。

(二)实施针对性教育

在残障儿童的家庭教育和训练中,应增强针对性,做到因人而异、具体指导。盲童通常善于思考,抽象逻辑思维能力潜力巨大,记忆力也很强。父母要对其加以教育引导,让他们多听音乐、广播和故事,以此发展他们的抽象逻辑思维能力,发挥其特长,树立自信心。

听障儿童一般视觉、触觉发展良好,动手能力也较强。父母可以教他们学习手工制作、绘画,帮助他们改善自卑心理,树立自强、自尊、自信的良好心态。

对于肢体残障儿童,要充分利用他们的代偿作用,帮助他们树立"身残志坚"的思想观念,形成健康向上的心理品质,发挥出自身优势。

(三)加强非智力因素的培养

在家庭教育中,对残障子女发展良好的非智力因素,施以必要的心理卫生保健教育十分重要。父母要帮助残障子女克服自卑心理,让他们看到自己的长处和优势,相信自身的知识和力量,增强自信心,敢于直面现实,不断努力奋斗;父母要教导残障子女学会心理自我调节,鼓励子女参与各种实际锻炼,提升能力,控制情绪,保持心态平衡;父母还尤其需要培养残障子女的良好性格,创造条件鼓励残障子女扩大社会交往范围,参加各类实践活动,培养广泛的兴趣爱好,发扬自主精神,培养独立生活的能力,塑造开朗豁达的性格。

(四)更加注重操作能力的培养

对于残障儿童而言,家庭教育的最终目的是尽可能地帮助他们克服生理缺陷,掌握赖以生存的技能与技巧。所以,要格外注重对残障子女操作能力的培养。通过引导残障子女参与力所能及的劳动,针对残障子女采用扬长避短的方式,增强培养训练的针对性,为他们日后的择业奠定良好基础。

比如,培养视障子女按摩、推拿技术,方便他们未来从事按摩医疗工作;听障子女能够学习手工编织、绘画、缝纫等技能,从而获得一技之长;肢体残障儿童可依据个人残疾情况,选择适宜的手工操作技能或心智技能。只有重视对残障子女技能的培养,才能够让他们在社会上自立,从事对国家和家庭有益的职业。

拓展阅读

家庭教育重于一切——致家有"残障"儿童家长的一封信

当然,我这么强调家庭教育的重要性,并不是说学校教育不重要,更不是推诿我作为一名特殊教育学校教师的责任,学校教育当然也重要,它为"残障"孩子提供了一个平台,一个平等享受优质教育的平台,一个与其他同类孩子共同生活的平台,一个走出家庭迈向社会的平台……但是,作为一所特殊教育学校,它只是为"残障"孩子的生活能力与社会适应能力的发展奠定基础。我们只在做一些基础性的工作,而孩子能力的发展最终还是落在家庭教育上。

(摘录自:佚名,《家庭教育重于一切——致家有"残障"儿童家长的一封信》,豆瓣网,2017年)

五、残障家庭亲子沟通水平提升策略

(一)学习情绪管理的方法与技巧

家属未能有效且恰当地表达自己的情绪是残障家庭亲子沟通障碍的重要成因之一。鉴于残障子女的特殊情况,家长往往倾向于采取批评与指责的态度,这种沟通方式不可避免地夹杂着负面情绪。而在表达这些情绪时,常常未能达到预期效果,反而加剧了亲子间沟通的困难。为改善这一状况,家属可以通过以下几个步骤来有效地管理自身情绪,从而实现更加顺畅与有效的亲子沟通。

第一,觉察情绪,即感知自己当下的情绪状态,比如开心、喜悦、愤怒、痛苦等;第二,探究原因,思考是自己的需求没有被满足,还是有不同的意见要表达等;第三,接纳情绪,勇敢地承认自己或他人有情绪,并且认识到有情绪是正常的;第四,表达情绪,采用平和、正常的方式将自己的情绪表达出来,让家人感知到,并且可以和家人一起探讨解决情绪问题的方式方法。

(二)家庭成员学会换位思考

在残障人士家庭的亲子沟通过程中,无论是家长还是残障子女,往往更多地聚焦于自身的感受,而较少关注对方的情感体验。当面临亲子沟通难题时,他们通常倾向于仅从自己的立场出发表达感受,缺乏主动探寻问题根源以及倾听对方意见的习惯,这种做法阻碍了亲子间的有效沟通与理解。

"心理理论"广义上是关于心理的各种知识,狭义上是指一种抽象的、连贯的、可解释因果关系的系统。狭义的心理理论是儿童对信念和愿望等基本心理成分的理解,以及儿童关于这些心理成分与知觉输入和行为如何相互影响的知识,是个体对他人心理状态及其与他人行为关系的推理或认知。该理论指出,人类先天就能够以推理方式理解自己以及周围人的心理状态,并根据推理做出合乎社会期待的反应与行动。

家庭成员可以通过回忆最近在亲子沟通中发生的冲突事件,从双方不同视角看待这次冲突,体会彼此的情绪,学会换位思考,进而提升亲子沟通的能力。

(三)多创造沟通的机会

在残障人士家庭中,家长为了维持生活外出工作,而残障子女大部分时间是待在家里做自己喜欢的事情。一方外出而另一方在家,双方缺乏沟通的时间。即使双方都在家,彼此之间的沟通也较少,缺乏沟通的话题。因此,适当创造沟通的时间、地点和话题,有利于增加亲子沟通的频率和时长。

(四)用积极视角看待彼此

残障人士和家庭成员看待彼此时,大多时候保持的是一种问题视角,看到的都是对方的缺点与问题。他们以这种视角来看待彼此,导致亲子沟通难免不畅。因此,如果家庭成员能以更加积极的视角挖掘彼此的优势,那么当他们看待彼此的视角转变后,亲子沟通也会随之变得顺畅起来。

残障人士由于身体的特殊性,内心可能更为敏感且易于产生自卑感。他们深刻意识到自己与他人的不同,并格外在意他人对自己的评价。所以,家庭成员应以一颗平常心看待残障人士,避免过分强调他们的"特殊性",而应以平和的心态接纳并尊重他们,让残障人士深切感受到家庭的温暖与善意。

此外,如果家庭成员能以积极的视角相互看待,善于发掘彼此身上的闪光点,比如残障人士展现出的坚韧不拔、自强不息的精神品质,并通过积极正面的解读来增进理解,这将极大地促进亲子间的沟通与情感联结。

六、家庭如何帮助残障人士形成健康心理

残障人士能否维持健康的心理水平,家庭扮演着举足轻重的角色。如何帮助残障人士形成健康的心理呢?

(一)残障家庭的心态调适

要想帮助残障人士形成健康的心理,首先残障家庭应做好自己心态上、认知上的调整。

1. 接纳残障家属

残障人士家庭成员要直面残障事实,接纳残障家属。家庭成员需要保持清醒头脑,面对生理、生活和社会等方面的各种现实问题,接纳自己的残障家属,积极调整自己的心态,寻找适应现状的路径和方法。

2. 无限的亲情温暖

大多数残障人士在生活自理方面存在一定困难,尤其是儿童和瘫痪病人,他们终日离不开家人的陪伴与照料。这种依赖性容易使他们否定自己,认为自己毫无用处。因此,残障人士相较于健全人,更需要亲情的温暖与帮助。以血缘为纽带的家庭中,成员之间会相互影响,亲情不仅持续温暖着残障人士,也滋养着整个家庭。爱与温暖具有感染力,能够不断放大,那些拥有爱与亲情支持的家庭,才更有力量和勇气直面生活中遇到的各种问题。

3. 良好的家庭关系

残障人士的性格特征和心理状态与健全人士相比可能存在一定的差异,这就要求家庭成员在日常生活中展现出更多的理解与体贴。由于生理上的局限,残障人士在更大程度上依赖于家庭成员的支持与帮助,因此,他们与配偶、父母、子女等其他家庭成员之间的关系就显得尤为关键,这些关系的和谐与否直接影响到他们的生活质量。

(二)残障家庭的行为支持

为帮助残障人士形成健康的心理,家庭在实际行动上的支持可分为两类:一类是客观可见的支持,如物质上的援助或稳定的社会关系(如婚姻、家庭、友谊等);另一类则是残障人士主观感受到的支持,如在社会中受到尊重、被支持与被理解的感受,这类支持与个体的主观感受、体验紧密相关(李梦琪等,2016)。

1.客观可见支持

(1)照料生活起居

残障人士通常倾向于与家人同住,因为这样既能享受家庭照料的便利,又能保持一定的独立性和个人隐私。同时,不同类别的残障人士具有各自独特的居住需求。例如,老年残障人士因身体机能下降,可能无法自理日常起居,如洗衣、烹饪和清洁,家人需全面照顾其饮食起居,确保饮食不辛辣,家中保持整洁无过多杂物,并设置宽敞明亮的通道以便于其行走。对于截瘫或偏瘫患者,他们行动依赖轮椅,且可能失去大小便自控能力,这要求家属提供更加耐心和细致的照料。视障人士由于视力受限,容易发生碰撞和跌倒,家庭环境应设计无障碍空间以保障其行动安全。在外出时,家人应优先考虑选择具备无障碍设施的环境,如具备无障碍道路、电梯、卫生间等,以便残障人士更好地融入和参与社会生活。

(2)培养自理能力

残障人士往往被标签化,这种标签过多地弱化了他们的能力。事实上,每个人都可以做一些力所能及的事情。例如,自理日常所需,帮助分担部分家务,在穿衣、吃饭、如厕等方面减少对家人的依赖,这些都能增强残障人士的自信心。因此,有残障人士的家庭应该多引导他们参与家务或工作,培养他们的自主独立能力,实现"助人自助",从而满足残障人士的需求,促进他们的自我成长。残障人士的生活能力越独立自理,他们的自信心就越强,越能感觉自己是一个有用的人,对家人造成的生活和精神压力也就越小。残障家庭应遵循"三个不要,三个要"的原则:三个不要,即不要给他们贴上残障的标签,不要认为他们一定需要帮助,不要认为他们不能独立完成一些事情;三个要,即要看见他们的能力,要听见他们的需求,要提供他们独立完成力所能及工作的机会和必要的帮助。

(3)搭建朋友圈

残障家庭可以帮助残障人士认识并运用自己所处环境中的可用资源,从积极的视角整合运用这些资源的路径,挖掘他们的社会支持系统,并为他们组建和扩大一个属于个人的社会关系网络,就像构建一个朋友圈,这个圈子包括亲人、朋友、邻里、工作伙伴等,以增加他们的生活乐趣。当遇到生活困难或人际关系困扰时,家人应陪伴残障人士一起面对和解决。

由于自身条件的限制,残障人士的交往圈子通常比较小,这往往导致交往匮乏,而交往匮乏又可能引发情感匮乏。残障人士同样有社会交往的需求,与亲人、朋友、邻里、工作伙伴的交往可以在很大程度上消除抑郁、孤独等消极情绪。

(4)陪同康复锻炼

残障人士既有照护需求,又有专业的护理需求。护理应包含两方面:一是家人陪同支持下进行的主动康复锻炼。这种锻炼应以安全为主,选择一些适度的锻炼方式。康复锻炼对残障人士残余功能的恢复至关重要。二是家人陪同定期前往医院或专业机构进行身体检查和康复治疗,以获得专业技术人员的帮助。通过体能训练(如运动疗法、作业疗法、言语矫正等),可以改善生理功能。家人可以学习并了解一些基础的照护知识和技能,掌握致残原因、安全用药、急救措施,以及日常生活照顾等方面的知识。家人需要对残障人士在家的日常康复锻炼进行规划、督促和陪伴,并做好记录。同时,对去医院或机构进行身体检查和康复治疗的日期、内容、效果也要做好跟踪记录。通过康复锻炼和治疗,残障人士的身体机能得以恢复,与社会的融合程度及适应能力得到提升,心理健康水平也会随之提高。

(5)利用外部政策资源

残障家庭应多关注政府、残联、社区的资讯,以便了解和充分利用社会支持系统为残障人士及家庭提供的政策,如收入保障制度、生活补贴制度、护理补贴制度,以及为残障人士家属提供的专业培训和心理辅导等。

残障家庭应主动寻求政府政策和社会资源,帮助解决残障人士及家庭面临的具体困难,包括康复、教育、劳动就业、福利等方面。

残障家庭应多与社区和机构保持联系,鼓励并动员残障人士走出家庭,积极参与社会活动,以获得特殊教育和劳动就业的机会。只有这样,残障人士才能真正获得独立生活的条件和能力,更好地适应并融入社会。

2.主观感受支持

(1)给予足够的尊重和理解

残障家庭应尊重和了解残障人士,给予他们关心与温暖,与残障人士建立亲密关系,并经常保持沟通。对于残障人士所遇到的事情和心中的情感,家人应积极介入,敏锐地捕捉他们的需求。一方面,要让残障人士明白家人永远在身边,陪伴他们一起成长,以此树立残障人士的安全感,让他们拥有应对现实遭遇和外界压力的勇气,坚强乐观地生活。另一方面,加强沟通有助于他们形成换位思考的习惯,让残障人士理解家人为了照顾他们所付出的努力和不易,从而促进相互理解,共同构建和谐的家庭氛围。

(2)树立正确价值观

价值观为人们的行为提供准则与尺度,是人们用以区分好与坏、对与错的标准,它支配着个体的行为、态度、信念和理想。具有不同价值观的人,其动机模式不同,所产生的行为也不相同。动机的目的和方向受价值观的支配,只有那些经过价值判断被认为是可取的目标,才能转化为行为的动机,并以此引导人们的行为。

首先,残障人士的家庭成员应加强自身修养,规范自己的思想,树立正确的价值观,做应该做的事,做正确的事,起到良好的表率作用。其次,家人要与残障人士就家庭相关的事务以及身边发生的见闻进行沟通,引导他们树立正向的价值观和自我价值归属感,推动并指引残障人士做出正向积极的决定和行动,从而增强他们的自信心,提升自尊水平。最后,家人也要学会理解和等待。特别是那些因意外事故遭受重创的残障人士,他们可能情绪低落,无意再直面人生,此时教育效果往往不理想,甚至出现不接受或反抗的情况。残障人士家属要学会换位思考,多站在残障人士的角度考虑其需求和想法,给予更多的理解和耐心,等待他们的转变。

(3)提升领悟社会支持的能力

领悟社会支持是残障人士主观感受到的来自家庭和社会的支持,是一种受到尊重和理解的情感体验。领悟社会支持,让残障人士主动构建健全的社会支持系统,让其感受到来自社会、家庭等的关心与支持,有助于安全感的形成,有益于残障人士的心理健康和健全人格的发展。

自尊在领悟社会支持与残障人士生活满意度之间起着中介作用;沟通不仅能提高残障人士的生活满意度,而且能增强自尊对生活满意度的促进作用(李欣等,2018)。因此,残障家庭应提升领悟社会支持的能力,还应注重提升残障人士的自尊水平,增进家庭成员之间的沟通。提高正确的感知能力,也可以帮助提高残障人士领悟社会支持的能力。如果缺乏感知力,即使生活中存在易获取的客观的社会支持,残障人士依然无法看见。

残障家庭成员可以通过沟通聊天的方式,让残障人士更了解自己身边存在的客观社会支持,知道它们是什么,来自哪儿,形成感觉记忆,下次才有印象。残障家庭帮助残障人士提高自尊水平,认可自我的价值,喜欢自己,接纳自己,对他人的帮助和支持的感受性也会增强。

(4)厘清当下,看见远方

优势视角认为,人在面对生活中的挑战时,个人所具备的能力及所拥有的内部资源能够帮助他们战胜这些挑战。残障家庭可以帮助残障人士挖掘自身的潜能,比如学习文化科学知识,或者掌握一些生活技能和谋生技能,以实现自我价值。遇到困难和障碍时,家人要帮助残障人士认识到自身的特长,鼓励他们克服身体上的不利因素,战胜困难,并不断积累解决问题的经验。同时,与残障人士一起探讨未来的规划和希望,让他们对人生充满希望、目标和动力。

(5)适当倾诉与宣泄

在残障家庭中,照料者承担着照顾亲人的重大责任,这给他们带来了极大的精神压力。尽管照料者心甘情愿地肩负起这份职责,但日复一日的繁重任务,以及残障人士偶尔的不配合,常常使他们感到心力交瘁、情绪沮丧。残障人士的康复之路既漫长又充满变数,随着康复进程的推进,他们可能会出现情绪的反复波动,这不仅是对残障人士自身意志的考验,也可能让家庭成员感到疲惫,甚至产生厌烦情绪,进而对健康状况的敏感度增加。此外,残障人士在外出时遭遇的异样目光、交通不便等问题,都会让照料者感到紧张和焦虑。同时,照料者还常常面临社会的偏见和排斥,身心备受伤害。然而,照料者往往忽视了自己的心理健康问题,在初期阶段尤其容易忽略这一点。这些问题给残障人士家属,尤其是主要照料者,带来了沉重的精神压力,而这些压力又往往因为隐私性而无法轻易表达。因此,他们亟须得到支持来缓解心理上的压力。

❋ 心灵小结

1.家庭是残障人士活动的主要场所,家庭成员对待残障人士的态度和行为,会直接影响残障人士自身的成长及性格的塑造。

2.他人异样的眼光与差别对待是残障儿童成长路途中的障碍,而来自家人的爱与因材施教的教育方式,能帮助他们接纳自身的生理特点,掌握赖以生存的技能和技巧,进而实现自我成长。

3.残障人士家庭亲子沟通问题产生的很大一部分原因是家属不会正确表达自己的情绪,可使用觉察情绪、探究原因、接纳情绪和表达情绪的步骤管理自己的情绪,从而做到家庭成员间的良好、有效沟通。

4.家庭成员可以通过做好自己心态上、认知上的调整等来帮助残障人士形成健康的心理。

第十一章　残障人士的社区心理服务

内容简介

国家统计局第二次全国残疾人抽样调查领导小组发布的调查数据显示，全国有残疾人的家庭户共7050万户，有2000多万残疾人生活在城市社区（第二次全国残疾人抽样调查主要数据公报）。与健全人相比，残障人士是一个特殊且困难的群体，需要社区给予特别的扶持和帮助，更需要通过社区来实现参与社会生活的目的。但残障人士的特殊性以及社区工作的复杂性，使残障人士融入社区存在一定的困难与障碍，因此，残障人士需要正确对待自身与社区之间的关系，认识到社区对自己康复的积极作用，社区也需要采取多元的应对措施帮助残障人士融入社区，走向社会。

本章内容主要介绍了残障人士社区心理服务等方面内容，分析了残障人士在社区生活中可能存在的各种问题，并提出相应的解决路径，帮助残障人士正确认识社区生活，积极面向未来发展，同时，也为社区工作者在工作中提供切实有效的解决方法，从心开始，助力残障人士逐梦前行。

一、案例分析

董女士先天患病导致肢体残疾至今未婚，靠低保生活，19年前她收养了一个女孩，后来女孩离家出走至今未归，思女心切的她心里承受着巨大压力，又因残疾行动不便，无法外出与人交流，导致长期抑郁。董女士致电西海都市报社区联络站求助,接到电话后,记者立即向城东区康乐社区康东居委会反映此事,居委会联系城东区心理健康服务中心为辖区居民董女士开启绿色通道,安排专业心理咨询师为她提供上门心理援助服务。

(摘录自:季蓉、马文莉,《社区真情相助,解残疾人心结》,青海省人民政府网,2016年)

小望32岁,小时候患了小儿麻痹症,由于治疗不及时,右下肢伤残较严重,行走十分不便。一次,他倒在工作岗位上后心灰意冷去自杀。获救后他谁也不理。成都市银沙路社区街道邀请心理专家到小望家中进行心理疏导,40多分钟后,房间内传来小望的痛哭声。"他心里的压力太大了,能够哭出来是件好事情。"专家走出房门说。小望的老母亲担心地冲进房间,只见已经31天没有说话的小望大声喊了一声:"妈妈,对不起,让你担心了!"

(摘录自:蒲兰,《从身从心社区关爱残疾人》,新浪网,2006年)

南京市鼓楼区燕江路社区工会组织辖区40多名残障人士到浦口不老村进行了一日游活动,在旅游大巴上,大家掩不住兴奋,一路欢歌。其中胡师傅从小患有小儿麻痹症,行动不便,只能依靠轮椅出行,走出家门看看风景一直是他的心愿。此次由红会工作人员和志愿者推着他,他一边欣赏着风景一边高兴地说:"之前多次想到这里游玩,由于行动不便,一直未能如愿,今天很开心。"在活动中,志愿者还通过聊天话家常的方式对残障人士进行心理疏导,启发他们自强自立,向着从"他助"转为"自助"的方向努力。

(摘录自:施红轩,《南京燕江路社区红会服务辖区残疾人,进行户外拓展心理疏导》,荔枝网,2017年)

上述3个社区通过联合不同的社会力量,开展不同形式的活动为社区残障人士提供了3种不同形式的心理服务,让社区残障人士感受到知心的温暖。康乐社区了解到董女士的实际需求,随后结合董女士的实际情况和需求为其提供上门心理援助服务;成都市银沙路社区采用宣传教育的方法,通过邀请心理专家,对小望进行心理咨询和辅导的方法,让小望释放心中积郁已久的压力;南京鼓楼区燕江路社区别出心裁地通过户外扩展为社区残障人士进行心理疏导,并且以社区残障人士的实际需求为导向,满足残障人士的心愿。

社区是残障人士心理服务的重要依托,不同社区提供的社区残障人士心理服务有所差异,采取心理服务的方法有着不同的侧重点。社区不仅可以进行心理健康的宣传教育,也可以进行心理咨询和辅导。社区可以根据残障人士心理服务的特点、不同类型残障人士多样性的心理服务需求、社区心理服务自身所具备的特点为残障人士提供不同的心理健康服务内容。不同社区有着不同的方式,但都有相同的心理服务目标,都是以社区残障人士为中心,涉及残障人士日常生活的方方面面。

社区通过多种不同的以及不断创新的心理服务方法,让社区残障人士可以将潜意识中情感的压抑和冲突展现出来,让负能量和消极情绪得到很好地释放,缓解压力调节情绪。同时可以让残障人士了解心理健康的知识,帮助残障人士预防心理问题、调节心理障碍、舒缓心理压力等,树立心理健康的意识;帮助残障人士不断增强自信心,让残障人士可以建立和谐的人际关系,树立对美好生活的信心,融入社会这个大集体中。社区需要因地制宜,既要尊重残障人士的共性,又要结合社区自身实际情况,为残障人士带来爱的关怀。

二、心理解读

(一)残障人士社区心理服务的定义

残障人士社区心理服务是在政府及社会力量支持下,以满足残障人士的心理需要为出发点,依托社区基层组织实施的,通过调动多方参与,运用多种技术方法,在社区内提供的满足残障人士认知和情感需要的心理服务,其最终目的是实现残障人士对美好生活的需要。社区作为一个平台,将社会各方资源加以整合利用,以残障人士服务需求为导向,为社区残障人士提供基础的物资和资金帮扶以及心理健康服务,其中残障人士社区心理服务便是保障残障人士心理健康的重要途径。

(二)残障人士社区心理服务的需求

残障人士的心理服务需求具有多样性,涉及的范围也较广,主要集中在婚姻、家庭、人际沟通、情绪调控、自我意识、学习、就业、恋爱以及挫折承受和应对等问题。部分残障人士对自身心理健康水平认识不够,可能存在着不同程度的心理健康隐患。残障人士常常会因为自身条件而产生自卑心理,甚至会将自己封闭起来,不愿与外界有过多的交流沟通,这些做法会让残障人士产生一定的心理困扰和心理问题,笼罩在悲观、自卑、易怒等情绪中,如果长期这样下去,问题会越来越严重。

(三)残障人士社区心理服务的内容

残障人士社区心理服务从心理健康知识普及、家庭生活、人际交往、情绪调节等方面入手,其内容主要包括:提供社区日常心理慰藉,如上门慰问、送上节庆关怀等,让残障人士充分感受社区温暖;提供专业的心理健康普及知识,帮助残障人士提高心理素质,从而获得良好的社会适应;通过科学的心理测量,让残障人士可以更好地了解自己,并且可以正确地认识和看待疾病带来的影响,能够逐步获得自我认同和自我接纳;针对残障人士特殊性问题进行心理辅导,如就业问题、个人情绪调控问题、子女教育和家庭矛盾问题等;此外还包括特殊时期的创伤心理援助,如求职时期心理准备、受挫后心理引导以及疏导后天致残所引发的心理问题等。

总的来说,可以将残障人士社区心理服务的内容分为内部服务和外部服务。其中内部服务是指利用社区内部资源直接为社区残障人士提供的服务,例如建立残障人士心理档案、提供日常心理慰藉、搭建交友交流平台等服务内容;外部服务是指当社区资源有限,且无法充分满足残障人士需求的情况下,社区便扮演服务转介者,作为中介争取其他各方社会力量为残障人士提供相关服务,针对残障人士需求引入相关的职能部门或专业机构,如利用专业心理机构为残障人士提供心理咨询服务。

(四)残障人士社区心理服务的方法

社区心理健康服务工作是解决残障人士心理问题的重要渠道,其服务方法具有多样性,如为残障人士提供心理普及知识、协调专业心理咨询机构提供专业的心理咨询、开展社区集体活动、搭建网络心理服务平台等,多样化的方法可以增强社区残障人士心理健康服务的易获得性,让残障人士的心理问题可以得到及时疏导和解决。

1.宣传教育

社区助残宣传在促进残障人士融入社区方面起着重要作用,社区助残宣传是为残障人士做宣传的重要途径,同样也是向残障人士做宣传的重要方式。助残宣传的形式可以是多种多样的,在社区通过各种途径的助残宣传教育,对社区成员进行心理知识的普及,强化心理健康意识,针对残障人士需求讲授心理健康知识和人际交流沟通技巧,帮助残障人士树立正确的自我意识,建立和谐的人际关系。通过助残宣传活动可以让社区其他成员更好地了解到残障人士,正确认识残障人士,让他们了解到残障人士的自立自强,这样不仅可以在社区营造出关注心理健康的良好氛围,在社会中营造出良好的扶残助残的社会氛围,还可以增强残障人士自尊、自强的信念。比如通过在社区发放心理健康手册、开展心理知识竞赛、张贴心理健康标语、设立心理橱窗等方式,强化社区残障人士和其他成员心理健康意识,塑造积极向上的心态,让社区其他成员可以更好地接纳残障人士。

2.心理健康管理

以残障人士心理健康为中心,提供长期且全方位的心理健康服务,对残障人士心理健康进行全面的测评和分析,动态地收集残障人士心理健康信息,建立残障人士社区心理健康档案,并针对出现的问题提供指导和干预,心理健康管理工作的主要内容包括心理健康评估、心理压力调节和疏导、精神疾病的规范治疗等。

3.咨询和辅导

通过形式多样的心理咨询和辅导,为有需要的残障人士提供专业的心理咨询服务,同时需要社区不断丰富服务残障人士的内容和形式,增强残障人士心理服务的专业性和易得性。其内容可以包括心理健康知识的普及、消极情绪调节、挫折应对、家庭矛盾调解、心理危机干预等，这些专业的服务让残障人士可以走出心理误区，正确认识自我，让残障人士心理素质和自我调节能力可以得到改善，最终增强社会适应能力。

4.服务需求导向

以残障人士心理服务需求为导向，利用和开发社区资源，充分调动社区成员和社会力量，为社区残障人士提供多元化的心理服务。大多数残障人士都意识到心理健康的重要性和接受心理健康服务的必要性，有较强的寻求帮助的意识，但是可能由于对心理服务的误解或社区心理服务资源的有限，真正寻求心理服务的行动较少，所以急需社区及各界力量的不断努力，以爱润心，帮助社区残障人士树立信心，克服困难，展现自我，有勇气、有能力去追求更美好的生活，因地制宜地为社区残障人士服务，助力社区残障人士事业的发展。

三、社区心理服务工作开展的途径

由于自身身体条件或社会环境条件的制约，大多数残障人士将社区作为生活核心，因此在学习、生活、工作中遇到心理困扰时，在社区中寻求帮扶是残障人士改善生活的重要途径。残障人士社区心理健康服务的总体目标是为残障人士普及心理健康知识，提升残障人士对心理健康问题的知晓度，学习一定的心理调适方法，同时可以帮助残障人士减少因为残疾而产生的自卑感和耻辱感，增强自信心和幸福感。残障人士社区心理健康服务还应以残障人士的具体需求为目标提供帮扶，如获得良好社会适应、保持积极乐观心态、预防心理疾病、解决心理困惑、提升康复心理水平等。

(一)定期访问残障人士

残障人士作为一个特殊群体，在一定程度上需要社会的帮扶来使其走出心理误区。社区定期访问残障人士，安排定期的心理陪护，倾听残障人士的心声，发现残障人士所遇到的问题,给予力所能及的帮助。心理陪护并不是简单的陪伴聊天,需要结合残障人士自身需求,运用相关心理学知识,帮助残障人士缓解精神压力,改善心理健康状况,让残障人士生活在关心、帮助和尊重的良好氛围中,感受到社区及社会的温暖和关爱,可以更好地树立对生活的信心。定期访问可以让残障人士感受到被支持,感受到希望,以防残障人士经常惦念并对未知时间的访问感到焦虑与自我怀疑。同时,社区也可以进行节日慰问,如中秋节、端午节、元宵节等,组织志愿者到残障人士家中送上节日关怀和礼品,了解残障人士的生活现状和心理服务需求,为残障人士家庭送去温暖。

(二)专业指导守护家庭和谐

每个残障人士家庭都有他们自己独特的亲子沟通模式,他们有自己的特殊性,而社区采用的个案工作方法就是针对特殊性提供服务,通过分析案主及其家庭的问题与需求,针对案主的问题与需求制定服务计划,帮助案主及其家庭解决问题。社区采用面对面的沟通交流,通过角色扮演、情绪控制、优势发掘等过程,帮助残障人士家庭成员学会换位思考、管理情绪、彼此欣赏,增强个人及家庭的社会适应能力,从而达到维护个人及其家庭的社会功能,增进个人及家庭福利的目的,促使他们做到一致性沟通。

(三)社区活动促进残障人士的社会融入

残障人士融入社会,参与社会活动是比较困难的。如何让残障人士积极参与和展示自己,然后大胆地走出来,融入社会生活,是残障人士社区心理健康工作的目标。残障人士应保持健康的心态,容纳自己身体上的残疾,主动与邻里打交道,积极融入社区生活,并以一颗宽容的心面对邻里之间的小矛盾、小摩擦。

残障人士同样是社会中的一员,有着同样的权利和尊严,也应拥有平等参与社区和参与社会的机会。部分残障人士会存在错误的认知,认为自身身体缺陷,社区其他人都不愿和自己交流沟通,存在自卑心理。针对这些情况,在社区可以开展活动,让残障人士和社区其他成员共同参与完成,如共同参与节假日庆祝活动、趣味运动会、参观游览等,让残障人士和社区其他成员在活动中可以互帮互助,共同完成一些事情,这样可以让残障人士感受到自身的价值,也可以让残障人士在活动中感受到社区其他成员的关爱和支持,结识更多的朋友,消除残障人士的错误认知和自卑心理。只有社区成员通过参与其中,关注残障人士,了解残障人士,看到残障人士自尊、自强、自信和自立的一面,才能对残障人士有更为积极正面的认识,让关心关爱残障人士的氛围更好;也只有社区残障人士和社区其他成员的融合,才能帮助社区残障人士真正地融入社区生活。

> **拓展阅读**
>
> 如何树立自信心
>
> 　　自信就是要坚信只要自己坚持不懈地努力就一定能实现自己的目标。在残障人士中,普遍存在自我评价过低的情况,过强的自我否定评价导致了自卑,于是活动效率低下,压抑了自身内在潜能的发挥。因此需要战胜自己的自卑心理,树立自信心,勇敢面对生活。
>
> 　　树立自信心是一个需要长期坚持的过程,具体有以下几种方法。
>
> 　　1. 关注自己的优点,认同自己;
>
> 　　2. 鼓舞自己,设置期限,做好记号,增加成就感,增强自信心;
>
> 　　3. 检查自己的感觉;
>
> 　　4. 树立自信的外部形象;
>
> 　　5. 做好充分的准备,冒一次险,循序渐进,体验成功;
>
> 　　6. 积极参加活动,坚持当众说话,勇敢发表见解;
>
> 　　7. 学会微笑,学会善待他人,融洽人际关系。

四、打造"有爱"的社区生态

我们每一个人都有帮助别人的能力,成为一名志愿者不仅可以帮助别人,而且还能提高个人素养。残障人士在经历了生活的种种挫折后仍能用灿烂的笑容感染身边的每一个人,身残志坚的人用顽强的意志面对困难,用积极的态度面对生活,用乐观的精神面对人生,坚强乐观的心态可以让更多人得到鼓舞。残障人士同样可以参与到社区心理服务中,明确目标,树立信念,不断充实自己心理学方面的知识,更好地为社区中每一个需要帮助的家庭提供帮助和支持,辛勤的付出也能得到更多人的认可,通过自己的实际行动实现自己的人生价值,更从容更自信地生活。

(一)整合社区资源

开展社区残障人士服务存在着不同的制约因素,要想克服各项制约因素,就需要以社区作为主要依托,不断加强规范管理。跨主体和跨部门沟通协作,需要开拓思维,拓宽渠道,整合社区优质资源,强化队伍建设,提高服务质量开展个性化和精细化服务。在发挥本社区已有的资源优势的基础上,积极联络其他社区,共享社区资源,可以利用其他社区资源弥补自己社区资源的不足,反之亦然。

(二)服务"升温",有"爱"无"障"

2021年,中国残联、国家发展改革委等6部门联合印发了《关于"十四五"推进困难重度残障人士家庭无障碍改造工作的指导意见》,明确指出"十四五"期间补贴110万户困难重度残疾人家庭无障碍设施改造,要兼顾各类别残疾人需求。作为社区工作人员,在社区的基础建设上要充分考虑残障人士的活动自主,应做好前期摸底工作,对辖区内残障人士家庭逐户走访,记录意见建议及需求,并对室内外设施需要改造的地方进行拍照和登记,满足残障人士无障碍改造的个性需求,为无障碍改造工作提供重要依据。同时也应该重视社区残障人士活动场所、社区体育健身活动场所及公共区域的无障碍设施建设,设身处地,量体裁衣,以满足残障人士基本活动需求,实现从家庭、社区到公共区域,建设暖心的无障碍设施,扩大无障碍设施建设面,出行居家全无碍,为残障人士的服务"升温",着力消除残障人士家庭生活障碍,提高残障人士居住环境和生活品质,实现"爱"无"障"。

(三)残障人士也有"朋友圈"

1.社区成员同残障人士以小组形式进行交际训练

残障人士靠自己的力量融入社会是比较困难的,不仅要面对自身的缺陷,还要承受社会的偏见。社区的参与就可以有效地帮助残障人士更好地社交,社区成员通过活动的形式走近残障人士,和他们配成小组并进行一对一的交际训练,从残障人士的兴趣出发,比如唱歌、跳舞、摄影等多种活动,帮助他们树立积极心态的同时也发掘自己的潜能,引导残障人士主动融入社会。在小组游戏当中,教会残障人士基本的社会准则,使其学习与他人相处的技巧与方式,让残障人士在一种愉快的氛围当中学习人际交往的技能,从而运用到日常生活当中去。社区成员同残障人士以小组的形式进行社交训练,不仅可以针对不同残障人士的心理特点一一进行帮扶,还更能走近残障人士的内心,收获残障人士的信任,达到良好的训练效果。

2.多社区联合开展社区残障人士联谊晚会

为营造扶残助残的社会风尚,扩大残障人士的人际交往圈,帮助残障人士正常交往,多个社区也可以联合开展社区残障人士联谊晚会。在活动前,社区需要加大对残障人士联谊晚会的宣传,让社区居民、社区干部、助残志愿者等都参与到关爱残障人士的队伍中来。晚会的形式可以丰富多彩,需要残障人士的加入,按照他们自己的兴趣或者自己的擅长点,组队编排节目,当然也可以是独秀。在晚会过程中,可以组织一些互动环节,让残障人士能够更好地融入这个联谊晚会,同时也可以设置一些奖项,调动大家的积极性。在整个晚会过程中,主题都应该围绕残障人士,让他们在欢快的环境下打破自己内心的防御线,愉快地与大家交流,同时也加深了社区居民对残障人士的了解,激发大家对残障人士的关心,营造良好的社区氛围,促进残障人士心理健康的积极发展。晚会结束后,社区代表也可以向残障人士发放慰问品,以表心意。

3.建立残障人士社区交流论坛或互动型公众号

一些残障人士由于生理缺陷,存在行动和交流障碍,这严重阻碍了他们的人际交往,不利于他们建立良好的人际关系,因此需要搭建一种渠道,帮助他们找到适合自己的交际圈。建立残障人士社区交流论坛或互动型公众号,能帮助残障人士缓解人际交往困难。社区在建立此类交流平台时,可在论坛或公众号设置区域和匹配选项,方便残障人士快速、便捷地找到兴趣相投或距离较近的朋友。同时,还需配备相应的监督审核人员,对发布的信息进行严格审核管理,防止负面信息对残障人士产生不良影响。借助这一渠道,残障人士能够排解交友烦恼,提升人际关系的稳定性,感受社会关爱,不再感到孤单。

五、加快社区康复服务及居家托养服务的建设

(一)社区康复服务的定义

世界卫生组织、国际劳工组织和联合国教科文组织发布的《社区康复联合意见书》对社区康复进行了界定:社区康复是以社区为基础的康复,是为社区内所有残障人士的康复、机会均等、减少贫困和社会包容的一种战略。它通过残障人士和家属、残障人士组织和残障人士所在社区,以及相关的政府和民间的卫生、教育、职业、社会机构和其他机构共同努力贯彻执行。

(二)社区康复服务的现状及发展趋势

社区作为残障人士生存的主要环境,对于提高残障人士生活质量,推动残障人士事业的发展具有十分重要的现实意义。中国残联会同5部门制定印发的《"十四五"残疾人康复服务实施方案》中明确指出,深化残疾人社区康复,到2025年,有需求的持证残疾人和残疾儿童接受基本康复服务的比例达85%以上,残疾人普遍享有安全、有效的基本康复服务。后续要逐步加强对地方康复机构建设指导,对省级残障人士康复机构规范化建设评估;强调加强康复人才培养,制定印发康复专业技术人员规范化培训实施方案,遴选认定首批国家级规范化培训基地;提出深化社区康复,支持残障人士主动参与康复活动。中国残联、民政部、国家卫生健康委印发《残疾儿童康复救助定点服务机构协议管理实施办法(试行)》,为残疾儿童康复救助提供有效保障。据《2021年残疾人事业发展统计公报》,850.8万残疾人得到基本康复服务,177万残疾人得到辅助器具

适配服务。目前,我国正持续不断地加强残障人士康复机构与人才队伍建设,深化社区康复工作。其中,残障人士社区康复站从2011年的18.6万个发展到2015年的22.2万个,残障人士社区康复协调员从2011年的31.4万名增加到2021年的48.1万名。截至2021年底,已竣工各级残障人士康复设施1164个,总建设规模550.6万平方米。

随着残障人士社区康复站、残障人士社区康复协调员、社区康复设施数量的不断增加,残障人士进行社区康复服务更加便捷与便利。社区康复协调员做好社区康复协调工作可以帮助残障人士进行康复训练,从而切实有效地提高社区康复的效果。社区提供的社区康复服务能够对残障人士进行知识普及,帮助残障人士解读政府相关政策,进行康复训练和心理疏导,关注残障人士的身体及心理变化,调动残障人士参与社区康复的积极性,激发残障人士对生活的热情。

(三)居家托养服务的定义

中国残联发布的《残疾人托养服务基本规范(试行)》将居家托养定义为是由一定的组织或机构,以合适的方式为居住在家的、符合条件的,且需要长期照料、护理的重度残障人士,提供与机构托养相似的社会服务。

(四)居家托养托起新生活

2007年残障人士托养服务纳入残联正式的业务范畴后,经过10余年发展,我国政府出台了一系列政策推动残障人士托养服务的发展,残障人士托养服务体系初步建立。截至2021年底,13.8万残障人士通过寄宿制和日间照料服务机构接受了托养服务,47.1万残障人士接受了居家服务。社区居家托养也在摸索中不断进步,上海浦东新区重残居家养护合作模式、深圳市龙岗区上门服务模式、长沙市居家托养服务模式都是国内领先的以残障人士需求为导向的创新型居家托养模式,支持多方多元联动,重视服务资源的共享,对全国残障人士居家托养服务工作的开展具有示范作用和指导意义。多层次、多元化的托养服务模式有效地提升了重度残障人士的幸福感、获得感和满意度,让重度残障人士有所依有所帮有所靠,切身感受到经济社会发展带来的红利,不断提高生活质量,活得有自信、有自尊,过上更加美好的生活。

六、提供文化生活保障

(一)社区教育

社区教育,即开发、利用社区中的各种教育资源,对社区成员开展的,旨在提高成员的素质和生活质量,促进社区可持续发展的教育活动。

1.特殊儿童社区教育

社区教育包含着丰富的内容,和人们的生活息息相关。首先,社区教育可以帮助特殊儿童学习基本的生活技能。带领特殊儿童进入社区,在实际环境中学习取款机、停车场等硬件设施的使用,掌握社区中交通、购物、理财、就医等活动的规则和秩序,解决实际生活中遇到的困难和问题。社区教育是特殊儿童学会生活自理的直观途径。其次,深入社区可以帮助特殊儿童学习当地的生活习俗,了解当地的文化传统,感受并领会其中的情感和文化。再次,社区中包含了各行各业的机构和组织,是对特殊儿童进行职业教育的重要资源。深入社区,让特殊儿童了解、认识各种职业,帮助儿童形成基本的职业意识和生涯概念,这是特殊儿童职业生涯发展的第一步。社区中的餐馆、商店、工厂等企事业单位可以为特殊儿童提供见习、实习的场所和机会,一方面通过实地操作练习、掌握各项职业技能,另一方面,在工作环境中学习人际交往,磨炼踏实勤奋的工作品质。最后,社区具有丰富的休闲娱乐设施和场所,是对特殊儿童进行休闲教育的有利资源。社区里的公园、游乐场、体育馆、电影院等场所可以丰富特殊儿童的感官经验,帮助特殊儿童养成健康的生活习惯,培养积极向上的生活态度,享受美好的生活。

2.成年残障人士教育

成年残障人士因残疾因素失去社会竞争力而长期处于社会底层,急需通过教育帮助他们提高社会地位。要想通过教育手段改善他们的地位就要了解他们的需求,成年残障人士的需求不仅限于物质,还有对精神文化的需求。成年残障人士对精神文化的需求主要体现在获得尊重和教育机会,能够像正常人一样参与精神文化教育活动,了解外部世界,满足视听娱乐,获得社会交际和文化艺术知识。

目前,我国成年残障人士的教育需求得不到满足,而社区作为大多数成年残障人士生活的核心,具有优越的地理位置和丰富的教育资源为成年残障人士提供长期而连续的教育。依托社区开展成年残障人士教育能够解决残障人士因距离远而无法实现面授课程的难题,同时,社区工作者对本社区的成年残障人士的残疾类型和残疾程度都有一定的了解,可以方便开展针对性的教育活动,帮助成年残障人士解决继续社会化所面临的问题,增加成年残障人士的社会经验,提高他们认识理解事物与现象,并运用所学知识解决问题的能力。

(二)"互联网+"助残

身处数字经济时代,互联网给了残障人士更多展现自我的机会,他们在短视频和直播中被看见、被理解,并通过创业、就业变得更加自信。社区网络教育通过让残障人士亲身体验、主动参与,提高其综合素质与实际应变能力,能够有效促进残障人士的社会化发展。社区网络教育的课程可以根据残障人士的各种特殊需要而开展,以残障人士自身特点和已有知识水平为主要依据,切实尊重残障人士的特殊需要,开设使之乐于接受的内容形式,发挥社区网络教育参与性、自主性、灵活性的优势。

社区可以通过帮助残障人士学会使用互联网,缩小数字鸿沟,弥补信息差距,让信息多跑路、残障人士少跑腿,让科技发展红利惠及更多残障人士,进而有效提升残障人士的生活品质及其参与社会生活的能力。社区可以让残障人士学会利用读书软件阅读大量书籍,在自己的社交媒体上做一些好书分享,既能够鼓励自己,也能讲述给别人听,激励其他残障人士。残障人士集中学习、现场应聘多有不便,社区可以利用互联网整合资源,教会残障人士使用线上平台,积极开展线上培训,让残障人士可以自主选择培训内容、培训形式和培训时间。有就业意向的残障人士可以在线咨询用人单位,实现云洽谈、云面试、云签约。

社区网络平台还可以开设在线直播间,便于推介专项技术和特色产品,为残障人士灵活就业、自主创业开辟新路径。近年来,连云港市采用了"直播+助残"这一新的创业模式,在连云港市四叶草助残服务中心的残障人士电商直播基地,助残直播间吸纳了10多名有主播能力的残障人士,销售的产品也多以残障人士的手工艺品、残障人士家庭养殖的生加工产品为主,助力残障人士实现自身价值。

目前,针对残障人士的社区教育网站还是较少,大多数社区教育网站只包含少量的保健和科普知识,其形式、内容和适用人群都是针对普通人的,残障人士对康复训练、就业培训、心理辅导和交流互动等4方面的教育网站需求度很大。社区利用网络资源搭建教育网站能够提高残障人士的文化水平和生活质量,通过不断探索助残就业新模式,能够进一步增强社会的扶残助残意识,创造更加包容和谐的社会氛围,帮助残障人士走出家门,共享数字时代发展成果,并用自己的辛勤与智慧开启人生新篇章。

(三)组织多样化的社区活动

1.帮助社区残障人士展示能力

残障人士生活在社区当中,应该结合自身情况积极地参与到社区活动和社区服务中,在社区活动中施展自己的才能,在社区服务中奉献自己的力量,社区也应为残障人士提供更多自我展示的平台,让社区其他成员可以更加了解残障人士,在社区营造良好的扶残助残氛围。例如在社区开展残障人士文艺汇演,为残障人士提供展示的舞台,让残障人士可以展示自己的特长,同时也向社区其他成员展示出残障人士自强不息、积极向上的精神面貌;在社区设立残障人士作品展示专栏,将残障人士的优秀作品加以展示,如绘画、书法、陶艺、编织、剪纸等,这些平台的搭建可以让社区其他成员重新认识残障人士,发现残障人士的才艺和技能,同时也可以增强残障人士的自信心和成就感;残障人士还可以通过参与社区志愿者服务工作发挥才能,为社区其他困难群体和社区居民提供服务,在服务和展能中参与和融入社区生活。

2.激发残障人士参与文体娱乐活动的兴趣

残障人士的生活不应该只有病痛、孤独、自卑等负面元素,还应有更多积极向上的元素。社区在为残障人士提供服务时,可以对残障人士的文体特长进行统计,在开展相应的文体娱乐活动时,让残障人士发挥自己的特长,从中获得自尊感和自信心;也可以为残障人士开展休闲娱乐的活动,丰富残障人士的生活,让残障人士的生活更加幸福快乐。

在文娱服务方面,在社区设立残障人士图书室,让残障人士阅读更加便利,图书室中的书籍可以结合残障人士的需求进行购置,让残障人士可以在书中获得更多知识和乐趣,也能从书中得到鼓舞;在社区定期开展阅读活动、影视欣赏活动、书法绘画活动等,残障人士可以通过这些文化活动不断提高自身思想道德和科学文化素质,拥有更加丰富的精神世界。根据残障人士的实际情况和需求,在社区开展形式多样的文娱活动,如唱歌大赛、节目表演、棋牌游戏、书画摄影展等,通过这些不同的活动丰富残障人士的精神生活,提升其生活满意度,同时也有利于残障人士融入社区生活。

在体育服务方面,根据《2021年残疾人事业发展统计公报》,全国残疾人社区文体活动参与率由2020年的17.8%上升至2021年的23.9%。残障人士通过体育锻炼,可以增强身体机能,改善心理状态,提高对生活的适应性,挖掘个人潜能,提高生活质量。在社区开展残障人士便于参加的健身活动或是趣味运动会,进行详细耐心的动作讲解和示范,通过活动增加残障人士与社区其他成员交流互助的机会,让社区其他成员可以更多地了解残障人士,同时也让残障人士有展示自己的机会,让残障人士走出家庭,走入社区,融入社区。

3.开展艺术治疗

在社区开展艺术治疗活动对残障人士心理问题的缓解能够起到一定的促进作用,如在社区开展残障人士音乐和绘画小组活动,不仅可以提升残障人士的文娱兴趣,还可以让残障人士的消极情绪得到缓解。不同的音乐能够使残障人士产生不同的生理和心理反应,利用这一特性开展残障人士音乐治疗,在专业音乐治疗师的帮助下,通过音乐播放、舞蹈表演、乐器演奏等方式,让残障人士缓解消极情绪和疏导心理压力,重塑积极健康的心态。残障人士绘画治疗让残障人士通过绘画表达情绪,直抒胸臆,促进人际交流沟通。音乐的表达和绘画作品的呈现可以让残障人士建立与外界沟通的自信心,同时获得自我价值感的提升。

> **拓展阅读**
>
> 哪些体育项目适合残障人士
>
> 1.视力残障人士适宜参加的体育活动有：健身操、田径、游泳、盲人门球、盲人乒乓球、柔道等。
>
> 2.听力残障人士适宜参加与健全人相同的体育活动。
>
> 3.智力障碍人士可以进行一些有趣的游戏活动和简单的球类活动来提高其身体运动能力，开发智力和人际交往能力。
>
> 4.截肢和其他残疾类型的肢体残障人士参加的体育活动有：举重、健身操、棋类、田径、游泳、射箭、射击、轮椅篮球、轮椅击剑、乒乓球、轮椅网球、排球等。脊髓损伤类型的肢体残障人士参加的体育活动有：棋类、田径、举重、射箭、轮椅篮球、轮椅击剑、乒乓球、轮椅网球、射击等。脑瘫类型的肢残人参加的体育活动有：棋类、田径、游泳、乒乓球、射击、轮椅网球。
>
> （摘录自：佚名，《快乐运动丨最适合残障人士的体育项目都有这些》，微博，2018年）

七、完善社区心理服务体系

2020年12月，国家卫生健康委办公厅印发《社会心理服务体系建设试点地区基层人员培训方案》，聚焦基层人员的心理服务能力及服务质量，对社区心理服务人才也提出了新要求，可以从以下几方面来完善社区心理服务体系。

（一）构建社区心理档案

在社区定期采用量表、问卷、访谈等方式，了解社区残障人士的心理健康状况和不同心理服务需求，为残障人士建立专属心理健康档案，并进行追踪服务，对有需要的残障人士提供心理咨询服务，定期回访，特别是对有心理障碍和心理疾病的患者提供及时的心理服务。

(二)搭建心理咨询服务中心

有条件的社区可以建立心理咨询服务中心,协调专业的心理咨询机构和心理咨询人员为社区残障人士提供有效的心理咨询和疏导服务,同时也为残障人士家属提供心理咨询服务。此外心理咨询服务站定期走访残障人士家庭,倾听残障人士的困难和烦恼,提供心理方面的指导和帮助,让残障人士可以摆脱消极心理状态,更加积极健康地融入社区生活中,让残障人士家庭充满对美好生活的信心。

多个邻近的社区可联合建立心理咨询服务中心,设定合理的预约及运行机制。当残障人士面临自身难以克服的心理障碍,且在家人和朋友的协助下仍无法得到有效缓解时,可以前往社区心理咨询服务中心,寻求专业的心理帮助。咨询师会引导残障人士找出心理误区产生的原因,在舒适的环境里帮助其理解自己消极情绪的含义,从中探索自己的真实需求,疏导负面情绪,提升认知,使其在今后的生活中也具备强大的心理稳定性,降低患心理疾病的风险。残障人士与社区心理咨询师建立协作关系,在共同解决问题的过程中,也能让残障人士体验到自我价值,感受到咨询师的支持,感受到来自社区的关爱。

拓展阅读

走出心理障碍的小方法

1. 树立正确的观念,保持乐观的生活态度。
2. 积极地自我暗示。
3. 积极进行体育锻炼。
4. 冥想放松。听音乐,闭目养神,深呼吸等方法都能放松身体,抚平焦虑抑郁的情绪,让肌肉放松下来,让心情平静下来。

(三)重视专业人员的培养

社区服务质量影响到社区的建设发展,为促进社区的和谐发展,必须提高社区服务质量和水平。而越是高质量的服务,越需要专业的人才用科学合理的技巧注入到服务过程中,这对提高社区服务人员整体专业能力和实践经验有着较高的要求。

1.组建心理服务志愿队

社区残障人士服务人员的缺口较大,尤其是残障人士心理服务领域的工作人员,这一情况可以通过组建社区心理服务志愿队来改善,以社区志愿者为主体,动员社会力量参与建设。这些社区志愿者可以包括社区居民、残障人士工作者、残障人士家属以及愿意提供志愿服务的残障人士。同时还应该对这些志愿服务人员进行专业助残知识培训,可以邀请高校相关专业的教师和有丰富经验的一线社会工作者传授知识经验,其中一线服务人员着重培养其服务方法和技能,社区管理人员则着重学习管理知识,提升其管理水平。培训内容可以包括残障人士的心理特点、认知特点以及如何与残障人士进行人际沟通等内容,志愿服务可以包括节日慰藉、日常陪伴、文体娱乐等服务,让社区心理服务志愿队更好地帮助残障人士,为残障人士及其家庭提供更优质的志愿服务。

2.组织助残心理团辅

助残心理团辅是运用专业的心理学方法,整合社区资源,帮助残障人士解决如过度自卑、情绪不稳定、人际沟通困难等心理问题,逐步引导残障人士自我认识,增加对美好生活的热爱,感恩生活。在团辅活动中开展不同类型的心理游戏,如让社区残障人士挑选"我喜欢的"和"我不喜欢的"卡牌,专业人员根据残障人士的阐述,帮助他们了解自己的内心世界,探索内在自我,让残障人士在活动中敞开心扉,勇敢面对生活,通过团辅活动还可以增加残障人士与外界的交流沟通,减少孤独感和自卑感,提高社会适应和交往能力。

3.提供心理援助热线

心理援助热线既方便又快捷,还保证了咨询的隐私性,让残障人士在心理咨询时更容易敞开心扉。当残障人士出现失眠、情绪低落、压力大等消极状况,遇到恋爱婚姻、人际交流、亲子教育、职场压力等问题时,都可以及时求助于社区心理援助热线,社区为残障人士及时提供免费的心理咨询,让残障人士不仅在面对心理问题时有一个良好的倾诉渠道,还可以通过心理援助热线学习自我调节的方法。

※ 心灵小结

1.通过帮助残障人士树立正确认识,减少消极情绪,运用合理的调适方式应对心理问题,帮助社区残障人士真正地融入社区生活。

2.不同社区因地制宜,积极增加残障人士与社区其他成员交流互助的机会,让社区其他成员更多地了解残障人士,同时也让残障人士有展示自己的机会,让残障人士走出家庭,走入社区,融入社区。

3.整合社会资源,搭建更加完善的社区服务体系,为残障人士提供多元服务保障。

第十二章　残障人士的污名化及其消解

内容简介

　　在华夏大地上下五千年的历史长河中，残障人士与健全人一起，共同生活、共同劳动、共同创造了中华民族光辉灿烂的历史。但长久以来，残障人士常常处于道德身份威胁、身份歧视以及刻板印象共同造成的对残障人士污名化的社会环境中。以致该群体有时会被贴上贬低性、侮辱性、歧视性的"标签"，进而导致社会对该群体产生不公正对待。此外，在当下大众传媒时代，残障人士与苦难叙事相互捆绑，被塑造成励志、自强、积极等单一片面的刻板印象。如果残障人士的媒体形象，始终被宣传为被关心、被爱护的刻板模样，被投以怜悯的眼光，久而久之就会不自觉地被孤立到一个精神困境中。这些不公正的对待给残障人士带来的最大障碍就是社会环境严重地弱化了残障人士的能力，造成了残障人士与健全人之间的机会不对等，进而导致残障人士由于社会偏见而对自身的合理诉求羞于发声，觉得自己是在给大家制造麻烦，因此大众对残障的认知应及时发生转变。

　　本章主要介绍了残障人士污名化相关理论知识，并从残障人士、残障人士相关人员、社区和社会群体几个角度解读了残障人士污名化现象以及提出了相关消解办法，希望能帮助残障人士及其相关人员提高心理健康水平，以乐观豁达、积极向上的态度面对生活，构建和谐人生。

一、案例分析

案例一

小勇(化名)是一个25岁的大男孩,先天右手略有残疾,但其实对生活的影响并不大。但小勇总是担心被人瞧不起,不与他人说话,在闷的时候才选择和"墙"说话。5年前20岁的小勇中专毕业,与其他同学一样,在人才市场上很幸运地被一家设计公司选中。然而,培训期过后,小勇虽然计算机技术方面不成问题,但因为设计能力差未通过考核。之后,当地残疾人联合会为小勇联系到一份在超市做推车员的工作。但工作10天后,小勇再次被辞退。小勇说被辞退是因为自己身体有残疾,干起活老觉得很累,时常达不到超市的要求。从此,小勇就待在家里,再没有找过工作。

两次找工作都以失败告终,小勇给自己的评价是:"我心里自卑,找不到工作。"小勇总觉得自己能力不足、身体不便,无法承担起那些工作,还害怕在工作中出错被别人指责。因此,他便放弃了继续找工作的念头,一直待在家里将自己与外界隔离起来。

(改编自:解莹、党朝峰等,《海口小伙因身体残疾自卑,5年不敢出门找工作》,海口网,2011年)

案例二

2018年7月的一天,住在深圳宝安的鸿鸿妈和鸿鸿爸醒得比平时早一些,因为今天上午他们要去华联全景城市小区选公租房。"真好!排了3年,终于等到了这一天!"鸿鸿妈对着孩子爸爸说。但一条短信的到来打乱了他们两夫妻的计划,"因台风影响,为确保安全,取消原定于7月18日的华联城市全景看房,请各家庭切勿前往现场看房,看房时间另行通知。"

"咦?今天的天气很好呀?"鸿鸿妈和鸿鸿爸对突如其来的短信感到诧异。紧接着,一篇题为《小区房价7万5,搬进来17个精神病人,咋办?》的文章出现在鸿鸿妈的微信群。

看完帖子,鸿鸿妈心情五味杂陈,因为文中表达的特殊家庭,她家便是其中之一,她有一个6岁的自闭症儿鸿鸿。更让她难以接受的是,在帖子中,这17家人几乎所有的私人信息都贴出来了——包括申请人姓名、身份证号前14位数、孩子的残疾类别……

发现这条帖子后,她请求住建局帮忙删帖但无果,然后她又去找论坛,交涉半天终于把帖子删了,但网络传播太快,消息仍然源源不断地扩散和发酵。

(摘录自:佚名,《深圳15个自闭症家庭入住公租房前,遭数百业主拉横幅抗议,称造成他人生命安全!》,"大米和小米"公众号,2018年)

案例三

美好(化名),女,河南南阳人。神经母细胞瘤患者,因幼时被误诊,治愈后胸部平面以下失去知觉,右上肢运动功能障碍。成年后的美好在一次搭乘地铁的时候,和旁边同是坐轮椅的同事闲聊,引来旁边一位大爷的注意,问她们去干嘛。美好说是去公司开会。大爷立马感叹:"挺好的!"美好以为大爷是被她们热爱工作的精神所感染,结果大爷补充道:"你们公司真好,毕竟愿意聘用你们的公司不多吧?"美好和同事急于打破社会的刻板印象,接二连三地解释:"现在有很多残障群体就职于各行各业,公司更看重个人能力,并非是否残障!"大爷不慌不忙地说:"公司聘用你们是为了减税嘛!占用残疾人指标,一年下来他们省不少钱呢……"没等美好开口,大爷到站下车了。美好和同事没有将这件事放在心上,只是担心等会儿该如何向领导汇报工作。大爷并不知道,美好在北京一个月2000~3000元的房租,一台1万~2万元的轮椅,都是她通过自身努力工作去赚取的。美好和同事通过自己的努力和坚持,在北京有了稳定的生活和社交圈。

(摘录自:杨柳,《阳光下的我们:残障女性口述故事》,社会科学文献出版社,2020年)

案例四

前不久,在参加市残联一次残疾人工作信息培训会时,一名残疾人工作者在介绍他做信息工作经验时举的一个例子令人深思。事情是这样的,他女儿的学校布置了一项作业,学生给老师写一封信,在找信封时,他将单位印有残疾人字样的信封给了孩子。他女儿看后面有难色……他爱人看后说没事儿,将信封拆开反过来用就行了。这一个细节让他若有所悟,他意识到自己虽然是做残疾人工作的,但对残疾人的不接受心态无处不在,包括家庭、孩子。对此,他没有批评女儿,也没有给女儿讲如何尊重理解残疾人的大道理,而是潜移默化有意识地带女儿多参加一些残疾人的活动。一段时间下来,他女儿再也没有了先前对残疾人的那种羞于提及的心态了。

其实,不只是健全人,就连我们残疾人自身都有这种认知误区,比如过去女儿上学需要开家长会,我都不愿意参加,因为怕自己的残疾给孩子带来伤害,怕人家说谁谁的爸爸是个残疾人。再有我在上学的时候,看到别的年级一位残疾人迎面走过来,自己总是以最快的速度躲开,怕产生碰面后的尴尬。其实这都是自卑心理作怪,后来我到残联工作,天天和残疾人、健全人打交道,这种心理就没有了,克服这种心理最有效的办法就是融入社会,转变观念。

(摘录自:闫根旺,《残疾人,请正视你的残疾》,《中国残疾人》,2015年)

在案例一中,从小勇的言行之中,能感受到他因自身身体状况的担忧而产生过度的自卑感、负担感、沮丧感,但其实小勇的手部残疾并没有对其生活造成很大的影响,完全没有必要因为手部略微的残疾看轻自己、不与他人交流、放弃找工作,将自己与外界隔离。从这个案例可以看出,残障人士由于自身的缺陷和障碍,较易形成自卑、内向、消极的心态。自卑感、负担感、累赘感以及沮丧感等这些感受是污名化现象中的自我污名的常见表现。自我污名通过残障人士自身的认知及体验影响着他们的日常生活。自我污名者因自我贬低,在社会环境中主观体验到不平等感、被歧视感和被孤立感。残障人士对自身残疾的评价很大程度上也受到公众态度的影响,可能会对社会建构的角色产生被动的认同和高度内化,导致自我接纳程度偏低,对待残疾呈消极态度。自我污名可能导致残障人士回避社会人际交往,与此同时,由于缺乏有力的社会支持,残障人士在面对负性生活事件时会体验到更大并且更加持久的压力,这些压力的持续时间越长,对残障人士身心健康的破坏力也就越强。

案例二中小区业主对精神疾病缺乏最为基本的认识,对精神疾病充满了误解、歧视与污名化,使用激烈的方式来表达自己不愿意与孤独症患者家庭共住一个小区,给这些本就生活艰难的家庭带来了更深的伤害。从本案例可以看出,大众对精神障碍的传统、局限的认知导致精神残障人士被视为异类。世界上每个吃五谷杂粮的人都会生病,这些病包括了身体上和心理上的病,精神残障人士只是心理上生病了而已。不应该因为他们生病了,就剥夺了他们每个生命固有的尊严。社会大众应该尊重精神残障人士存在的与健全人之间的差异,应该立足于更大多数中国精神残障人士的现状,消除对精神残障的误解。但通过观察可以发现,虽然现在按照相关法律,精神残障人士享有回归并参与社会性工作的权利,但许多康复患者却因为没有社会认同感,又找不到工作,不得已又重返医院;有些则是患者家属不愿意接纳,认为病人回家自己也会遭受歧视,病人在医院自己更加省心;有的社区则需要医院开具患者不会发病的承诺书才勉强同意接受康复患者回家居住。其实精神疾病、精神障碍的概念十分广泛且常见,其中包括轻型的,如睡眠障碍、抑郁症等,但人们并没有很关注,使得精神残疾相对于其他类别的残疾接受度相对低。很多人不知道的是,其实诺贝尔经济学奖获得者、博弈论的提出者——约翰·纳什,也是精神分裂症患者;著名哲学家尼采也患有精神疾病但没有影响他为人类留下宝贵的精神思想财富;著名荷兰画家梵高创造出了许多不朽画作,但他生前也饱受精神疾病的困扰。上海杨浦区精神卫生中心,在2020年就开办了一个叫作"Healing Coffee(治愈咖啡)"的咖啡厅,精神分裂症、强迫症等精神类疾病的患者轮流担任该咖啡厅的收银员、咖啡师、服务员等不同的职务。精神卫生中心创立该咖啡馆的目的就是消除大众对精神残障人士无法从事社会工作、无法正常融入社会的偏见。

长期以来,残障人士被视为社会的弱势群体。案例三中的大爷认为美好和她的同事有肢体残疾导致活动不便,便彻底否认了她们的工作能力与价值。但实际上,"残疾人"≠"残废人",残障人士中绝大多数人是残而不废的,他们也在为自己的人生目标努力拼搏。美好和同事在工作过程中通过自己的努力,一样在为社会做出自己的贡献。大爷因对残障人士的负面认知、刻板印象从而产生了对残障人士的污名化,这便是公众污名的一种现象。大众在评价或接触残障人士时或多或少带有消极态度,这种态度不利于残障人士的康复、接受教育、融入正常的社会生活,此外还会导致残障人士自我价值感降低,无助感和挫折感提高,从而对残障人士的心理健康产生不利影响。

案例四当中同时存在着残障人士自我污名和公众污名现象。一方面,残疾人工作者的女儿在需要使用信封时,不太愿意使用印有残疾人字样的信封,可能是因为在没有充分了解残疾人时,对"残疾人"有一定的排斥和贬低,担心自己使用的有"残疾人"字样的信封就跟其他同学不一样。但是案例中的爸爸对女儿这种态度的处理方式非常值得学习,这位爸爸没有进行一味地说教,而是有意识地带女儿多参加一些残障人士活动,让女儿在活动过程中,增强与残障人士的接触,从而更加理解残障人士,改变了之前不愿意向自己的老师同学提及残障人士的态度。另一个方面,案例中的父亲因为自己的身体缺陷,不愿去学校给女儿开家长会,担心因为自己的身体缺陷让女儿遭受其他同学的嘲笑或挖苦。这其实是两方面原因造成的:首先,残障人士因为自己身体的缺陷对与外界接触感到担忧和顾虑;其次,社会整体环境没有完全摘掉看待残障人士的有色眼镜,不然残障人士或许就不会有如此的担忧了。社会对残障人士的去污名化的工作还任重而道远。

二、心理解读

(一)污名化的内涵

1.污名的定义

"污名"这一概念最初来源于古希腊,原本指用烙铁在奴隶、罪犯或者叛徒的身上留下的印记,带有这种印记就会被认为是不受欢迎的,会受到其他人的排斥。对"污名"作出更具体解释的是美国社会学家戈夫曼在其1963年写成的《污名:受损身份管理札记》,他认为"污名"是"不名誉的特征",这种特征破坏了个体在社会中的身份,被认为无法扮演正常的社会角色,人不再是完整的人。

污名是个体的一种不被信任和不受欢迎的特征,这种特征降低了个体在社会中的地位,使个体从一个完整的、有用的个体变成了一个有污点和丧失了部分价值的人。污名的定义是社会对某些个体或群体贬低性、侮辱性的标签,它使个体或群体拥有或被相信拥有某些被贬抑的属性和特质,这种属性或特质不仅使被污名者产生自我贬损心理,亦导致了社会对其歧视和不公正的对待。

2.污名的分类

根据污名的来源,污名又分为自我污名和公众污名。自我污名是指受污个体或群体将外界对其的消极态度进行了内化,然后导致低自尊和低自我效能感。公众污名指除污名个体或群体之外的社会成员对污名个体或群体的污名。自我污名与公众污名联系紧密,自我污名是当公众污名产生之后随之出现的,即遭受公众污名贬损的个体不可避免地会出现一定程度上的自我污名。

3.污名化的含义

污名化是指受污者因其所拥有的特质,而在社会中逐渐丧失其社会身份、社会信誉或社会价值的这一过程。"污名化"这一概念的使用始于德国社会学家诺贝特·埃利亚斯,他将污名化界定为将人性的低劣强加于一个对象并加以维持的动态过程。在他看来,污名化实际上表现出一种单向"命名"的权力关系,涉及污名化的相关双方之间的互动,污名化正是这种互动关系发展和最终固化的动态过程。污名化通常表现为污名主体向污名客体的身份、特征或行为施加贬抑性、侮辱性指称,并成功实现对污名客体歧视或贬损的动态过程。污名化,一方面体现了污名主体对污名客体的一种单向命名的权力关系,另一方面也是污名主体对污名客体以标签化、刻板印象等方式,形成对污名客体的社会贬损和歧视来构建双方的互动关系。

(二)污名是如何产生的

1.自我污名如何发生

自我污名在很大程度上是一个循序渐进的过程,被污名者存在自我预言实现的倾向,将公众污名进行自我内化,从而产生自我污名。

(1)自我防御心理导致污名

自我防御心理,是指个体在面临压力与冲突时内心产生的一种摆脱烦恼、减轻不安以恢复情绪平衡与稳定的适应性倾向。个体面对未知的事物时,常会产生危险意识与焦虑情绪,为保护自己,人们可能就会产生自我防御心理,通过否认、排斥等方式来减轻焦虑。

如残障人士因为自己身体或生理的缺陷,担心自己会拖累家人,担心其他人都看不起自己,同时因为自身缺陷一时间难以自我接受,有时不愿直面自身缺陷便给自己"我很差"的心理暗示,自造一些自卑情绪,以逃避生活上的困难。如在就业时,害怕被用人单位拒绝,就告诉自己"我很差""我不会被接受",从而一直拖延着,难以迈出找工作的第一步。这就是自我防御心理导致自我污名的表现之一。

(2)主观臆想导致污名

主观臆想、主观解释也会导致残障人士自我污名化。主观臆想是指在缺乏客观依据性的情况下进行思考。残障人士觉得自己不被其他健全人所接受,有时不是因为客观事实,而是因为自己的主观性解释。有时产生一些自卑、消极情绪是因为残障人士将一些事物赋予了消极意义,从而产生了自我污名化。

(3)主动社会隔离导致污名

社会隔离又称社会孤立,是指缺乏与他人的联系和互动,并由此导致社会交往网络缩小或者缺失,进而引发心理或身体消极结果的状态。

如部分残障人士会先入为主地认为自己会因为身体或精神上的缺陷而受到外界的歧视,他们认为避免受到歧视的最好方法就是尽量不去公共场合,这一心理过程便包含了自我污名。

2.公众污名如何发生

社会大众对残障人士的污名化是在大众对残障人士身份的理解过程中发生的。蔡聪在为《他们:九位残障者的故事》一书作序时就写道:(残障人士)在医生面前,他们是"病人";在社工面前,他们是"案主／个案";在家庭里,他们是"被监护人";在老师眼中,他们是"没有能力接受教育的人";在雇主面前,他们是"没有劳动能力的人";而在大众的眼中,他们则是"需要被同情与怜悯,但切不可与我发生实际关系的悲剧"。不同社会职业、不同身份的人在与残障人士接触时会根据自身对残障人士的理解给其贴上不同的"标签",这个过程中就存在一定的污名化。

大众通常会忽视残障人士作为普通个体的一般特征,往往只是突出残障人士最"特殊"和"不同"的那部分,将其进行处理和描述,甚至用这些经过自我加工的特征来取代残障人士的所有特征,给他们贴上消极和负面的(如"傻子""瘸子"等)的标签。同时,社会大众在传递散播与残障人士有关的事件时,常常会对与残障人士相关的不恰当的叙述进行修饰加工,以试图增加事件传播的逻辑性、真实性以及可靠性,最终致使社会大众对残障人士的消极负面印象现实化为"集体记忆"。随着公众在理解残障人士的过程中,逐渐形成的负面刻板印象和偏见渐渐固化,再加上残障人士本身被迫地接受与认同,对残障人士的公众污名便逐渐形成。公众污名的发生原因主要总结为以下3个方面。

(1)认知局限导致污名

虽然随着社会的进步,人类文明程度的逐步提高,社会对残障人士的认识和理解程度也渐渐在提高,但社会整体对残障人士的理解仍然有待增强。

例如,很多人不敢相信残障人士也能开轿车,觉得这太不安全了,当新闻报道了一位残障人士驾驶汽车出行办什么事,总会有人评论残障人士开车太危险了。有的还会认为这不仅危害到了残障人士自身安全还对他人和社会的安全造成了威胁,是对自己和他人都不负责任的表现。其实这就是一个对残障人士完全错误的认知,残障人士是可以通过有关部门考试获得驾照的,残障人士和健全人一样经过相关部门严格的考试拿到驾照,这本身就说明了残障人士有充分的驾驶汽车的能力。之所以有的人会认为残障人士驾驶车不安全,是担心残障人士在操作刹车和油门时不方便,但这个问题其实只需要一个手刹装置就可以解决了。在我国2003年就已经通过了允许肢体残障人士驾驶的有关规定,残障人士驾驶汽车已经属于平平常常的事情了。但有的人因为对有关技术和法律的了解有局限性,故而产生了残障人士不能驾驶轿车的观念,这就是由于认知局限性导致残障人士被公众污名化的现象之一。

(2)刻板印象导致污名

刻板印象是有关某一群体成员的特征及其形成原因比较固定的观念或想法。污名的本质是一种消极的刻板印象,消极刻板印象本身不会导致污名结果,只有当这些消极刻板印象影响立场行为决策,对受污者施以歧视行为,并造成消极影响后,污名化才得以形成。如大众媒体对残障人士的片面的、不准确的报道就会导致人们对这一群体产生消极刻板印象,在消极刻板印象不断加深的情况下就会对这一群体产生污名化。

根据中国残疾人联合会(中国残联)的统计,截至2024年中国残疾人总数超过8500万,这一数字仍在增长,意味着,我国约16个人里就有1个人是残障人士,但由于各种原因,我们在日常生活中基本很少看到残障人士的身影。因为在日常生活中和残障人士接触机会少,在一些人的刻板印象中就觉得残障人士就一定是自卑阴郁、敏感多疑、孤僻、脆弱和无用的。视障人士肖光庭及其朋友因视力体检不合格一直无法入户深圳,且长达4年多几方奔走反映情况均未得到满意答复,这一事件背后也体现出社会上存在"残障人士是无能的、是社会负担"的刻板印象。

(3)从众导致污名

从众行为,也称为从众倾向,是团体情境下个体的反应行为之一,是指个体自觉或不自觉受到真实的或臆想的压力,采取与团体大多数人一致的观点或行为。从众行为的类型又可分为真从众和权宜从众。

对残障人士了解程度不高并且了解不准确的情况下,大多数人在相关情境下会出现权宜从众行为。如当身边的人在谈论孤独症儿童对自己家的孩子的伤害时或者对公物的损坏时,有些谈话者其实并没有亲眼看到过或者亲身经历过,但还是会随声附和或连连点头。真从众,即从内心与言行上都对他人表现出认同,但这也可能是由于认知出现偏差而导致的从众行为。

从众行为在某些情境中一定程度上能帮助个体维持在群体内部的地位,也对自我有一定的保护作用,但类似的行为会使残障人士在大众的观念中产生负面的印象,即使是权宜从众者,在与其他群体交流沟通时对这一话题的传播也会对残障人士的公众形象造成损害。

(三)污名产生的影响

污名会加剧社会排斥和隔离。在很多时候,污名化现象到一定程度,社会公众会以"我们——他们""内群体——外群体"将残障人士加以区分和隔离,尽量回避与残障人士的近距离交往,从根本上隔断与残障人士的人际互动,增大二者间的社会距离;残障人士也会倾向于通过接近或者更加认同残障个体或群体来应对身份威胁,以达到保护自我的目的,这进一步扩大了残障人士与社会公众之间的社会距离,从而加剧了社会排斥和隔离的形成。

1. 对残障人士的影响

残障人士长期处于被污名化的环境中,会降低残障人士社会融入的意愿和信心,进而导致残障人士的个人生活水平难以提高,最终会在公众污名的环绕中产生自我污名的心理认同。周边人对残障人士不客观的评价使残障人士低水平估计自身的价值,接受这些认知的残障人士,一方面可能会因为外界的这些不当评价和自身情绪的低落而加重病情,另一方面会对社会交往产生惧怕感,畏惧出门和与他人交往,在消极情绪的驱动下会避免与社会接触,造成自身社交能力的退化。自身社交能力退化后又会被其他人认为是难以接触的,或者被认为在"有病"的情况下连正常说话都不会,这又是新的污名,形成恶性循环,在非善意环境下久而久之形成刻板印象。甚至,有的残障人士在这种情况下干脆放弃谋生,完全依靠家庭的帮助或者国家援助生存,成为完全依附社会救助生活的个体。

虽然社会和国家就残障人士的各项福利均在逐渐提升,但残疾污名化现象仍存在于教育、就业、医疗康复等诸多领域,与污名化相关联的歧视、偏见和排斥等也出现在残障人士的方方面面:

教育方面,残疾污名导致的直接后果就是教育排斥。主要体现在观念排斥、机会排斥和参与排斥。一项针对北京市残障儿童受教育状况的调查显示,低龄残障儿童的学前教育、义务教育和15岁以上残障儿童的中、高等教育入学率均相对较低,且残障儿童教育内部发展不均衡。另一项针对融合教育学校残障学生课堂参与的调查表明,多数残障学生课堂参与属于"被动的有限参与",且教师较少为残障学生的学习提供必要的支持。

就业方面,残疾污名引发的社会问题主要包括不平等的就业机会、雇主的排斥、较低的薪资水平、狭窄的就业领域,以及雇主虽对残障人士就业持积极的态度,但在工作环境中对残障人士的情感反应和行为意向却不太积极,仍然充斥着诸多方面的歧视。我国残障人士的就业状况不容乐观,普遍存在就业层次低、岗位待遇差、生活难以维持等诸多方面的困难。

医疗及康复方面,残疾污名产生的影响不仅表现在医疗工作者对待残障人士时出现的消极态度,从事残疾医疗和康复的医生也产生了连带污名。相关研究结果显示,医疗及康复工作者对于残障人士的诊疗态度消极,且这种消极的态度会助长对残障人士的区别对待、低期望、歧视和边缘化。对相关研究进行分析得出,医学专业学生对残障人士的态度总体处于中等或偏下水平,且受到性别、专业、地区以及与残障人士的接触经验等因素的影响。

除了上述几个突出的领域之外,残疾污名还广泛存在于社区生活、媒体话语、婚恋交往、政治参与等领域中,影响或限制着残障人士生活的诸多方面。

2.对残障人士相关人员的影响

污名化的影响不仅仅局限于对残障人士的影响,还会影响到残障人士身边的人,如他们的父母、恋人、老师甚至是医疗机构,这种现象被称为"连带污名"。由于和残障人士的特殊关系,这些相关人员不仅见证了残障人士被污名化的经历,他们自身也会被污名化,这不仅影响到了他们的身心健康,而且对他们对待残障亲属的态度与方式也会产生一定的影响。一些孤独症患者的父母在与他人的相处中常常自觉"低人一等",甚至难以与其他的家庭成员相处。有一些家长会担心其他人会对孩子指手画脚,对孩子产生二次伤害。满满,是一名7岁的黏多糖贮积症Ⅲ型患者。满满妈妈在谈到满满时说:"带他(满满)出去玩的时候,我的心里眼里只有我的孩子,不会太在意其他人的这种眼光。"满满爸爸的想法是"(带孩子出门这件事)我很在意,这点我跟满满妈妈是相反的。因为我不是怕别人歧视我,这点我不怕,我是怕别人会歧视这个小孩,这个我接受不了。所以我不愿意(带他过多出去)。坦白地讲,身体上面甚至有时候身心上面可能确实有一种负担。但是从另外一个方面来讲,我相信正常家庭是永远体会不到这种感觉的,这种……爱。"

与残疾有关的污名广泛存在于残障人士家庭成员中,残障孩子的连带污名使很多父母很难与其他父母建立和维持友谊关系。"不配感"是连带污名普遍存在的一种表现。除此之外,还会影响他们与家庭其他成员的关系。当孩子的问题不是外显的生理残疾,而是认知方面的问题时,他们的父母不仅要承受连带污名,而且还要承受"坏父母"的污名,即他人将孩子的问题归结到父母而谴责他们。尤其是残障人士的母亲,她们除了要承担巨大的抚养压力,还长期背负着自责与愧疚,与此同时也要面对公众的偏见、歧视和排斥。

残障污名化现象对残障人士家庭的社会功能的破坏也较为明显,因为公众污名,有的残障人士的家庭会隐藏或否认残障人士的残疾,残障人士的亲戚也可能因为各种原因对他们避而远之,提供较少的支持与帮助。有学者对精神分裂病人的亲戚所遭受的污名进行了探究,发现他们所受的歧视和所处的不利地位远远超出了他们社会交往和社会角色的范围。

残障人士的恋人通常被认为是"为了钱"或者被评价为是值得信任的和富有爱心的,而不是聪明的、爱交际的和有活力的。精神病医院等医疗机构则常被认为是各种虐待现象的发生地,这些连带污名可能给残障人士及其相关人员造成二次伤害。

此外,连带污名会间接影响到残障人士,因为连带污名会影响残障人士的亲属对待残障人士的态度和方式。由于污名产生的影响,有些家属会拒绝承认和回避孩子的残障事实,拒绝孩子接受特殊教育或者直接剥夺孩子接受教育的机会,甚至,有的家长会虐待残障孩子等等,这些态度和行为不单单会加深污名、延误残障人士的治疗和教育,甚至还会引发二次残疾。

黄杨(化名)是一位小儿麻痹症患者,现在从事公益行业。黄杨在谈到自己的父母时,觉得父母因为思维和环境的局限一直不能完全理解和同情自己的处境,周围环境都认为残障就是残废,就什么用都没有了,黄杨父母的思想就一直随波逐流,很少会有上升到对残障人士进行人文关怀的程度,以及拥有人与人之间平等的意识,妈妈会认为残障人士再怎么读书学习都没有什么用。黄杨的父母认为黄杨在父母的保护之中,有了最为基本的温饱就应该感到知足和恩惠了,以致黄杨与父母之间的关系一度陷入僵局。可见大众对于残障人士的污名会在某种程度上对残障人士相关人员对待残障人士的态度产生强烈的负面影响,这种影响对于残障人士相关人员以及残障人士本身的身心健康以及生活都是非常不利的。

三、残障人士去污名化的策略

残障人士自身对残障的正向态度和看法对于自身更好地成长与生活是至关重要的,残障人士去除自我污名化可以从以下几个方面着手。

(一)客观认识与接纳自我

残障人士只有真正接纳自我后,才能有更多的时间和精力去思考和追求人生中很多美好的东西,一直陷在因为自身缺陷觉得自己什么都改变不了的思维怪圈中折腾自己,哪还有余力想其他的事情?

残障人士的内心一般会经历以下心理过程:从内心的自卑、封闭到逐渐接受、重新认识和审视自我,再到迎接这个世界。这个过程也许很长,也许很短,大多数残障人士都处在这一系列过程的某一个点上,正在向下一个阶段迈进。树立正确的自我认知,正视自身的残疾,树立正确的观念,做到自尊、自信、自立、自强,树立理想,努力克服障碍,全面提升自己的综合素质。只有自己正视自己时,他人才会正视自己及认可自己。努力将生活状态调整到与健全人没什么不同时,周围的人慢慢也会觉得残障人士和健全人没什么不同。残疾只是一个客观存在,不要过度夸大残疾对于生活和人生的影响。

(二)丰富自身的内心精神世界

残障人士要树立正确的人生观和世界观,培养自己的爱好和兴趣,寻找自己所要追求的目标,引导自己努力实现自己的目标与理想,从而找到自己生命的支撑,找到自己人生的价值。兴趣和爱好是人们了解事物、从事某种活动的最大动力,也是人活着的信仰和依托,是任何一项事业取得成功的关键,它使得个体眼界得到开阔,知识得以迅速获得,与此同时性情得以陶冶,人格得到冶炼。以下几个案例中的主人公就树立了很好的榜样。

1984年9月出生于新疆的小库,5岁时发现自己不会走路不会说话,与其他人不同,自己长期躺在床上,进而被告知自己患有脑瘫。为了能够走路,小库在9岁时做了一次手术,身上14处的筋被挑断后拉长再接上,之后能在家人和辅具的帮助下缓慢行走,但大多数时候还是需要家人推着轮椅才能出行。18年之后,小库的身体出现了不受控制的状况,被确诊为肌张力障碍,又回到了躺在床上的生活,而导致该病的原因一直没有找到。小库面对一次又一次的打击,一度找不到活着的价值。小库在住院期间,同病房的孩子患有癌症,小库看到孩子的父母为了给他治病一天只吃一顿饭,甚至不吃饭,但最后还是因为没有钱而放弃了治疗,此后小库就开始着手做起了公益工作,帮助他人脱离困境。在做公益的过程中,小库每每感觉到被他人和家人需要,可以通过自己的努力帮助到更多人时,小库的内心就会变得充实,感受到活着的价值和意义。

(改编自:晁瑾,《新疆"渐冻人"库尔班:用三根手指撑起"水滴公益"》,央广网,2015年)

小丽,是一名小儿麻痹症患者,小丽在谈到自己的经历时说道:很多时候打出租车,(司机)是不停的,看到你坐轮椅直接就走。有一次我记得下雨,淋着雨打车打不到,好多人拉其他人就不拉我。我家有4个孩子,我有两个姐姐一个弟弟,就会说你们3个以后要照顾小丽啊,但是后来发现我是我们家挣钱最早的一个人,也是最让他们省心的一个人。去年我们开了一个音乐会,当时底下没想到人还挺多的,大家都拿着荧光棒还举着我们乐队的牌子,上半场唱几首歌之后,回去换一身衣服又上来,然后大家欢呼,就很开心,当时觉得印象还挺深刻的。小丽在日常生活中除了日常的工作,也通过组建自己的乐队,和志同道合的朋友一起做和音乐相关的事情来丰富自己的精神生活,从中收获了快乐的同时也逐渐驱散了心底的阴霾。

(改编自:柳婧文,《励志程利婷:坐轮椅也能"上天入海"》,澎湃新闻,2019年)

视力障碍人士小聪在接受"北京青年×凉子访谈录"的采访时就谈到丰富人民精神世界对树立积极人生观的重要性:我现在工作的地方是一家残障人士自助组织。我当时想报名参加普通高考,然后被拒了,这比周围的人说你人生完蛋了,(压力)来得都要强,他们有力地告诉你,你就是跟大家不一样,真的是深刻地认识到了人生没有了价值。我大学毕业是2010年,我现在工作的机构"1+1",在招广播节目的实习生,我就投了一份简历,他们就给我发来了一串问题,中间有一个题目特别好玩:如果《非诚勿扰》举办一次残疾人相亲专场,你对此怎么评价。我当时就展开了长篇大论——为什么要举办残疾人专场,是觉得残疾人只能跟残疾人在一起吗?他们觉得这个人很有意思,然后我就在2010年的夏天来到了北京,一晃就4年了。我们当年没有机会参加高考,所以我们花了很多年的努力,不断地通过各种各样的方式去倡导推动,现在可以了,现在我们的视障同学可以用盲文、用大字试卷去参加普通高考,然后甚至去考研究生,去学自己想学的专业,比如说有学数学的、心理学的,有学社工的,也有学思想政治的,有学法律的等等。在我们身边仍然充斥着各种对残障的不理解、不了解、歧视,当我们愿意去热爱生活,去坚持自己的时候,本身就是在告诉这个世界:生活是有各种各样的可能性的。罗曼·罗兰说过一句话,这个世界上如果有英雄主义的话,那他觉得只有一个,就是在看清了生活的真相之后仍然热爱生活。看清了这些真相之后,我觉得我们每一个人要去热爱生活,我们就要活给大家看。

(改编自:高敏,《撕下励志标签的盲人蔡聪:我只是一个考上博士的普通人》,搜狐网,2023年)

(三)走自己的路

残障人士要学会尊重自己的想法和感受,不要太在意外界对自身的评价。《论语》中说道:"人不知而不愠,不亦君子乎?"意思是,人家不了解我,却不恼怒,不也是君子吗?每个人都是独立的个体,自己知道自己的能力,有良好的自我认知,知道自己能做什么,找到自身的价值,发自内心地欣赏自己,不用过于在意外界的评价,更不用通过他人的认同来凸显自身的价值。过于在意外界的评价,会消耗自身的能量,导致迷茫不知所措。畅销书《被讨厌的勇气》中曾说过每个人都有"自己的课题",即每个人都是自己人生的主人,我们最需要的是对自己负责,完成自己的人生课题,无需对别人的人生负责。别人的人生是别人的事,别人的评价那是别人给予的寄托与愿望,而不是自身的想法和感受。努力活出自己想要的人生,遇见更好的自己。人生一世,草木一春,弹指一挥间,转瞬即逝,都是过眼云烟;走自己的路,让别人说去吧。

(四)习得并精通一项技能

对于每个人来说,掌握一技之长是融入社会、获得更有尊严的生活的关键。因此大多数时候,让残障人士迷茫自卑的是他们觉得因自身残疾状况,很难找到或者做好工作,进而就很难找到合适的途径证明自己的价值。著名盲人作家张骥良在谈到自己的情况时说过,以前我因为残疾自卑过,孤独过,消沉过,后来走入社会,发现原来社会这么大、这么丰富、这么多彩,我接触到了各种各样的人物,变得越来越有勇气,越来越乐观。你来社会上一趟,总得留下点什么吧。一个我留几本书,另外我给大家干点好事,咱不能白来一趟啊。张骥良在人生旅途中发现了自己写作的长处,并最大程度发挥它,使其作为自己的一项技能。每个人都有不可替代的潜能,但人们通常难以看清自身拥有的、最为突出的、上天赠予的、不同于他人的优秀本能。残障人士可以在生活中寻找到自己独特的天赋,花一两年的时间进行学习,努力将自己的长处发挥到极致,而不是在迷茫彷徨中度过每一天,虚度光阴。不论处于怎样的困境,每个人都要相信自己身上永远有一张特别的牌,这张牌就是我们的一技之长,在生活中发掘自身的潜能、认识自我,就可以在关键的时候打出这张王牌而获得人生的胜利。通过自己的一技之长给自己的一生、给这个世界留下些什么,自我价值得以实现,自我认同感也会得到提升。

(五)提升照顾自己的能力

生活自理能力是个体与周围环境和谐发展的能力,社会生活自理能力越强,社会生活状况越好。残障人士由于自身身体或精神上的缺陷,生活自理能力在一定程度上被降低,在生活方面表现出一定程度的不适应,这种不适应进而导致残障人士对于自身生活状况的不满意。所以自我照顾能力、生活自理能力的提升,对于残障人士去除自我污名化也是十分重要的。克服自身的心理和生理障碍,在自己的能力范围内,尽量做一些力所能及的事,自己照顾好自己,不要过度依赖家人的照顾。若把一些自身应该承担的责任都推到家人身上,导致家人压力过大、过于操劳,自己的价值感也会降低。

虽然照顾自己的能力的提升不可能一蹴而就,但经过一步一步地努力,相关的能力一定会越来越强。同时,不要把自己局限在一定得靠自身力量的思维圈子里,可以广泛地了解信息与科技前沿,说不定就会看到能够帮助自己更好地生活的科技产品。这种方法不能解决现有问题,或许换一种方式能够达到目的。俗话说得好,办法总比困难多,调整好自己的心态,勇敢坚韧地面对生活中的问题并想办法更好地解决这些问题。在这个过程中,残障人士自我认同感会逐渐提高。尝试挑战自己,虽然这个过程可能会充满荆棘,但只要勇于突破自我,这样的人生肯定会更加精彩。

四、家人朋友去污名化的策略

家庭是个人生活成长的重要场所,家人是个体最亲密的人。家人朋友对于残障的认识,在残障人士心理健康以及康复的配合上都是非常重要的,因此家人要加强与残障人士的交流沟通,认真聆听与感知他们的实际需求和想法。家人的陪伴支持对于残障人士的康复是至关重要的,残障人士的家人朋友可以从以下几个方面对残障人士进行帮助与支持。

(一)正视和接纳残障人士残疾的事实

家人是最可以信任与依赖的人,残障人士的家人在向残障人士提供情感上的支持与指导之前,需要从内心深处完全正视和接纳残障人士残疾的事实,这样向残障人士提供的精神支持的有效性会得到显著提高。家人不要溺爱残障人士,同时也不能忽视残障人士的需要,该关爱时温暖关爱,该要求时认真要求。坦诚地告诉他,残疾不是什么丑事,不要害怕,因为真正让你害怕的不是残疾,而是面对残疾时的恐惧,与其害怕,不如正视它。家人是每个人最为亲近的人,只有家人有了良好的心态,残障人士才能够拥有良好积极的情绪和心态,才能在良好的氛围中以积极的心态直面往后的生活。

李姐的孩子华华是一个脑瘫患者,有行走困难,经过李姐的不懈努力华华终于可以自己行走,也可以自己摔倒后爬起来了。李姐担心华华上学后会遭到同学们的嘲笑,就提前和华华聊到了这个话题,李姐对华华说:"要是在学校,别的小朋友说你瘸说你拐你会怎么样?"华华说:"我肯定会不高兴!"李姐回答说:"华华,你不要不高兴,这个就是事实。就像很多人说妈妈马虎,马大哈一样,这也是事实。我们接受事实但这不代表我们就比别人差了。"华华的成长过程中常常受到李姐的这种正视自身缺陷的积极态度以及良好引导的影响,华华对自己未来的生活也充满了希望。

(二)陪伴共情营造良好氛围

残障人士的家人需要坚持鼓励与陪伴,营造良好和谐的家庭氛围,建立乐观、豁达的心态,采取提供支持等赋能方法降低残障人士自我污名化的消极作用,多多鼓励残障人士积极参与社会生活,增强其心理恢复能力和人际交往能力,减少对负面信息以及负面评价的关注度,以降低残障人士的自我污名化水平。

小丽在谈到自己的成长经历时,这样说道:在我成长的过程中,我一直都觉得健全人是有点歧视残障人士的,比如最简单的称呼,从"残废"到"残障",就是不断演变过来的。当时,讲起"残疾"这种称呼,其实社会大众并不认为残障人士是人类多样化的一种,反而觉得我们这些残障人士是一个负担。

我爸妈不能完全理解和同情我的处境,但是我也没有办法谴责他们的思维。因为在固定情景中,他们的思想也是随波逐流的,很少会上升到对残障者进行人文关怀的程度,以及拥有人与人之间的平等意识——这些对他们来说,都是难以触及、很少存在的东西。

爸妈之外的其他亲人,有些对我的态度是特别好的,让我甘之如饴;但有些又特别坏,就是非常恶劣的那种。他们就好像两个极端,让我更加陷入对自己残缺身体的焦虑中。比如我的舅舅,哪怕是现在我都结婚生娃了,他偶尔到家里串门,还会跟我说觉得我非常伟大,同时强调一句:直到现在,他都不赞成我结婚生孩子。和舅舅有类似想法的还有一个姨妈,在我小时候,她曾经给妈妈提过建议要拿掉我的子宫,切除我想当妈妈的欲望,说是这样就不用担忧以后会产生不良后果,我在他们面前就可以一直保持千依百顺的样子。

妈妈和爸爸两边的亲戚多数人都对我有着或多或少歧视的态度,比如我的奶奶,从小她就对我的残障有着某种意义上的嫌弃。因为我们家很小,只有3间房,奶奶跟我一起睡的时候,她总会拨开我的脚,但我下肢又很难移动,所以长期以来我的身体在持续地变形。我的自尊心很强,当感受到这种异样的时候,就会很敏感,之后便干脆一个人搬到客厅去睡沙发了。有差别待遇的亲人,但也有相对友好的亲人。比如我的外婆,对我就非常好,她一直带我到7岁多,等我上小学她才离开我们家。我也能明显地感受到她对我的保护,那是一种浓厚的、没有条件且毫不保留的爱,对我极其宠爱。

高中毕业以后,我没有参加高考,因为当时老师就直接告诉我说:"其实你也没有必要参加高考,参加了也过不了体检,没有大学会收留你的,你参加了也没有任何作用。"我本来意志就比较薄弱,听完之后就更加不想考大学了。当时高中,已经没有固定的同学接送我上下学和背我上下楼了,所以每天都是自己摇轮椅,早早地来到学校,静静地躲在楼梯间等待着一个热心的同学能帮助我上楼。在这种情况下,再听到如此的说法,我就更加不想继续学业了,内心充满了挣扎和自卑,于是就直接回家了。父母知道后,也没有再跟我提上学的建议,毕竟像我这种情况的人在当时能坚持读到高中的已经很少了。

在那个环境中,大部分人的观念就是残障即残废,个体已经没有生气,也起不到任何作用了,父母的继续养育已经是最大的恩惠。但只要他们转换一个思考的方向,或者当时多一些有关残障的资料可以阅读和参考,也许人们就不会把所有的负面情绪都转移到我们身上。我能理解这不是由他们自己意愿造成的,毕竟我们每个人,其实都在无形中被那些对残障人士的刻板印象影响着、束缚着。从小丽的故事中可以看出,小丽的家人是没有能够很好做到陪伴共情、积极引导、营造良好家庭氛围的,以至于给小丽的心理带来了较大的压力和伤害。

(三)传递需要与恰当期望

如果家庭让残障人士感受到自己是被需要的,自己凭借自己的力量是可以帮助身边的人的,残障人士便可以感受到自身的意义和价值,同时也更容易克服自卑心理、去除自我污名化,形成健康的心理。

家庭成员对残障人士恰当的期望也可以促进残障人士的康复,但对残障人士有过高或过低的期望,都不利于残障人士心理的健康发展。有的家人担心日后自己年老了,残障人士无法自己照顾好自己,无法生存,便为其制定完全不切实际的奋斗目标,甚至将残障人士与健全人进行比较,如一些残障孩子从很小的时候开始便生活在家人的责问声中,"你看看为什么你们班上的××得分比你高?""你看××家的××都××××了,你怎么还不会?"这样非但没有帮助到残障人士的健康发展,反而容易使残障人士产生极大的心理挫败感,使残障人士的自尊和自信心都大为受损,加剧残障人士的痛苦。

残障人士的家庭照顾者,在日常生活中适当地表达自身的需要以及对残障人士在能力范围之内能做到的言行的一些期望,这个过程当中让残障人士感受到自己的价值和自身的潜能,有利于残障人士自我污名化的去除。

五、社区及社会去污名化的策略

在这个世界上,每个人生来平等,没有高低贵贱之分。然而,世间难免存在一些缺陷,总会有人遭遇不幸。无论如何,对于身体或精神有缺陷的人,我们不应歧视,更不能认为他们拖累了身边的人乃至整个社会。身患残疾并非残障人士自身的意愿,人类文明和社会科技发展的进程中,部分人因意外、疾病等原因致残是难以完全避免的情况。促进残障人士身心健康发展,保障他们的各项权利,是社会义不容辞的责任。

世界上的每个人都是有尊严的,不会因为是健全人或是残障人士而有所区别。然而这个世界上总会有人因为他人是残障人士而对他们不公正、不尊重。每个人的灵魂都是值得尊重的,与不管是有感官缺陷还是有其他方面缺陷的残障人士相处,我们都不应该因为他们的缺陷而忽视他们及其家庭照顾者的需求与感受,对他们区别对待。

社区及社会去除对残障人士的污名化能促进残障人士的身心康复以及帮助残障人士更好地融入社会。社区及社会要做到去除残障污名可以从以下方面进行努力。

(一)树立对残障人士的正确认知态度

残疾人并不是残废人。躯体残障人士的思维思考能力和其他心理能力可以是完好无损的;精神残障人士也还保持着部分正常的心理能力,且躯体通常是健全的。只要受到必要的教育与康复训练,通过代偿作用,许多人可以成为超越健全人的出类拔萃的人。我们都听说过这样一句话,每当上帝为你关闭了一扇窗,必定会为你打开一扇门。如积极向上的盲人,失明的不幸并没有让他们的生活从此一蹶不振,他们反而更加坚强,更加努力,努力证明自己,证明自己可以活得更好。残障人士与健全人一样都有追求和享受美好的权利,要克服残障给他们带来的生活障碍,仅有他们自身的努力和家庭的支持是远远不够的,唯有社会各界共同的接纳和支持,才能让残障人士更好地融入社会,实现自我价值。

全社会应该树立对残障人士正确的态度,理解、尊重残障人士,不要将残障人士归入另类,与残障人士平等相处与沟通,将他们看作自己最亲密的朋友、最值得信任的同事。同时,也要注意在帮助残障人士时掌握好分寸,在他们真正需要帮助时,及时给予适当的帮助,如一个小小的帮助或者是几句暖暖的关怀和安慰;在该保持距离时,也应该留给他们自己的空间,如残障人士遇到困难但不需要帮助、想要尝试独自努力克服困难时,应该尊重他们的想法,不用一定按照自己的意愿去帮助他们。过度地关注与帮助,也会为残障人士带来困扰。

树立正确的残疾人观,在全社会大力宣传残障人士的重要性。在宣传时需要明确以下几点:残障人士是人类发展进程中不可避免要付出的一种社会代价;残障人士有人的尊严和权利,有参与社会生活的愿望和能力,他们同样是社会财富的创造者;全社会都应该理解、尊重、关心、帮助残障人士,保护残障人士的合法权益;大力发扬人道主义精神,不应该对他们产生歧视或施加污名。人们在日常的生活工作中应该努力帮助残障人士充分发挥他们的主观能动性,帮助其最大程度展现聪明才智,充分实现自身人生价值。

(二)完善相关政策支持和资金支持

政府和社会要建立公平和完善的保障体系,保障残障人士有获得公平良好的受教育的机会和医疗保障的机会,进一步完善对残障人士提供的相关政策支持和资金支持,使他们能够全面融入社会生活。加快残障人士心理咨询、辅导和治疗机构建设,让残障人士拥有归属感,在生活过程中体会到被尊重、被理解、被关爱、被重视,从而促进残障人士及其相关人员去污名化。社会应做好残障人士文化进社区的工作,不断丰富残障人士精神文化生活,满足广大残障人士对美好生活的向往。在开展针对残障人士的社区工作时,从残障人士的角度出发,明确残障人士需要什么、想做什么、能做什么,尽可能为残障人士量身定制个性化服务,因人而异,分类施策,从而引导残障人士最大程度发挥自身潜能,不断找到自身价值,让他们有归属感与自身荣誉感。

满足残障人士多样性、个性化、不断升级的需求是人类社会发展的共同要求,也是我国社会主义现代化建设从"有没有"转向"好不好"的目标要求。维护残疾人权益、推动残疾人事业高质量发展,需要进一步普及残障认知的社会模式,从源头上减少、消除阻碍残障人士独立生活、参与社会活动、获取社会资源的机会障碍、制度障碍和机制障碍等,建设"无障有爱"的社会环境。

无障碍社会是硬件无障碍和软件无障碍的叠加总体。残障人士不仅需要道路、电梯等设施无障碍,还需要信息无障碍、交流无障碍、出行无障碍、服务无障碍;不仅期待物理上、生活中具体的无障碍,还期待理念上、规则中无形的无障碍。建设无障碍社会不仅是维护残疾人权益的根本路径,而且是保障社会成员生活质量的必然要求,无障碍社会需要全体社会成员共同建设。如城市在建设工程前应多多考虑残障人士的出行便利,腿部残疾的人很难走楼梯上楼,就需要提前考虑为他们安排特定的道路。在改造工程之前尽可能多考虑残障人士的出行需求。

残障人士的需求及权益是多样化、多层次的,权益维护的方法也是多样多渠道的。社会障碍的产生源自社会内部各种问题要素的长期累积,不是残障人士、残障人士家庭和残障人士组织等单方面力量可以解决的,需要政府主导企事业单位、社区和家庭、个人等社会与市场力量多元参与。这些主体间既要有明确的责任分工,又要有良好的统筹协作,找到各方建设无障碍环境的最大公约数,形成系统性合力。无障碍社会的建设需要良法善治:一方面,现行法律体系需要对信息化、数字化技术快速迭代中不断出现的新领域、新行为、新问题等及时回应、完善规制,促成良法;另一方面,需要不断提升相关部门及组织的治理能力与水平,实现善治与良法的有机结合。

构建以政府为支撑的社会支持网络,持续为残障人士发声。通过政策倡导争取残疾人联合会、街道办事处、心理咨询机构等正式系统的支持,推动福利服务政策精准化、广覆盖,在一定程度上减轻残障人士在经济、治疗、康复等方面所遇难题,呼吁政府部门和社会各界力量加大对残障人士的关注力度、出台相关帮扶政策,借助外力为其创造社会参与的机会。以家庭医生签约、残障人士精准康复建档等服务为参考,多方合作构建起以政府为支撑的社会支持网络,兜底残障人士民生保障工作,进而推动达到残障人士去污名化的目的。

(三)正确引导舆论方向

残障人士的内心世界最需要的是一种尊重,这种尊重就像健全人彼此之间的默契尊重一样。残障人士只不过是在某一方面有些缺陷,但在人格上是独立的、自由的。整个社会若能改变对残障人士的负性看法,残障人士对待自身的看法就会越来越积极。

大众媒体应正确宣传残障相关新闻,普及残障相关知识,正确引导舆论方向。媒体应摒弃对残障人士"身残志坚"的宣传口吻,正确引导社会舆论方向。传统形式的新闻报道中常用"身残志坚""坚韧不屈"等字眼概括残障人士,实际上,独立、勇敢、坚强是每个人应实践和坚守的美好品质,并不是残障人士的专属形容词。标签化的描述将残障人士从人群中割裂开来,加剧了人们对他们的污名化现象。残障人士同所有人一样有对健康生活的向往,有表达负面情绪的需要,更有平等享有社会发展成果的权利。主流媒体应严格审核新闻稿件内容、改进宣传报道方式、把握舆论导向、引导社会公众树立正确的价值观念,从而提升公众对残障人士融入社会的接纳程度。

媒体还可利用微信、网络、广播、电视等平台在"爱耳日""爱眼日""全国助残日""国际残疾人日"等重要的时机,增强对残障相关知识和新闻宣传的广度和深度,扩大宣传的社会覆盖面及影响力,倡导鼓励公众、企事业单位、社会组织及社会各界爱心人士积极参与扶残助残慈善事业;组织残障人士开展形式多样、健康有益的群众性文化艺术、娱乐活动,进一步丰富残障人士精神文化生活,激发残障人士参与文化建设的热情;加大社会的认知度,社会扶残助残、志愿服务的宣传力度,向残障人士等广大群众宣传党和政府对残障人士的各种优惠政策,提高社会扶残助残的意识,使扶残助残的影响力广泛、深入、持久;同时唤起社会上更多的人来关心支持残疾人事业,帮助残障人士,为他们提供方便快捷的公共服务,使他们充分享受到国家惠残政策,进一步营造残障人士与健全人和谐发展的社会环境氛围。

广大群众应在多方位、多平台、多渠道的影响和引导下积极拓宽自身视野、广泛了解残障相关基础知识。大众对于残障人士的污名化很多都来自对相关知识的不了解,如当一个运动神经受损的脑瘫患者肢体不协调地从面前走过,大众可能因为不了解而感到害怕,因为害怕而向他们投去异样的眼光或者躲避远离他们。而如果之前了解过脑瘫的相关知识就会知道,大部分的脑瘫患者只是运动受限,其他方面和健全人是一样的。残障人士的去污名化需要广大群众的持续关注和合力探索,从而打破阻碍残障人士回归社会的环境壁垒,有序推进去除残障污名化的进程。

家庭、社区、社会和残障人士应共同努力,帮助残障人士真正消解污名化,为残障人士创造"有爱无碍"的社会生活环境,促进残障人士适应和融入社会生活,促进残障人士人格健康健全地发展。只有消除了对残障人士的污名化,使其融入社会大家庭,才能使残障人士的自身利益得到维护,促进小康社会整体质量的提高和整个社会的稳定、安全与和谐,真正实现社会的和谐发展。

> **拓展阅读**
>
> **残疾人并不残疾**
>
> 　　事实上,残疾与健全的界限是十分相对的。从出生那一天起,我们每一个人的身体就已经注定要走向衰老,会不断地受到损坏。由于环境的限制和生活方式的片面,我们的许多身体机能没有得到开发,其中有一些很可能已经萎缩。严格地说,世上没有绝对健全的人。有形的残缺仅是残疾的一种,在一定的意义上,人人皆患着无形的残疾,只是许多人对此已经适应和麻木了而已。
>
> 　　一切能够致残肉体的因素,都不能致残我们的内在生命。正因如此,一个人无论躯体怎样残缺,仍可使自己的内在生命保持完好无损。残疾甚至提供了一个机会,使人比较容易觉悟到外在生命的不可靠,从而更加关注内在生命,致力于灵魂的锻炼和精神的创造。
>
> 　　(摘录自:周国平,《周国平:残疾人并不残疾》,搜狐网,2019年)

❋ 心灵小结

1.残障人士自身可以通过提高自我照顾能力、培养多种兴趣爱好等方式,提升自信与自尊,以达到去自我污名化的目的。

2.朋友家人的精神支持对残障人士至关重要,多鼓励与陪伴残障人士,以帮助残障人士降低自我污名化水平。

3.社区及其他社会人士需树立对残障人士的正确认知态度、积极完善相关政策支持和资金支持、正确引导舆论方向,以做到残障人士去污名化。

心理自测

请仔细阅读以下每一道题目,然后根据您的实际感觉,选择最适合您本人情况的选项并打上"√"。

世界卫生组织残疾态度量表

序号	题目	完全同意	同意	不确定	不同意	完全不同意
1	与其他人相比,残疾人更难结识新朋友					
2	残疾人在融入社会过程中存在困难					
3	人们通常嘲笑残疾人					
4	比起其他人,残疾人更容易被欺负(剥削或虐待)					
5	残疾人是社会的负担					
6	残疾人是家庭的负担					
7	残疾能使人更坚强					
8	残疾能使人更加聪明					
9	由于残疾,某些人取得了更大的成就					
10	残疾人比其他人更加意志坚定地达成他们的目标					
11	人们与残疾人在一起时容易变得不耐烦					
12	人们容易把残疾人看作没有感情的人					
13	不应该与残疾人讨论关于性的话题					
14	人们不应该对残疾人抱太多期望					
15	残疾人不应该对他们的未来抱乐观(充满希望的)态度					
16	与其他人相比,残疾人对未来的期望较少					

评分标准:

量表由16道题组成,每道题选"完全同意"计1分,选"同意"计2分,选"不确定"计3分,选"不同意"计4分,选"完全不同意"计5分。各项目得分之和即为总分,总分越高代表残疾态度越积极,相对来说公众污名和自我污名程度也就越低。

(量表来源:田琪等,《世界卫生组织残疾态度量表中文版的信度、效度分析》,《中国组织工程研究与临床康复》,2010年)

第十三章　残障人士的幸福养成计划

内容简介

　　毫无疑问，我们每个人都在自己的世界里追求着幸福的生活，而"幸福"这个词对我们每个人来说，它的意义各不相同，从现实生活的角度来讲，幸福之所以难以界定和描述，是因为它不是亘古不变的客观标准，而是每个个体基于生活经历而产生的主观认识。谈到幸福，人们常常把很多直观的、美好的事物与幸福挂钩，比如拥有殷实的家庭、一个健康的身体、良好的人际关系等，可若被问到幸福究竟为何物，人们所给出的答案却不尽相同。但毋庸置疑的是，这世界上每个人都在追求幸福，普通人如此，残障人士也不例外，他们同样拥有追求幸福的权利与愿望。但部分残障人士自身对于幸福的理解不够清晰，追求幸福之路上困难重重，因此如何形成一份属于自己的"幸福计划"，就显得至关重要。

　　本章节主要包括对幸福的定义和理解、影响幸福的几大因素、应对和识别困境，以及提升幸福感几大方面的内容，旨在帮助残障人士明确幸福的概念，认清幸福路上的拦路虎，解决阻碍幸福的困难，找到踏上幸福之路的方法，最终帮助残障人士提升对于生活的掌控感，收获充实而有意义的人生。

一、案例分析

案例

小邓28岁,广州人,目前在家做着网络电商的工作。在小邓还年少时,家里发生了一场意外火灾,她的双腿被严重烧伤导致组织坏死,无奈之下只能采取截肢的办法。小邓的父母都是早年就开始做生意的商人,这么多年下来的积累也有不少,可以给她提供良好的物质条件以供她的身体恢复,她的身体在精心照料下也慢慢地好转。因为她遭此变故,需要的钱也不少,父母只能更加努力地在外忙碌,在她手术后恢复期间,鲜少陪在她身边,都是请护工保姆等照顾小邓,因此小邓与父母交流很少。小邓在术后一时间难以接受自己失去双腿的事实,以前能轻易做到的事情现在变得无比艰难,做什么都需要护工陪同和帮助,整日躺在病床上哪也去不了。她逐渐感到自卑,而父母也不在身边,想倾诉的一切在他人面前羞于启齿,只能深深地埋在心里,她的心理压力也越来越大。

小邓高中毕业后因为深深的自卑感,她不愿意去读大学,也不喜欢社交活动,感到没有自信,害怕别人打量的目光,相比之下她觉得在网上工作生活娱乐更加自在。小邓学习能力很强,加上父母的工作对她产生了潜移默化的影响,因此小邓萌生了加入电商行业的念头。那几年电商平台发展迅速,物流基础设施逐步完善,于是小邓的网店生意几年下来竟也做得有声有色,虽然收入不像别的同龄人去上班那样稳定,但也早已经实现了经济独立。小邓有个男朋友,是家里介绍的,两人感情总的来说平平淡淡,虽然男友平时在工作上帮了她不少忙,但是在生活和情感上两人交流不多。小邓总是疑心男友看不上自己,不过是因为家里和自身的经济条件才和她谈恋爱,实际上男朋友很排斥她失去双腿的身体。两人因为小邓的猜忌也是时常闹矛盾,加之和父母关系从小就有芥蒂,家里的气氛处于一个比较紧张的状态。小邓也想过改变,可是她不知道从何着手,与父母见面的时间更是少之又少,让她感到非常郁闷压抑,除了父母男友之外她也没有别的好朋友,心情很不稳定,常常情绪失控地发怒生气,或是突然郁郁寡欢很长一段时间。

再后来,她的电商生意越做越大,每天需要经手和操心的事情也与日俱增,之前小邓还把自己做一些饭菜当成一个小爱好,如今她每天除了工作之外根本没什么精力研究美食,吃饭就点外卖对付一顿,睡眠质量也是不太乐观,运动习惯的培养更是无从谈起。她也知道这样的生活饮食习惯长此以往肯定对身体有很大伤害,只是总行动不起来,心里面对于残障人士身份的看法依然十分消极,认为残障人士很难像正常人一样发展。总之,小邓虽然在工作上很有起色,物质方面更是后顾无忧,但是她感到自己怎么也开心不起来,反而每天都在迷茫和烦恼中度过。小邓每天都在短视频平台上看到别人快乐幸福的生活片段,时常感叹命运不公,但也想追求属于自己的幸福,只是她不知道到底什么样的生活对她来说才是幸福,到底是健全的身体算是幸福,还是有知心的男友和伙伴算是幸福,抑或有一个美满温馨的家庭才算幸福。小邓没有确切的答案,更不知道怎样去追寻,她对未来的路充满了迷茫。

从上面的案例不难看出,小邓虽然拥有远超同龄人的物质条件和个人能力,但是因为以往的生理和心理创伤经历,心理方面没有得到很好的发展,早年身心发育的关键时期父母对她投注的感情不够,最重要的亲密关系质量很低,使其感觉幸福感偏低。从分析中可以得出以下结论。一是小邓的自卑感未能很好地克服。小邓因自身残疾人的身份,不断怀疑自己的能力和未来;遭受创伤后感到无助;由于与父母的依恋关系发展不好,出现没有安全感的情况,对自己的残疾人身份产生抵触和怀疑,进而对自己失去信心;她对自身的过去、现在、未来都缺少一个清晰全面而理性的认知,没有认识到自己拥有的优势和长处。小邓的家境优渥,自身工作能力也十分突出,在创业领域拥有大多数常人所没有的长处,如果可以正确认识到自己的处境,就能对自己的情绪进行更好的管控。虽然小邓作为肢障人士失去了部分正常生活、工作的能力,但因为她没有形成客观、良好的自我认识,才引发了她严重的自卑感。二是缺乏良好的情绪管控模式。小邓的父母不常在身边,她自己由于自卑也不愿意进行社交活动,导致负面情绪无处宣泄,长期积压在心中,形成一种很糟糕的情绪管理模式。在此基础上,加之不健康的生活方式,最终导致小邓情绪管理经常崩溃,形成了一个恶性循环,最终让她感到痛苦而迷茫。小邓对自身和"幸福"这个概念的认知并不清晰,想要追求幸福而不得法。

二、心理解读

(一)什么是幸福

长久以来,人们对幸福有着执着的追求,对于先天或后天遭遇不幸的残障人士来说,幸福的意义更为重要。而幸福是什么?每个人的体验和感受可能都不一样,给出的答案也不同。有人觉得,做成一件有意义的事,可能我会很幸福;有人觉得,今天我尝到了非常美味的食物,我会幸福;有人觉得,今天我获得朋友的赞扬,我也会幸福。这些真的是幸福吗?幸福就是一时的开心或快乐吗?幸福就是物质的奖励或者精神的奖赏吗?快乐和幸福之间存在什么样的关系?幸福的对立面是痛苦体验吗?两者存在怎样的关联?

关于幸福的定义,印度哲学家克里希那穆提在他的著作《最初和最终的自由》中提到"自由和创造性"是"获得幸福的体验"始终需要的核心内容。因为"自由"是体验幸福的本能。如果一个人没有自由,在心理上必然存在压抑的情绪,自然而然就存在痛苦的情绪体验。人想要获得自由,首先必须找到自我独自生存的独特意义,拥有独立的情感体验,有了真正意义上的自由,人才能够感知自身和世界,体验生活中的幸福,进而有创造性。"创造性"是自由、利他性和成就自我的体现。创造性是为社会的大众而创造,同时是自由和自我社会价值的体现。脱离了社会价值的创造,没有利他性质的创造,都容易产生怀才不遇、不被认可、沮丧、无奈的痛苦情感体验。

总而言之,作为残障人士,在生活中时刻面对着先天或后天方面的不足和随之而来的困难困境等,更应该思考如何提升自身的创造性和怎样提高个体对于自由的感知。因为只有当残障人士拥有和普通人同等甚至更高的创造性和创造力,以及相当程度的健康心理状态的时候,才能更好地与自己和周围的人相处,从而更好地融入社会的大环境,释放自身的潜力,度过一场更加充实而丰富的人生旅程。因此对于残障人士来说,所谓"幸福"就是全面而理性地了解自身的一切,接纳自己的身体和心理状态,以积极的心态和健康的状态去追逐生活中每一个具体而现实的目标,在不断地自我提高中实现自身的独特价值。

(二)幸福的心理影响因素

幸福,它是人的一种深刻的情感体验,而非一时的情绪表达或者感受,是一种心境或者说是一种个人的心理深层次的背景。幸福是自身整体相对平和的心态和心境,表现为快乐的情绪、愉悦的表情,常常伴随着敏锐的思维、轻松的动作、注意力的专注、镇定的行为、大爱的胸怀、自信的自我。幸福是一种能力,一种不能遗传的能力,因而不会凭空从天而降,需要个体经历很多人格历练和反思来获得。而心理上的不幸福感或者痛苦感最主要的来源不是自身不够幸福,而是在心理层面上变成一个对身边的、已经拥有的幸福视而不见的"盲人",只是着眼于尚未被满足的需求和欲望,而忽视了当下生活中的情绪体验。残障人士对于幸福的心理预期各有不同,但是如果过于陷入欲望的需求陷阱中,就难以审视自身的所得,无法提升对于幸福的情感体验。

1.自我认知

自我认知是指个体对自己的认识和理解,包括对自身能力、特点、情绪状态以及价值观的觉察。良好的自我认知能够帮助个体建立积极的自我形象,增强自信心,从而提升幸福感。当个体能够清晰地认识到自己的优点和不足,并且接受自己的不完美时,他们更容易感受到幸福。这种自我接纳是心理健康的重要组成部分,有助于减少焦虑和抑郁等负面情绪。

残障人士的自我认知往往受到身体障碍的影响,他们可能会经历身份认同的危机。身份认同不仅影响残障人士对自身残疾的接受程度,还决定了他们如何与社会互动,进而影响其心理幸福感。残障人士的身份认同是一个动态的过程,涉及对自身残疾的认知、情感反应以及社会角色的适应。例如,案例中的小邓在失去双腿后,难以接受自己残疾的事实,这种身份认同的冲突导致了她的自卑感和心理压力。只有当残障人士能够接纳自己的身份,建立积极的自我认同,才能更好地适应生活,提升幸福感。

2.情绪因素

幸福感通常被定义为一种长期的、整体的生活满意度,而情绪则是个体在特定情境下的即时反应。从心理学的角度来看,幸福感和情绪之间存在着密切的联系,情绪状态是幸福感的重要组成部分,积极情绪(如快乐、满足、希望)能够直接提升残障人士的幸福感,而消极情绪(如焦虑、抑郁、愤怒)则会显著降低幸福感。情绪的频率和强度也会影响幸福感,频繁体验到积极情绪的个体通常比那些较少体验到积极情绪的个体更幸福。通过有效的认知行为干预,残障人士可以学会识别和调整自己的情绪,从而减少负面情绪的影响。情绪状态还与残障人士的身份认同密切相关,积极的情绪体验有助于残障人士建立更积极的自我认同,从而提升幸福感。相反,长期的消极情绪可能导致身份认同的冲突和心理压力,进一步降低幸福感。

案例中的小邓在失去双腿后,经历了巨大的心理冲击,难以接受自己的残疾,这种自我认知的冲突导致了她的自卑感和心理压力。她认为自己无法像正常人一样生活和发展,这种消极的自我认知进一步加剧了她的焦虑和抑郁情绪。此外,小邓的情绪调节能力较弱,无法有效管理自己的情绪。她常常感到孤独、无助,甚至在面对生活中的挑战时感到迷茫和压抑,这种情绪调节能力的不足导致她在面对压力时容易情绪失控,进一步影响了她的幸福体验。

3.生活满意度

生活满意度和幸福感是衡量个体心理状态和生活质量的重要指标。生活满意度是个体对自身生活质量的整体评价,而幸福感则是个体在情感和认知层面上对生活的积极体验。残障人士的幸福感与生活满意度之间往往存在着密切关系。例如,案例中的小邓的电商生意越做越大,但她每天需要处理大量事务,几乎没有时间和精力关注自己的生活和健康。尽管小邓在电商领域取得了成功,实现了经济独立,但她的生活满意度仍然较低,她的职业成就并没有完全弥补她在情感和社交方面的缺失。此外,小邓每天都在短视频平台上看到别人快乐幸福的生活片段,时常感叹命运不公,也想追求属于自己的"幸福"。但她对未来的路充满了迷茫,不知道什么样的生活对她来说才是幸福。这种对未来的不确定感进一步加剧了她的心理压力,影响了她对生活的满意度和幸福感。

(三)幸福的生理影响因素

幸福感不仅受到心理因素的影响,还与生理机制密切相关。特别是大脑中的"边缘系统"和"犒赏系统"在调节情绪和幸福感方面起着关键作用。人类从一个受精卵开始,在母体中发育,最终成长为一个独立的个体,对外界事物的反应主要依赖于自身的大脑。在人类大脑中有一个系统,叫"边缘系统"。"边缘系统"连接着大脑的主要高级活动的皮质区域,包括我们的额叶、颞叶、顶叶、枕叶(分别负责调控人体的运动、感知、记忆、视听),整合皮质信息,它是人体植物神经功能、情绪体验及其调控反馈的中枢。边缘系统和大脑皮质共同构成人体(包括动物)的"犒赏系统"。当残障人士体验到积极的情绪(如快乐、满足)时,边缘系统会释放兴奋性物质(如多巴胺),这些物质通过植物神经系统产生本能的愉悦感知,并通过皮质产生有意识的情绪行为表达。残障人士由于身体功能的限制,可能更容易经历生理上的压力。例如,肢体残疾可能限制他们的活动范围,导致身体机能下降;视力或听力障碍可能影响他们获取信息的能力,增加心理压力。如果残障人士长期处于高压力或负面情绪中,这些兴奋性神经递质可能会被过度消耗,导致大脑受体脱敏,进而影响幸福感。

其实,激发开心和愉悦体验的现实活动方式很多,包括一片美丽的风景、一个笑话、一个拥抱、一个思想的碰撞、一个奖励、一次运动等。但是当我们一味地促进兴奋性神经递质大量释放,激活下游细胞的匹配受体,产生持续兴奋冲动的生物电活动,这种兴奋性神经递质很快就会被消耗殆尽,同时被反复过度刺激后,大脑会出现不敏感现象。现实中,再次给予兴奋事件时,兴奋性神经递质会产生困难和释放不足,甚至因为受体脱敏而无法形成生物电兴奋活动。伴随着细胞能量被迅速地消耗而得不到及时有效地补充,机体神经甚至会反向抑制这种刺激的产生。生活中吸食毒品、网络游戏成瘾都存在相似的生物学机制。

(四)幸福的社会影响因素

一个人身处的社会环境的和谐程度会直接影响个人幸福获取过程的顺利与否,与此同时,社会环境是否安全同样是幸福获得的关键因素。社会的和谐程度来自每个社会中的个体关于安全感幸福体验的表达,如果社会中拥有安全感的个体越多,那么社会整体的幸福度越高,社会整体安全系数越高;如果社会中人与人之间相互传递的爱越多,社会整体抗压能力越强。如果身处不安全、不稳定的社会环境中,会激发残障人士的不安全感,得不到心理上的宽慰,不幸福感逐渐形成。

幸福体验的获得离不开社会价值。但一味追求社会价值和被尊重就会失去社会价值的幸福体验，过多追求名利的享受和随之而来的欲望，会使人走向利欲熏心和爱好虚荣的自尊，陷入未被满足的欲望陷阱，看不到已经拥有的幸福；反之，如果个体无法接纳社会价值带来的成就和被尊重体验，会让个体与社会环境、社会倡导的价值割裂，很容易导致孤芳自赏、自以为是，最终有可能重演"水仙花男孩"式的悲剧。这种怀才不遇的痛苦和愤懑，会让自己失去发现幸福的能力和体会幸福的机会，而周围人也无法享受到自己的利他性带来的社会价值，会造成一种"双输"的不良循环。因此，一个良好安定、崇尚正确价值观的社会环境，是支撑残障人士实现自身社会价值的必要平台，而残障人士拥有对于自身价值和社会环境关系的正确认知，也是获取自身幸福和造福他人的先决条件。

(五)残障人士幸福的汉堡模型

美国哈佛大学的本·沙哈尔博士创建了关于个体的幸福人生的4种汉堡模型，这些模型理论被用来阐释不同的人应对困难、应对过往、应对人生的态度。

1.享乐主义汉堡模型

第一种汉堡被形容为虽然在口味上十分诱人美味，但却是典型的垃圾食品。如果选择食用这种汉堡，就基本上等于选择活在当下，即享受现在的快乐，但却为未来埋下了一个不安的种子。为了及时享乐的生活而献出未来的幸福人生，这样的人可以被称为"享乐主义型"。作为"享乐主义型"的人们，他们的生活格言就是"今朝有酒今朝醉"，对于他们来说，他们所追求的是眼前的享乐和愉悦，却忽视了自己的行为可能在未来带来的负面后果。

一些残障人士选择享乐主义汉堡模型，他们只看见眼前的享受。作为残障人士，他们或多或少地会得到来自社会、政府、周围家人朋友等的关照和优待，原本这些待遇是希望他们不自卑、不堕落，并且在这样的帮助之下获得与正常人无异的社会地位和信心，但他们却把这些当成自己人生的意义所在，尽情地挥霍所拥有的一切，不着眼于自身的长远发展，将眼下的短暂享受当成幸福生活的全部内容。他们的根本错误在于忽视甚至无视未来发展的趋势，试图逃避必然到来的负面影响,这样的人生必然导致令人痛苦的后果。持有享乐主义观点的残障人士应该要认清现实,对于生活要有更理性和更全面的审视,同时看到当下和考虑未来,只有避免陷入偏狭的生活理念中去,才能拥有更加清晰美好的幸福未来。

2.虚无主义汉堡模型

这种汉堡在口味上乏善可陈,营养价值上也是一文不值,这样的汉堡无疑是最糟糕的,既不好吃,也不会对人体健康产生任何积极的效果。而选择食用这种汉堡的人也有类似的人生观,在他们看来,眼前的生活没有任何值得为之努力的事物,未来也没有奋斗的方向,过去更是一言难尽,因此他们的心态逐渐消极低沉,陷入人生无意义的价值取向。

选择虚无主义汉堡模型的残障人士,往往采用不作为的方式来对抗命运的不公,整日浑浑噩噩、无所事事,对未来没有任何期待,也因为过去的阴影总是萦绕在心头挥之不去,因此很大程度上已经放弃追求美好生活和幸福人生的权利。他们的本质问题在于没有正确认识当前的个人状态,以及对于以前的挫折使用了错误的归因方式。尽管残障人士在生活、工作、学习中多多少少有不便利的地方,但是并不意味着他们完全不能胜任所有事情,无数科学研究和生活实例发现,人类的大脑皮质有重组功能,残障人士的"功能代偿"就是一种很好的例子。比如往往盲人的听觉分辨度远超常人,这不仅是大脑发育的侧重有所不同,也有"用进废退"的影响,无论如何残障人士绝对不会因为自身的功能缺失或失调就一无是处,他们仍然拥有相当大的潜力和很多可能性。因此当感到有一些绝望的念头出现时,应该更加客观而冷静地分析自身和目前的处境,对于事物的发展做出正确的归因和总结,不要把失败和挫折看成无法抗拒的命运安排,要倾向于归结为一些可控的因素,这样才能摆脱虚无主义的人生倾向。

3.忙碌奔波汉堡模型

第三种汉堡的构成里绝大部分是有益的蔬菜和一些有机物,这类汉堡对人体健康相当有好处,让无论是当下还是未来的健康状况都会朝着稳中向好发展,但口味上就难以下咽,没有任何一点美食应具备的要素。

这类人与"享乐主义型"相反,他们只着眼于未来的快乐幸福,作为代价,他们几乎无尽地承受着当下的痛苦。选择这种模型的人,几近接受了数倍身体或心理能够承受的工作量和生活压力,急于想创造自己的社会价值,虽然前文提到过创造是成就个人幸福的前提,但这类人已经把创造作为前提的认知升格为创造就是生命所有的意义,整日劳碌奔波,不断地从一个目标奔向下一个目标,主观上忽视当下的情绪体验带来的不良影响。

现实生活中这类人不少,在残障人士中也不例外,习惯于关注更远大的终点,不知不觉中忽视了过程的重要性,越来越把是否完成目标作为衡量一切的标准,而越来越无视当下的感受体验。一旦达成目标,我们通常会把心情的放松感当成幸福,进而更加依赖目标的完成。

不可否认,残障人士能够完成某件事情,本身是值得开心的,但这不是幸福。他们的本质错误是把当下痛苦的过程当成幸福的本质和必经之路,否定了幸福与快乐的健康心态共存的可能性,把成功当成幸福,如果总是坚持这样的观点,只会导致他们疲于从一个目标奔向另一个目标,无休止地前进而不能停下来欣赏人生路上沿途的美景。

4.感悟幸福汉堡模型

这是最理想最完美的汉堡模型,它就是"感悟幸福型"汉堡。持有这种人生观点的残障人士,能够很好地平衡当下的生活和未来的努力方向,并且使二者产生非常紧密且有序的联系,能通过当下的行为指向更加美好的未来。例如世界著名音乐家贝多芬,他的一生多灾多难,命运多舛,在他28岁那年,正是一个热爱音乐的青年人生中最年富力强的时候,正是他探索这个世界最好的时光,他却因病丧失了听力。但他从未放弃对于音乐的追求,在创作时,常把一根细木棒含在嘴里,通过木棒的震动频率来感受音乐,正是在这样艰苦卓绝的情况下,他创作出了举世闻名的代表作《命运交响曲》。毫无疑问,贝多芬遭遇的不幸是绝大多数人无法感同身受的,但是同样,他对于幸福为何物,以及他自己的生活方向有着无比清晰的认知和了解。他明白如果企图永远幸福,那么得到的只是痛苦和失望,不是每件事情都能同时为现在和未来带来收益,很多时候为了未来的长远利益,在当下付出一些必要的努力和牺牲是有意义的,而且这些努力也必然是有意义的。

当然，这里谈论的人生幸福的汉堡模型只是理论上的设计，在现实生活中我们不可能做到绝对属于某一个具体的模型而不涉及其他模型中的特征，绝大多数人都同时具有多个模型的特征，可以从了解这几个模型的特征并尝试把它们和生活实际相联系起来开始，逐渐对自己的人生模型有更好的认知，同时更好地探索属于自己的幸福之路。

三、觉察到打开幸福之门的敲门砖

幸福而健康的生活状态无疑是这世上每个人都想追求的，但同样毋庸置疑的是，这样的状态如何达成，通往幸福的道路从何开始，对每个人来说都不一样。不过早在百年之前，马克思就告诉我们，万事万物都是紧密联系的。每位残障人士获取幸福的方法都有差异，但总能找到一些共性的内容，如个人拥有幸福的必备要素和条件，并且把这些要素与生活实际相结合，方能获取幸福秘诀。

大体上来说，要想有一个幸福状态的条件如下。

首先，幸福作为一个主观概念，它和个人的认知紧密地结合，因此第一个条件就是要能够很好地认知和觉察自我，即清晰地自知"我"的所有组成部分，包括自己的身体条件和状态、感觉、各种情感感受、智力的水平和思维模式、在不同场合的社交交互体验、完整的家庭结构、不同种类的情境体验、关于世界和人生的自我信念。只要有了这部分的自我觉察，你会发现你对幸福有独特且清晰的定义，这是获取幸福最重要的条件。对于残障人士来说，要清晰地感知到自己的优势和劣势，接纳并以此作为自身发展的一个新起点，而不是把它视作一个无法逾越的鸿沟，同时在日常生活中对于自己的情绪情感要有清晰的感知和分类。

其次，要学会形成正念的思维，即建立活在当下的情感和行为体验。幸福是一个从整体趋势来定义的状态，而不是从某一天、某一件事来定义，它需要不断地积累才能产生质变，因此，需要随时关注自身对于当下发生的事情的情绪体验，并加强积极情绪的影响。

再次，是自我的信念，即自己独立定义的生存意义；在信念中，要爱自己，同时也要爱他人，即独立的自尊。幸福都是在战胜困难或者失败的过程中体验，失败或者痛苦是获得幸福的垫脚石。残障人士往往比他人更需要从平常的挫折中建立正念的思维，残障人士在生活中有更大可能遭遇更多困难，因此面对这些小小的绊脚石，如何管控自身的情绪，以及做出怎样的行为反应，直接关乎个体能否真正地实现一个幸福的状态。

针对残障人士，一些值得注意的观点和具体的方法如下。

(一)重视当下的情绪体验

通常情况下，人们不会选取某一时刻的瞬间体验来定义幸福与否，反而总是用对生活整体的感知来取代。

大部分关于幸福感的调查，都是询问一些比较抽象和指代不是特别明晰的问题。例如"总体来说，你对你的生活满意吗？有多满意？"或者询问对生活的某个部分是否感到满意，诸如此类的问题从某个角度上说非常片面。每个人的幸福感都是由多个复杂的横纵切面组成的，只用几个问题本身也很难完整概括。在日常生活中，人们很少去思考生活是否整体上令自己满意；如果不是被要求思考这个抽象的问题，其实绝大多数人只是忙于应付每天发生的一些更加具象和零碎的事件，以及接受这些事件带来的反馈，压根儿没想过整体如何。对于残障人士来说，这种现象更加突出。例如，一位肢体残障者可能因为每天需要依赖轮椅而感到不便，但如果他能够通过无障碍设施顺利出行，或者通过职业培训获得一份满意的工作，他可能会对生活有更积极的整体评价。再比如，一位智力障碍者可能因为无法像常人一样完成复杂的任务而感到沮丧，但如果他能够通过简单的手工活动获得成就感，或者通过家庭和社区的支持感受到温暖，他可能会对生活有更积极的感受。

因此，在对自身幸福与否做出评估行为之前，要清楚整个生活的图景是否美好，它很大程度地影响着对于生活的规划，可是与之相比更重要的是当下生活的感受，也就是瞬间的幸福与否。长期而稳定的良好情绪体验，才会让生活真正走向幸福。对于残障人士来说，这种平衡尤为重要。

(二)学会识别情绪

现在学会了关注当下的情绪,那么接下来就是识别自己的各种情绪,如果不能认知到自身的情绪状态,那么也很难对它们做出很好的管控。那么现在,当听到"开始了解自己的情绪和想法"这句话的时候,你会怎么想?你会觉得似乎是一件很奇怪的事情,我难道还不了解自己的情绪?这种想法很正常,因为情绪管理是一个需要时间和练习的过程,需要花一点时间慢慢习惯,从初步阶段开始,学会分类自己的情绪或想法。这在心理学中被称为"元认知",即对自身认知过程的认知。

一开始对情绪进行分类也许会觉得很困难,因为情绪本身是复杂的,包含多个维度的,但只需要选取具有决定性那部分即可。对于这件事,科学性思维的人(左脑占支配地位)比艺术性思维的人(右脑占支配地位)学习起来更容易。不过,探寻自己的想法对每个人来说都是有可能的,如果每天练习反思,就会感觉到情绪出现在脑海里的时候,能迅速地解读和反向分析它。回想一下,如果有一段时间时常觉得快乐,那么代表自己的人生相当平顺。每一天都会从许多不同的事件中获得不同的情绪感受。

在心理学研究中,通常会使用情绪分类表(表13-1)来区分被试者感受:第一种对比类型是"正向/负向";另一种则是"激动/不激动"。对于残障人士而言,这种分类方法同样适用。例如,一位视力障碍者可能因为无法像常人一样阅读书籍而感到沮丧(负向且不激动),但如果他能够通过听书软件获取知识,或者通过社区活动获得情感支持,他可能会体验到心平气和(正向但不激动)的情绪。负面情绪虽然给人沉重的感受,但这些情绪本身并不是毫无意义的。它在某种程度上提供了定位的功能,让人们觉察到自身的边界感以及对哪些事物感到恐惧和无能为力。例如,一位听力障碍者可能因为无法参与正常的社交活动而感到孤独(负向且不激动),但如果他能够通过手语课程或助听设备与他人交流,他可能会对社交生活有更积极的感受。

通过情绪调节训练、社会支持和无障碍环境的改善,残障人士可以更好地管理自己的情绪,提升生活满意度。例如,在"我想和你做朋友"项目中,通过棋类游戏等社区活动,残障人士不仅锻炼了思维,还在棋盘上建立了深厚的友谊,拉近了彼此的距离。这种积极的情绪体验有助于提升他们的幸福感和生活满意度。

表13—1 情绪分类表

情绪	激动的类型	不激动的类型
正向(积极)情绪/感受	欣喜若狂,意气风发,乐极忘形,喜出望外,喜不自胜……	心平气和,平心静气,从容不迫,镇定自若,悠然自得……
负向(消极)情绪/感受	气急败坏,七窍生烟,暴跳如雷,捶胸顿足,悲痛欲绝,痛心疾首……	黯然神伤,怅然若失,愁眉苦脸,心灰意冷,郁郁寡欢……

总而言之,通过时常对自己的情绪进行分类练习,每个人都可以根据感受而被区分类型。也就是说,快乐的人通常会拥有更多的正向情绪及更少的负向情绪。因此,如果能时常在脑海中识别到自己的快乐或愉悦类别的情绪,就说明已经有了幸福生活的坚实基础。

(三)培养积极的心理品质

首先提出积极心理学这一概念的是心理学家马丁·塞利格曼,积极心理学的出现不仅代表着心理学研究开始从对病态心理的关注到对以人的积极心理品质为主要内容的转向,而且也代表着一种人性关注的回归和生活理想价值观的追求。尤其针对当代中国社会转型时期精神价值方向的迷失、残障人士生存环境问题增多和心理压力逐渐上升,积极心理学的出现无疑是一股清流,利用它能很大程度地改善残障人士心理问题频发的现状,指引他们走上幸福健康的人生之路。

1.学会调动和激发积极情绪

积极情绪对于个人的生活有巨大的好处,不但能帮人们在工作和学习中发挥得更出色,还可以平复消极情绪,让人更好地应对生活中发生的不愉快的事情,对于残障人士来说,学会如何利用积极情绪的影响非常重要。

在一项研究当中,受试的大学生被告知将要做一个3分钟的演讲,而且演讲时的表现会被自己的同伴记录下来并做出评估。这本身就足以让人觉得紧张了。但为了增加难度,这些学生被告知只有短短60秒的准备时间。在短暂的准备过后,他们会观看一个视频短片。其中的一些人会观看内容愉快的短片:一只正在大自然中玩耍的小狗;另外一些人会观看令人伤感的短片:处于困境之中的家庭。所有的学生都被安排接受仪器的测量,以发现在上述过程中他们的心率和血压变化,这是衡量一个人压力程度的客观生理指标。毫无疑问,受试者在准备演讲的过程中,压力都会有所上升。但对比两组人群,观看快乐小狗视频的受试者,其压力水平显著低于观看让人伤感的视频的学生。换句话说,面对即将到来的演讲挑战,做些积极的事情可以有效减轻学生的压力。由此,可以察觉到积极情绪的另一个延续效应:逆转消极状态的能力。

积极心理学倡导优势视角,鼓励残障人士关注内在力量和优势资源,而非仅仅聚焦于自己的缺陷或问题。例如,参加技能提升项目,残障人士不仅可以学会实用技能,还能从中获得成就感,提升自我效能感和自信心。积极心理学强调通过增强个体的生命意义感和意向性自我调节能力来改善心理健康状况。研究表明,肢体残障人士中,生命意义感和意向性自我调节能力越强,其心理健康水平越高。

2.不要停止"积极幻想"

积极幻想的内涵较为丰富,从目前来看,积极幻想主要有3个方面的内涵:不切实际的自我积极看法、夸大个人对现实的控制感和对未来的盲目乐观,这也是积极幻想的3种主要表现方式(任俊等,2010)。积极幻想是人在压力下,下意识地过滤掉不好的信息,用更积极的视角看待自己、生活和未来。这种"乐观滤镜"虽然不完全真实,但也是一种帮助个体保护自尊、适应压力的积极方式。

从残障人士的角度来看,积极幻想的形成逻辑同样重要,能够帮助他们更好地理解如何培养积极心态并善用积极幻想。积极幻想的发展起始于父母一直以来对孩子的教养风格。如果一个人的亲子关系是温暖的、安全的、合理的,例如父母为孩子设置了明确而具体的行为规范准则,给孩子提供必要的支持和信息,并鼓励孩子在思考后进行自主选择,那么孩子就容易发展出积极幻想。反之,放任或专制风格的教养模式则不利于积极幻想的发展。学前儿童容易认为自己是有能力的、受欢迎的,这种积极看待自己的倾向会保持一生,尽管强度可能会逐渐减弱,其形成的部分原因在于记忆的工作方式。人的记忆工作机制是以自我为中心的,大多数人把所经历的情景或事件看作一场场戏剧,而自己则是舞台上的主角。此外,选择注意和记住哪些信息取决于认知和察觉自身的能力,即自己心目中自己的样子,自己是什么样的人,诸如此类的信念和看法。

例如,如果一个残障人士的自我认知观念中包含"我是一个有艺术天赋、善于沟通的人",那么他可能会记住"我在一次艺术展览中提出了独特的见解"或"我通过交流帮助了一个有困难的人"。或者说,如果自我认知观念中包含"我是一个坚韧、有创造力的人",那么对同样事件的记忆可能会被大脑编码为"我克服了身体的不便,完成了一件手工艺品"或"我用新的方式解决了生活中的一个小问题"。一个人的自我认知观念在很大程度上决定了他们会关注情境的哪些方面,以及如何对这些信息进行编码和储存,而这些注意到的信息反过来又会强化这个人对情境的印象。因此,对于同一情境,一个有艺术天赋、善于沟通的人记住了自己在艺术和交流方面的成就,而一个坚韧、有创造力的人记住了自己在克服困难和创新方面的表现。大部分人会把生活中的好事(如成功完成一项任务、帮助他人)归因于自身的努力、能力和幸运,而把那些不愿意见到的坏事(如失败、挫折)归因于外界不可控的因素,因为好事(如成功、善良)是他们想要的,也是他们希望由自己促成的,而坏事(如失败、挫折)是他们不愿意看到和承认的。此外,当人们合作完成工作时,很容易夸大自己在团队中的贡献和功劳。例如,一个残障人士可能会回忆说:"我在团队中发挥了关键作用,帮助我们找到了一个独特的解决方案。"如果一个人时常以积极的态度评价自己,那么他也容易以同样的态度积极评价他人,因此会比较受欢迎。

四、健康的生活习惯造就幸福的基础

想要获得幸福的人生,心理上的健康和平稳状态毋庸置疑非常重要,但更为重要的是身体的强健和保养,作为残障人士,更应该保护自己不受其他疾病的困扰和侵袭,而且生理和心理在很大程度上是紧密相连的,有一个健康的身体,才能很好地帮助心理成长。

(一)提升时间利用效率

怎样高效利用时间?时间管理是一个人规律生活、事业成功的关键。一个人、一个团队能取得成功,秘诀就在于做好时间管理。那么如何高效利用时间呢?

从残障人士的角度来看,高效利用时间的第一步是明确目标和优先级。残障人士需要对自己的生活和工作有一个清晰的认识,明确哪些事情是最重要的。为了确保时间分配与目标一致和符合优先级,可以制定一个待办事项清单,并按重要性和可行性对任务进行排序,这样就可以优先处理那些对实现目标最为关键的任务。例如,如果目标是完成一项重要的康复训练计划,那么应该首先将时间投入康复训练中,而不是被其他琐事分散注意力。高效利用时间的关键步骤还包括制定计划和时间表。通过制定详细的计划,残障人士可以更好地安排自己的时间和资源,并确保在规定的时间内完成任务,可以使用日历、待办事项应用程序或专门的辅助工具来帮助管理和跟踪任务进度。

干扰和分心是影响效率的常见因素。为了减少这些干扰并提高专注力,残障人士需要采取一些措施来避免分心并保持专注。首先,应该找到一个安静、舒适且无障碍的工作或学习环境,以减少外部噪声和其他干扰源的影响。其次,可以设置固定的工作时间和休息时间,以确保在工作或学习时保持专注和高效。最后,可以尝试使用专注力练习或冥想来提高专注力和集中力。例如,在工作或学习时关闭手机通知或使用耳塞来减少噪声干扰。此外,可以使用番茄工作法等时间管理技巧来帮助保持专注和提高效率。

高效利用时间是一个持续的过程,需要不断改进和调整。残障人士应该定期回顾自己的工作流程和时间管理策略,并寻找改进的机会,同时也可以从他人的成功经验中学习并尝试在自己的生活中应用这些经验。例如,可以定期与家人、朋友或康复团队交流时间管理心得,并寻求他们的建议和反馈;还可以参加相关的培训课程或研讨会来提高自己的时间管理技能和效率。总之,高效利用时间是残障人士实现个人目标和提升生活质量的重要因素之一。通过确定目标和优先级、制定计划和时间表、消除干扰和提高专注力,以及持续改进和调整等措施,残障人士可以更好地管理自己的时间和资源,提高生活和工作的效率。

(二)运动带来积极的情绪和心理信号

生活的每时每刻人们都在接受来自外界的信号以及自身在各种活动中的心理反馈,坚持运动的生活方式之所以能有效治愈抑郁的情绪,帮助一些患者实现生理和心理状态的好转,其根本原因在于有规律的系统性运动带给人积极的心理体验和反馈,比如长期运动能提升个体对于身体的认知程度以及自我掌控感和积极的自我关注。

残障人士参与运动具有特殊意义。运动对残障人士的康复起着积极的作用,肢体受损后的残障人士如果停止体育运动,会导致他们的运动器官和各系统功能下降,又进一步限制了残障人士的身体活动,在这种恶性循环下,残障人士的体质健康将低于普通人,更加影响他们的情绪,不利于生活和交往。通过运动锻炼可以改善身体各器官、系统的功能,提高机能水平,补偿残疾带来的不便,更重要的是,运动可以增强残障人士生活的信心和勇气。尤其是在青少年时期,身体发展的可塑性很大,体育运动可以避免残疾部位肌肉萎缩和神经坏死,使机体获得改善和发展,即使难以恢复肢体功能,但其他部位功能增强,会产生一定的代偿作用。坚持运动不仅能改善身体机能,还能带来心理上的积极反馈。运动能帮助释放一种名为血清素的神经化学物质,这种物质的作用机制与许多抗抑郁和抗焦虑药物相似。运动不仅能减少负面情绪,还能带来积极的心理体验,例如通过运动触发释放内啡肽来提升愉悦感。此外,运动带来的成就感也是不可忽视的。对于残障人士来说,完成一项看似不可能完成的任务(如攀登一个小型山坡或完成一次长距离轮椅行进)不仅能提升自信心,还能让他们感受到自己的能力和价值。

(三)尝试睡个好觉

1.熬夜和睡眠不足的危害

首先,睡眠不足会削弱免疫系统,使个体更容易感染疾病,如感冒和流感,对于残障人士来说,这可能会进一步干扰康复训练和日常生活。其次,长期睡眠不足可能导致心血管疾病风险增加,如高血压和心脏病,这对于本身可能就有慢性疾病的残障人士来说,无疑是雪上加霜。此外,睡眠不足还会影响代谢功能,导致血糖水平升高,增加患糖尿病等代谢性疾病的风险。睡眠不足对残障人士的心理健康和生活质量也有着深远的负面影响。情绪方面,熬夜会导致情绪波动,如易怒、焦虑和抑郁,这些情绪问题可能会进一步加重残障人士的心理压力。认知功能方面,睡眠不足会影响注意力、记忆力和判断力,使残障人士在学习新技能或参与康复训练时更加困难。此外,睡眠不足还可能导致社交能力下降,影响人际关系。例如,一位视障人士可能因为睡眠不足而感到更加焦虑和孤独,进而影响其社交生活和心理状态。长期熬夜还会加速衰老,影响皮肤健康和整体身体状态,进一步降低残障人士的生活自理能力和独立性。

2.明白哪种状态才是"高效率"

无论是否有羡慕缺少睡眠的倾向,事实上缺乏睡眠及其带来的诸多生理和心理的问题,已毫无疑问地成为当代年轻人包括众多残障人士获得幸福感的最大障碍之一。在很多人看来,睡眠似乎是一件无意义的事情,人们既不是树懒也不是考拉,为什么每天要花近10个小时的时间在床上什么也不干,这有什么意义?要知道,人们花在睡眠上的时间固然多,但这些时间绝不是毫无意义的,相反它非常重要,会直接深刻地影响一个人在工作生活中方方面面的表现。通常情况下,只有在睡醒之后,之前的困扰和迷惑才会慢慢变得清晰可解。而且,重要的不仅仅是睡眠的时长,还有睡觉的时间点。如果能让自己的睡觉和起床时间与身体的自然节奏保持一致,就能获得最佳睡眠质量,让自己更有精神。即便是晚上没睡好,也可以通过在合适的时机小睡一会儿进行补偿(至少是部分补偿)。

不管是否能够察觉,大脑在睡眠时同样在运转。同时,它也在此时完成了很多重要的工作。在大脑内部,有一个很重要的部分,因为它形似海马而被称为海马体,它的功能非常重要,它负责对记忆片段进行编码和储存的工作。当读书、学习或是第一次与某人见面时,海马体能够帮助去掉冗余信息,存储关键信息,并在下次需要时将其提取出来,例如记住书中的内容,完成学习测验或者在下次见面时想起这个人的名字。海马体完成这一系列工作的最佳时间就是人处在睡眠中时。睡觉时大脑会把记忆的信息转存到更为有效的区域,因此当醒来时,就可以更加快速和准确地完成记忆任务,压力和焦虑感也更小。睡眠不足意味着我们忽视了接下来至关重要的第二步——信息的存储和巩固。睡眠对于激活脑内海马体的一部分区域尤为重要,只有这些区域能够存储大脑编码的信息,并在日后需要调用时将信息提取出来。这都是在睡觉时大脑所做的工作。整个晚上,脑神经回路还在不断放电,将白天所接收的信息分类和整合,放到相应的区域,以便第二天能够更加容易地提取和使用这些信息。

睡眠是身体恢复和修复的重要过程。在深度睡眠阶段,身体会释放生长激素,促进细胞修复、肌肉生长和免疫系统增强。对于残障人士来说,良好的睡眠能够帮助缓解身体疲劳,增强免疫力,减少因身体功能障碍带来的健康风险。例如,对于肢体残障人士,充足的睡眠有助于减轻肌肉紧张和关节疼痛,促进身体机能的恢复。

❋ 心灵小结

1.幸福并非取决于外在条件,而是源于内心对生活的态度和对自我的认知。残障人士虽然身体上有所限制,但他们可以通过积极幻想、优势视角和情绪管理等方式,重新定义自己的价值和生活目标。

2.健康的生活习惯是幸福的基础。良好的时间管理、规律的运动和充足的睡眠,不仅能提升身体机能,还能带来积极的心理反馈。运动能够释放内啡肽,提升愉悦感和自我掌控感;而科学的睡眠则有助于修复身体、增强免疫力,让人们在面对生活中的困难时更有力量。

3.幸福是一种能力,需要在日常生活中不断培养和实践。残障人士或许会因为身体的不便而感到迷茫和无助,但通过积极的心态和健康的生活方式,可以逐步克服内心的恐惧和不安,找到属于自己的幸福。幸福并不在于身体的完美,而在于心灵的充实和对生活的热爱。

心理自测

请仔细阅读以下每一道题目,根据您的实际感觉选择最适合您本人情况的选项。

总体幸福感量表(GWB中国版)

一、你的总体感觉怎样(在过去的一个月里)?

1. 好极了　　　　　2. 精神很好　　　　3. 精神不错

4. 精神时好时坏　　5. 精神不好　　　　6. 精神很不好

二、你是否为自己的神经质或"神经病"感到烦恼(在过去的一个月里)?

1. 极端烦恼　　　　2. 相当烦恼　　　　3. 有些烦恼

4. 很少烦恼　　　　5. 一点也不烦恼

三、你是否一直牢牢地控制着自己的行为、思维、情感或感觉(在过去的一个月里)?

1. 绝对的　　　　　2. 大部分是的　　　3. 一般来说是的

4. 控制得不太好　　5. 有些混乱　　　　6. 非常混乱

四、你是否由于悲哀、失去信心、失望或有许多麻烦而怀疑还有任何事情值得去做(在过去的一月里)?

1. 极端怀疑　　　　2. 非常怀疑　　　　3. 相当怀疑

4. 有些怀疑　　　　5. 略微怀疑　　　　6. 一点也不怀疑

五、你是否正在受到或曾经受到任何约束、刺激或压力(在过去的一个月里)?

1. 相当多　　　　　2. 不少　　　　　　3. 有些

4. 不多　　　　　　5. 没有

六、你的生活是否幸福、满足或愉快(在过去的一个月里)?

1. 非常幸福　　　　2. 相当幸福　　　　3. 满足

4. 略有些不满足　　5. 非常不满足

七、你是否有理由怀疑自己曾经失去理智或对行为、谈话、思维或记忆失去控制(在过去的一个月里)?

1. 一点也没有　　　2. 只有一点点　　　3. 有些,不严重

4.有些,相当严重　　　5.是的,非常严重

八、你是否感到焦虑、担心或不安(在过去的一个月里)?

1.极端严重　　　　2.非常严重　　　　3.相当严重

4.有些　　　　　　5.很少　　　　　　6.无

九、你睡醒之后是否感到头脑清晰和精力充沛(在过去的一个月里)?

1.天天如此　　　　2.几乎天天　　　　3.相当频繁

4.不多　　　　　　5.很少　　　　　　6.无

十、你是否因为疾病、身体的不适、疼痛或对患病的恐惧而烦恼(在过去一个月里)?

1.所有的时间　　　2.大部分时间　　　3.很多时间

4.有时　　　　　　5.偶尔　　　　　　6.无

十一、你每天的生活中是否充满了让你感兴趣的事情(在过去的一个月里)?

1.所有的时间　　　2.大部分时间　　　3.很多时间

4.有时　　　　　　5.偶尔　　　　　　6.无

十二、你是否感到沮丧和忧郁(在过去的一个月里)?

1.所有的时间　　　2.大部分时间　　　3.很多时间

4.有时　　　　　　5.偶尔　　　　　　6.无

十三、你是否情绪稳定并能把握住自己(在过去的一个月里)?

1.所有的时间　　　2.大部分时间　　　3.很多时间

4.有时　　　　　　5.偶尔　　　　　　6.无

十四、你是否感到疲劳、过累、无力或精疲力竭(在过去的一个月里)?

1.所有的时间　　　2.大部分时间　　　3.很多时间

4.有时　　　　　　5.偶尔　　　　　　6.无

十五、你对自己的健康关心或担忧的程度如何(在过去的一个月里)?

不关心　　0 1 2 3 4 5 6 7 8 9 10　　非常关心

十六、你感到放松或紧张的程度如何(在过去的一个月里)?

松弛　　　0 1 2 3 4 5 6 7 8 9 10　　紧张

十七、你感觉自己的精力、精神和活力如何(在过去的一个月里)?

无精打采　　0 1 2 3 4 5 6 7 8 9 10　　精力充沛

十八、你忧郁或快乐的程度如何(在过去的一个月里)?

非常忧郁　　0 1 2 3 4 5 6 7 8 9 10　　非常快乐

评分标准:

量表由18道题组成,正向计分9道,反向计分9道(第1、3、6、7、9、11、13、15、16题)。将每道题所选选项的数值相加,得出总分,总分越高,代表主观幸福感越强烈。

参考文献

中文文献

1. 白学军,王敬欣,等.发展心理学[M].天津:南开大学出版社,2013.
2. 黄希庭.人格心理学[M].杭州:浙江教育出版社,2002.
3. 黄希庭,郑涌.心理学导论[M].3版.北京:人民教育出版社,2015.
4. 林崇德,杨治良,黄希庭.心理学大辞典[M].上海:上海教育出版社,2003.
5. 马洪路.残障社会工作[M].北京:高等教育出版社,2007.
6. 彭聃龄.普通心理学[M].5版.北京:北京师范大学出版社,2019.
7. 任能君,李祚山.残疾人心理健康与调适技巧[M].重庆:重庆大学出版社,2009.
8. 徐汉明,盛晓春.家庭治疗——理论与实践[M].北京:人民卫生出版社,2010.
9. 张宁生,李玉影.听力障碍儿童心理与教育[M].郑州:郑州大学出版社,2018.
10. 郑雪.人格心理学[M].广州:暨南大学出版社,2007.
11. 李祚山.残疾人心理健康服务体系建设[M].北京:科学出版社,2020.
12. 邰启扬等.幸福心理学:心理学家谈自我减压[M].北京:旅游教育出版社,2013.
13. 曾桐奥,卜晓鸥,王庭照,等.听障儿童抑制控制能力特点及其与数学基本能力的关系[J].心理与行为研究,2020,18(4):517-523.
14. 范志光.听力障碍大学生正念特质与自杀意念:反刍思维和社会支持的

作用[J].中国特殊教育,2020(2):29-35.

15.户秀美,钱志亮.自闭症谱系障碍儿童与普通儿童入学成熟水平的比较[J].现代特殊教育,2021(4):68-74+80.

16.李国瑞,余圣陶.自闭症诊断与治疗研究动向综述[J].心理科学,2004,27(6):1448-1450.

17.李梦琪,李楠柯,高蕊,等.残疾人社会支持与心理健康:生活满意度的中介作用[J].心理研究,2016,9(2):54-60.

18.李欣,刘冯铂.残疾人领悟社会支持对其生活满意度的影响——自尊的中介作用及沟通的调节作用[J].心理与行为研究,2018,16(3):427-432.

19.李祚山,李欣忆,王晶,等.残疾人心理健康服务需求的调查分析[J].重庆师范大学学报(哲学社会科学版),2016(1):92-97.

20.李祚山,齐卉,方力维.残疾人社区心理服务模式及运行机制探索[J].残疾人研究,2018(4):65-71.

21.李祚山,齐卉.残疾人领悟社会支持与心理健康的关系[J].重庆师范大学学报(社会科学版),2018(4):85-92.

22.宋凤宁,黎玉兰,罗锂,等.心理弹性对大学生人格与心理危机的中介作用研究[J].中国全科医学,2014,17(28):3387-3390.

23.孙宇,李纯莲,钟经华.盲文阅读中的容错率理论及相关影响因素分析[J].长春大学学报,2016(03):93-97.

24.王争艳,刘红云,雷雳,等.家庭亲子沟通与儿童发展关系[J].心理科学进展,2002,10(2),192-198.

25.游志麒,张凤娟,范翠英,等.班级朋友对抑郁的影响:一项社会网络分析[J].心理发展与教育,2016,32(3):339-348.

26.张爽,李楠柯,李祚山,等.残疾人自尊、自我控制与心理症状的关系研究[J].中国康复理论与实践,2016,22(2):212-217.

27.祝卓宏.接纳与承诺疗法在残疾人心理康复中的作用分析[J].残疾人研究,2013(4):24-28.

28.周婷,谢笑春,范志光,等.听障大学生童年期虐待对抑郁的作用机制:听障大学生与普通大学生的比较分析[J].中国特殊教育,2024(4):47-55.

29.郑程浩,吴燕丹.解释老年残疾人成功老化的新视角:残障中心模型[J].中国老年学杂志,2022,42(6):1503-1509.

30.张悦歆,肖书恒.视障儿童心理健康研究述评[J].中国特殊教育,2020(2):15-20+28.

31.曾丹英.近30年国外听障人士心理健康研究的可视化分析[J].现代特殊教育,2021(24):69-76.

32.解方舟,王永,吴姗姗.大学生自我价值感在教养方式与人际关系间的中介作用[J].合肥学院学报(综合版),2020,37(4):141-144.

33.杜源恺,沙士博.残疾人婚姻现状及对策研究——以湖北省黄冈市为例[J].改革与开放,2015(16):82-83.

34.赵勇,赵白歌.残疾人就业现状调研及对策分析——以北京市丰台区为例[J].中国人力资源社会保障,2021(10):44-45.

35.田琪,郝元涛,陶健婷,等.世界卫生组织残疾态度量表中文版的信度、效度分析[J].中国组织工程研究与临床康复,2010,14(46):8681-8685.

36.任俊,蔡晓辉.积极幻想研究述评[J].心理科学进展,2010,18(8):1290-1297.

英文文献

1.ARFÉ B,ROSSI C,SICOLI S.The contribution of verbal working memory to deaf children's oral and written production[J].Journal of deaf studies and deaf education,2015,20(3):203-214.

2.ARNAUD L,GRACCO V,MÉNARD L.Enhanced perception of pitch changes in speech and music in early blind adults[J].Neuropsychologia,2018,117:261-270.

3.BOROUJENI F M,HEIDARI F,ROUZBAHANI M,et al.Comparison of auditory stream segregation in sighted and early blind individuals[J].Neuroscience letters,2017,638:218-221.

4.WEINER B.An attributional theory of achievement motivation and emotion[J].Psychological review,1985,92(4):548-573.